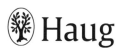

Bitte ausreichend freimachen

Please affix sufficient postage

Antwort

Karl F. Haug Verlag in
MVS Medizinverlage Stuttgart
GmbH & Co. KG

Postfach 30 05 04

70445 Stuttgart

Absender

Name, Vorname (möglichst Stempel)

Straße

PLZ / Ort

E-Mail @

Datum ✗ Unterschrift

47140

Printed in Germany 2003

Leser-Service

Beruf/Fachgebiet:

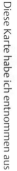

Bitte informieren Sie mich zukünftig regelmäßig über folgende Themen:

- ○ Akupunktur
- ○ Ernährung
- ○ Homöopathie
- ○ Naturheilverfahren
- ○ Physiotherapie
- ○ Manuelle Therapie
- ○ Osteopathie
- ○ Phytotherapie
- ○ Schmerztherapie

Diese Karte habe ich entnommen aus _____

Jetzt kostenlose Probehefte bestellen!

Für Ihre Aus- und Fortbildung:
AHZ – Allgemeine Homöopathische Zeitung

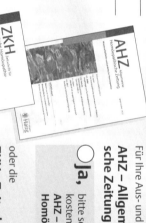

○ **Ja,** bitte senden Sie mir ein kostenloses Probeheft
AHZ – Allgemeine Homöopathische Zeitung zu.

oder die
ZKH – Zeitschrift für Klassische Homöopathie

○ **Ja,** bitte senden Sie mir ein kostenloses Probeheft
ZKH – Zeitschrift für Klassische Homöopathie zu.

(Absender bitte umseitig eintragen)

Skizzen homöopathischer Arzneimittel

Individualität und Archetypus

Von Catherine R. Coulter

Mit einem Vorwort von Stephanie K. Stevens

Aus dem Amerikanischen übersetzt von Ulrike Kessler

Karl F. Haug Verlag · Stuttgart

Bibliografische Information Der Deutschen Bibliothek

Die Deutsche Bibliothek verzeichnet diese Publikation in der Deutschen Nationalbibliografie; detaillierte bibliografische Daten sind im Internet über http://dnb.ddb.de abrufbar

Das Werk ist urheberrechtlich geschützt. Nachdruck, Übersetzung, Entnahme von Abbildungen, Wiedergabe auf fotomechanischem oder ähnlichem Wege, Speicherung in DV-Systemen oder auf elektronischen Datenträgern sowie die Bereitstellung der Inhalte im Internet oder anderen Kommunikationsdiensten ist ohne vorherige schriftliche Genehmigung des Verlags auch bei nur auszugsweiser Verwertung strafbar.
Die Ratschläge und Empfehlungen dieses Buches wurden von Autor und Verlag nach bestem Wissen und Gewissen erarbeitet und sorgfältig geprüft. Dennoch kann eine Garantie nicht übernommen werden. Eine Haftung des Autors, des Verlages oder seiner Beauftragten für Personen-, Sach- oder Vermögensschäden ist ausgeschlossen.
Sofern in diesem Buch eingetragene Warenzeichen, Handelsnamen und Gebrauchsnamen verwendet werden, auch wenn diese nicht als solche gekennzeichnet sind, gelten die entsprechenden Schutzbestimmungen.

Geschützte Warennamen (Warenzeichen) werden **nicht** besonders kenntlich gemacht. Aus dem Fehlen eines solchen Hinweises kann also nicht geschlossen werden, dass es sich um einen freien Warennamen handele.
Das Werk, einschließlich aller seiner Teile, ist urheberrechtlich geschützt. Jede Verwertung außerhalb der engen Grenzen des Urheberrechtsgesetzes ist ohne Zustimmung des Verlages unzulässig und strafbar. Das gilt insbesondere für Vervielfältigungen, Übersetzungen, Mikroverfilmungen und die Einspeicherung und Verarbeitung in elektronischen Systemen.

© für die amerikanische Ausgabe: 2000 by Catherine R. Coulter
Originaltitel: Nature and Human Personality. Homoeopathic Archetypes
Verlag der amerikanischen Originalausgabe: Ninth House Publishing, Berkeley Springs, WV, USA

Dieses Buch ist eine durch die Autorin gekürzte Bearbeitung ausgewählter Kapitel ihrer früher publizierten Werke:
Catherine R. Coulter, Portraits homöopathischer Arzneimittel – Zur Psychosomatik ausgewählter Konstitutionstypen, Bd. 1, 2 und 3, Karl F. Haug Verlag, Stuttgart

© 2003 Karl F. Haug Verlag in
MVS Medizinverlage Stuttgart GmbH & Co. KG,
Oswald-Hesse-Str. 50, 70469 Stuttgart

Printed in Germany
Umschlaggestaltung: Thieme Verlagsgruppe
Umschlagfoto: „Pulsatilla, Bronze 1998" von Ute Bauer, CH–Genève-Thônex (ute.bauer@bluewin.ch); Fotograf: Andreas Marx, Memmingen (www.marx-studios.de)
Satz: Photocomposition Jung, F-67420 Plaine
Druck: Gulde-Druck GmbH, Tübingen

ISBN 3-8304-7140-8   1 2 3 4 5 6

Aude Sapere
(Wage es, dich deines eigenen Verstandes zu bedienen)
Motto von Samuel Hahnemanns *Organon der Heilkunst*

Danksagung

Ganz besonderen Dank an Marian Coulter
für ihre wertvollen Kommentare zum Text.

Inhalt

Vorwort von Stephanie K. Stevens IX
Einleitung XI

Phosphorus – Das Element 1
Calcium carbonicum – Die Auster 15
Lycopodium – Der Bärlapp 29
Sepia – Tinte des Tintenfisches 45
Sulfur – Das Mineral 57
Pulsatilla – Die Wiesenanemone 74
Arsenicum album – Arsenik 87
Lachesis – Die Buschmeisterschlange 104
Silicea – Der Bergkristall 121
Nux vomica – Die Brechnuss 133
Natrium muriaticum – Das Speisesalz 150
Thuja – Der Lebensbaum 171

Schlussbemerkung 187
Literaturempfehlungen 188
Personenverzeichnis 189

Vorwort

Schon vor vielen Jahren begann die Homöopathie mich zu faszinieren, als ich auf einem privaten Flohmarkt an einem gemütlichen Samstagvormittag zufällig auf Boerickes *Handbuch der homöopathischen Materia medica* stieß. Obwohl ich zu diesem Zeitpunkt meines Lebens noch überhaupt nichts über Homöopathie wusste, war ich von dem Inhalt dieses homöopathischen Standardwerks gefesselt. Im Verlauf der Zeit verlagerte sich mein beruflicher Schwerpunkt allmählich vom Öffentlichen Gesundheitswesen hin zur Medizin, und Boerickes Materia medica behielt seinen besonderen Platz in meiner Büchersammlung, zunächst zu Hause, dann in meinem Arbeitszimmer im Krankenhaus. Den Inhalt verstand ich zwar nicht, und ich hatte auch keine Idee, wie ich diese Informationen einmal anwenden können würde, um meinen Patienten zu helfen. Schließlich war ich Ärztin und ausschließlich in der modernen, wissenschaftlichen Schulmedizin konventionell geschult. Trotz der Tatsache, dass meine Medizinerkollegen die homöopathische Materia medica als Produkt einer unterlegenen und inzwischen überholten medizinischen Theorie betrachteten, behielt der Text für mich eine geradezu mystische Anziehungskraft.

Meine persönliche und berufliche Entwicklung zu einem ganzheitlichen Verständnis von Gesundheit und Wohlergehen war die Folge meiner Beschäftigung mit dem Thema Öffentliche Gesundheit, wo der Förderung der Gesundheit und Vorsorge größeres Gewicht zukommt als der Krankenpflege und dem Krankheitsmanagement. Was folgte, war ein persönlicher und beruflicher Werdegang, weg von der konventionellen Medizin, hin zu dem faszinierenden Gebiet der ganzheitlichen Heilverfahren und der Homöopathie.

Man sagt: „Wenn der Schüler bereit ist, zeigt sich auch der richtige Lehrer." Und so war es auch bei mir und meinem Studium der Homöopathie unter der Anleitung von Catherine R. Coulter, einer modernen Meisterin und Lehrerin der Homöopathie. Als konventionell geschulte Ärztin der westlichen Schulmedizin war ich verblüfft über die Heilkräfte dieser hochverdünnten Arzneimittel (die ja, wenn man sie chemisch analysiert, aus nichts anderem als Milchzucker bestehen, der als Trägersubstanz für das Mittel verwendet wird), die in der Lage sind, Beschwerden und Erkrankungen zu heilen, für die es keine Heilung in der modernen konventionellen Medizin gibt. Wie war dies möglich? Was war der Wirkmechanismus? Warum lehnte die Ärzteschaft diese Form der Alternativmedizin so sehr ab? Diese waren nur einige der vielen Fragen, die einer Antwort harrten. Die Antwort wird vielleicht gegeben werden, wenn sich die Quantenphysik der Untersuchung des menschlichen Energiefelds annehmen wird, und wenn sie die energetischen Mechanismen erhellt, die vielen alternativen und komplementärmedizinischen Verfahren zugrunde liegen, wie der Homöopathie.

Die drei Bände von Catherine R. Coulters *Portraits homöopathischer Arzneimittel (Bände 1 und 2: Zur Psychosomatik ausgewählter Konstitutionstypen* und *Band 3: Eine erweiterte Betrachtung der Materia medica)* und die Kapitel dieses Buchs, in denen sie ihr früheres Werk noch einmal überarbeitet hat, sind mit anderen homöopathischen Texten nicht zu vergleichen. Ihre Art, den Stoff durch Konzentration auf die großen homöopathischen Konstitutionstypen zu gliedern, gepaart mit ihrem ausdrucksvollen erzählerischen Stil, der bekannte Charaktere aus Literatur und Geschichte mit einbezieht, bringen die homöopathischen Konstitutionsmittel zum Leben.

In eigentlichem Sinne ganzheitlich, wirken homöopathische Mittel, indem sie Ungleichgewichte korrigieren, die sich als Un-wohlsein äußern, indem sie die Lebenskraft des Individuums stärken und so Harmonie und Gleichgewicht auf allen Ebenen des Organismus wieder herstellen – Geist, Körper und Seele. Während die Schulmediziner in den Vereinigten Staaten zunehmend offener für medizinischen Pluralismus werden und darin endlich mit dem Rest der Welt gleichziehen (die Homöopathie ist, nach einem Bericht der Weltgesundheitsorganisation von 1993, die zweithäufigste Therapieform überhaupt), wird die Homöopathie auch hierzulande wieder ihren Platz als eine der wichtigsten Alternativen im Gesundheitswesen einnehmen.

Stephanie K. Stevens, M.D., M.P.H.

Einleitung

Als Samuel Hahnemann seine neue medizinische Schule, die Homöopathie, 1796 begründete, fand er nicht nur ein neues Verfahren, Arzneien zu verschreiben, um Kranke zu heilen. Er erkannte darüber hinaus einen ganz neuen Weg, die Welt, in der wir leben, zu betrachten und die menschliche Natur zu verstehen. Jede Substanz auf dieser Erde (behauptete er), sei sie nun pflanzlicher, tierischer oder mineralischer Natur, besitzt heilende Kräfte. Diese besondere Eigenschaft muss lediglich aus den Substanzen freigesetzt werden, damit es ein wirksames Heilmittel wird. Die entscheidende Frage, die sich dabei stellt, lautet: Wie lassen sich die besonderen heilenden Kräfte der Natur erkennen?

Samuel Hahnemann (1755–1843) wurde in Meißen in Sachsen geboren, als Sohn armer, aber gebildeter Eltern (sein Vater war Porzellanmaler in den Porzellanwerken, für die Meißen berühmt ist). Nach Abschluss seiner Studien begann er sein Berufsleben als Arzt, sah sich jedoch mehr und mehr enttäuscht von dem, was er gelernt hatte. Schließlich gab er die Medizin für mehrere Jahre völlig auf und verdiente seinen Lebensunterhalt mit dem Übersetzen chemischer und medizinischer Werke. Als er ein Buch über die Chinarinde (Chinin) übersetzte, machte Hahnemann eine Entdeckung, die sein Leben völlig verändern sollte. Die traditionelle Erklärung, wie Chinarinde bei Malaria wirkt, befriedigte ihn nicht, und so entschloss er sich, die Substanz an sich selbst zu testen und ihre Wirkung zu beobachten. Es stellte sich heraus, dass er selbst Malaria-Symptome entwickelte: Fieberschauer, Schläfrigkeit, Herzklopfen, Zittern, Gliederschwäche, Gelenksteifigkeit. Diese Entdeckung wirkte wie ein Katalysator auf sein medizinisches Denken und war die Geburtsstunde der Homöopathie.

Wenn Chinin, das die Symptome der Malaria bei einem Gesunden hervorrief, Malaria bei einem Kranken *heilen* kann, bedeutete dies, dass es als „ähnliches Mittel" wirkt – es heilt die Krankheit durch seine Fähigkeit, ebensolche Symptome beim Kranken hervorzurufen. Nachdem er das gleiche Experiment mit verschiedenen anderen pflanzlichen Substanzen wiederholt hatte und die Resultate bestätigte, verallgemeinerte Hahnemann die Beobachtung zu seiner „Ähnlichkeitsregel" und formulierte damit das Grundprinzip seiner homöopathischen Lehre: *Similia similibus curentur* (Ähnliches werde durch Ähnliches geheilt). Daher auch der Name „Homöopathie": Im Griechischen bedeutet *homoion pathos* „ähnliches Leiden".

Als nächstes hatte Hahnemann ein systematisches Verfahren zu finden, um die der jeweiligen natürlichen Substanz eigenen Heilkräfte zu ermitteln, um sie als ähnliches Mittel einsetzen zu können. Hier zeigte sich seine Genialität ganz besonders. Er entdeckte und entwickelte eine Methode, die als „Arzneimittelprüfung" bekannt ist und bei der minimale Gaben einer Substanz systematisch und über einen Zeitraum von mehreren Tagen oder Wochen gesunden Versuchspersonen verabreicht und die so hervorgebrachten Symptome aufgezeichnet werden. Dieses Verfahren führte zu der Erkenntnis, dass jede natürliche Substanz eine Reihe für sie charakteristischer Symptome hervorbringen kann. Die Ähnlichkeit konnte durch den Vergleich dieser „klinisch geprüften" Symptome mit dem Symptomenkomplex des Kranken hergestellt werden. Indem so nicht die Krankheit, sondern die für den Kranken typische Symptomenreihe behandelt wird, *individualisiert* die Homöopathie jeden Fall. Da außerdem die Arzneimittelprüfungen geistig-emotionale wie auch körperliche Symptome hervorbrachten, erkennt die Homöopathie keinerlei qualitativen Unterschied oder künstliche Trennung zwischen physischen, emotionalen und geistigen Symptome an, sondern geht davon aus, dass alle Vorgänge in einem Organismus voneinander abhängen. Ein Organ oder ein Teil des Organismus kann nur behandelt werden, indem der ganze Organismus, der gesamte Patient betrachtet wird. Körperliche Erkrankungen haben stets auch einen psychischen Aspekt, während Geisteskrankheiten einen körperlichen besitzen, daher muss die Wahl des Heilmittels auf der Überlegung beruhen, dass beide Symptomenkategorien miteinander in dynamischer Wechselwirkung stehen.

Dieses wahrhaft „ganzheitliche" Vorgehen, ein Heilmittel aufgrund der Totalität der Symptome einer Person zu verschreiben, nennt man „konstitutionelle Verschreibung". Mit dem Ausdruck „Konstitutionsmittel" ist dasjenige Mittel gemeint, das die Symptomentotalität eines individuellen Persönlichkeitsbildes umfasst – wie sie sich in Ansichten, Verhalten, Stimme, Sprache, Gesten, Reaktionen, Gedanken, Gefühlen, Ängsten, Hoffnungen, Geschmack, Stärken und Schwächen, Disposition und Temperament (in Gesundheit und Krankheit) zeigt – wie auch in seinen charakteristischen Allgemein- und körperlichen Symptomen. Man sagt, ein Patient sei ein Phosphor-, Pulsatilla-, Silicea- oder anderer Arzneimittel-Typ und bezieht sich damit auf die geprüfte natürliche Substanz, die der Totalität seiner gesamten Symptome am ehesten gleicht.

Ein anderes Wort, das häufiger in Abhandlungen über Homöopathie auftaucht, ist „Potenzierung". Dieser Ausdruck bezieht sich auf das Verfahren, mit dem homöopathische Arzneimittel zubereitet werden. Im Verlauf seiner Arzneimittelprüfungen stieß Hahnemann auf ein wichtiges Paradoxon: Je verdünnter eine Substanz, umso länger und stärker war ihre heilende Wirkung. Jede aufeinander folgende Dilution (mit Hilfe eines spezifischen Verfahrens zubereitet, bei dem Flüssigkeiten geschüttelt und feste Substanzen verrieben werden) setzt zunehmend mehr von der Heilkraft frei, die der Substanz eigen ist. Auf die Mittel in ihren verschiedenen Stärken oder Verdünnungen verweist man als „Potenzen".

Da die archetypischen Bilder in diesem Buch vom Platz her beschränkt sind, besitzen sie eher selektiven als umfassenden Charakter. In jedem Bild werden bestimmte Charakteristika betont, bestimmte Themen entwickelt und bestimmte Nuancen in den Vordergrund gestellt, da sie den Kern des Typus darstellen. Um diese Punkte zu verdeutlichen, wurden Beispiele aus Geschichte und Literatur entnommen. Geschichtliche und literarische Figuren porträtieren menschliche Charakterzüge in konzentrierter (oder archetypischer) Form; und weil sie uns vertraute Teile unseres kulturellen Erbes sind, ruft jede Bezugnahme auf sie beim Leser Assoziationen hervor, in denen sich das Wesen des Arzneimittels klar abzeichnet.

Man sollte dabei stets im Gedächtnis behalten, dass die Eigenschaften der verschiedenen Konstitutionstypen sich überschneiden können und es in mancher Hinsicht auch tun. Die typologischen Grenzen sind in der Realität fließend, und es gibt nichts Absolutes. Eine Sepia kann sprühen vor Freude und guter Laune, ein Lycopodium echt bescheiden, und ein Arsenicum völlig unbesorgt um seine Gesundheit sein. Betont man bestimmte Züge eines Persönlichkeitstyps, vereinfacht man notwendigerweise ein komplexes Ganzes, das ebenso Züge anderer Mittel aufweist. Auch benötigen nur wenige Menschen lediglich ein Mittel in ihrem gesamten Leben.

Die Strapazen und Belastungen durch körperliches oder emotionales Trauma, durch Beruf, Ehe und Familie – oder ihr Fehlen – hinterlassen Spuren und sorgen für Veränderungen und Modifikationen bei einem Menschen, der sich zwischen verschiedenen Konstitutionstypen bewegt. Wenn man jedoch für einen Patienten verschreibt, wird in der Regel ein konstitutionelles Bild in diesem Moment vorherrschen.

Man beachte, dass die Tabellen am Ende der Kapitel, kursorisch wie sie sind, daran erinnern sollen, dass das Betonen der Charakteranalyse und menschlichen Typologie in der Homöopathie keinen Wert an sich darstellen, sondern als Hilfe dienen, um das ähnlichste Heilmittel bei häufigen Beschwerden wie auch schweren Erkrankungen aufzufinden.

Einleitung

Es wird nicht mehr lange dauern, bis die homöopathischen Archetypen Teil unserer allgemeinen Kultur werden – und die Sulfur-, Lachesis- oder Natrium-muriaticum-Persönlichkeit von Menschen, die sich mit ihrem körperlichen und emotionalen Wohlbefinden beschäftigen, wie auch von Therapeuten, die homöopathische Mittel in Verbindung mit ihren jeweiligen Therapien verwenden möchten, erkannt werden. Die folgenden zwölf altehrwürdigen und bewährten Arzneimittel sind ausgewählt worden als die, die sich in der homöopathischen Praxis am häufigsten als hilfreich bei Krankheit und zur Wiederherstellung der Gesundheit erwiesen haben.

Catherine R. Coulter

Phosphorus

Das homöopathische Mittel wird aus dem leuchtenden Element Phosphor hergestellt, der einzigen nicht radioaktiven Substanz, die in der Lage ist, selbst Licht zu produzieren. Der Name kommt aus dem Griechischen: *phos* heißt „Licht" und *phero* „bringen" – also „Überbringer des Lichts". Sowohl die Etymologie als auch die Assoziationen, die das Element hervorruft, liefern passende Schlüssel zum Verständnis von Phosphorus.

Jeder, der einmal nachts am Meer war, kennt die phosphoreszierenden kleinen Flecken, die in den Schaumkronen tanzen oder in der Dünung aufleuchten. Dieses Funken sprühende Element zieht die Aufmerksamkeit auf sich, und ähnlich wirkt auch der Phosphoriker wie ein Blickfang: Er fesselt durch sein sprühendes, anziehendes Wesen. Besonders attraktiv sind seine Augen: Ihr sanftes Leuchten zieht das Gegenüber an, ihr bezaubernder Glanz symbolisiert die Persönlichkeit. Kein anderer Konstitutionstyp spricht so leicht auf die emotionale Wellenlänge anderer an und ist so intuitiv im Umgang mit anderen. Jeder seiner Impulse und Verhaltensweisen lässt seine Bereitschaft erkennen, mit seinen Mitmenschen in einen herzlichen Gedankenaustausch zu treten. Er gewinnt andere für sich durch kleine, verbale Freundlichkeiten, warmes Lob, oder rührende Rücksichtnahme – manchmal auch durch fast übertriebene Großzügigkeit, indem er für einen Freund mehr aufgibt, als jeder andere für vernünftig halten würde.[*]

Gelegentlich besitzt Phosphor auch eine ruhige, feine Persönlichkeit, die ein sanftes Leuchten ausstrahlt. Er ist freundlich, einfühlsam, und liebt die Menschen um sich herum, aber er ist etwas scheu und zurückhaltend. Häufiger jedoch ist er lebhaft. Wie das Element Licht spontan erzeugt, so sprüht dieser muntere, lebhafte Mensch Funken aus einer scheinbar unerschöpflichen inneren Lichtquelle. In beiden Fällen ist der Typus wie geschaffen, um glücklich zu sein. Er weiß, was ihm Freude macht und amüsiert sich leicht; ebenso weiß er, was andere amüsiert. Er ist ein guter Unterhalter – einfallsreich, selten weitschweifig oder anmaßend, er schafft es häufig, auch dem Prosaischen ein künstlerisches Flair zu verleihen. Er sieht schnell die komische Seite der Dinge und ist stets bereit zu lachen,

---

[*] Aus stilistischen Gründen, und um schwerfällige Konstruktionen zu vermeiden, wird im gesamten Buch die männliche Form benutzt, um beide Geschlechter zu bezeichnen, mit Ausnahme gewisser Charakteristika, die besonders bei Frauen zu finden sind.

auch über sich selbst, und liebt die Aufmerksamkeit sehr. Statt kritisch Menschen zu beurteilen, amüsiert er sich über ihre Verrücktheiten, inneren Widersprüche und Schwächen, und versucht, die unangenehmen Aspekte des Lebens zu ignorieren.

Der Zauber von Phosphorus liegt zum Teil in diesem Sprühen, zum Teil auch in seinem echten Wunsch, andere glücklich zu machen – in beidem gibt er sich alle Mühe. Er ist ein aufmerksamer und hoch empfänglicher Zuhörer, der sich von ganzem Herzen in das Glück eines anderen oder auch in dessen Elend einfühlt: „Ja, ich weiß *ganz* genau, wie Sie sich fühlen. Sie hatten keine andere Wahl, als so zu handeln, wie Sie es getan haben. Das gleiche ist mir auch schon passiert, als ..." Er lehnt sich vor in seinem Stuhl, um seinem Gesprächspartner so nahe wie möglich zu sein, oder legt seine tröstende Hand auf dessen Arm, um seine Sympathie körperlich zu demonstrieren, und steuert eine scharfsichtige Bemerkung bei, um die Sorge des anderen zu erhellen. Phosphorus findet instinktiv die richtigen Worte, den richtigen Tonfall, die richtigen Gesten, um andere zu trösten. Daher verfügt er, zusammen mit seiner Gabe, andere sich und mit sich gut fühlen zu lassen, häufig über beträchtliche therapeutische Fähigkeiten in professionellen Zusammenhängen. Ein Phosphorus-Arzt oder eine Phosphorus-Krankenschwester braucht bloß in den Raum zu kommen und ein ermutigendes Wort zu äußern, oder seine oder ihre Hand auf den Leidenden zu legen, um zu bewirken, dass es dem Patienten besser geht.

Phosphorus macht es sich auch zum Grundsatz, stets freundlich zu sein. Wenn eine Gastgeberin fragt, wie ihm ihr hausgemachter Kokosnusskuchen gemundet hat, wird er, auch wenn er Kokosnuss nicht ausstehen kann, mit gewinnender Offenheit und äußerster Überzeugung sagen, „das war *der* leckerste Kuchen, den ich seit Monaten gegessen habe. Wie *haben* Sie den nur gemacht?" Und überschwänglich, wie er ist, erstreckt er seine Freundlichkeit und Wärme selbst auf neue oder zufällige Bekanntschaften – Menschen, an denen er, abgesehen von seiner allgemein freundlichen Natur, eigentlich wenig Interesse hat.

Wann immer es seine Studien und zahlreichen Freunde erlaubten, verbrachte ein Phosphorus-Schüler seine Tage damit, Jugendstrafanstalten und Besserungsanstalten für jugendliche Delinquenten zu besuchen. Dort brachte er ihnen bei, was immer sie begeisterte – Holzarbeiten, Saxophon- oder Gitarrespielen, Zeichnen, Yoga, Fußball oder Basketball. Die Insassen brauchten ihr Interesse nur zu erwähnen, und dieser Meister unzähliger Fähigkeiten erbot sich fröhlich, sie darin zu unterrichten. „Nicht, dass ich erwarte, auch nur einen Menschen zu bessern", bemerkte er. „Aber sie scheinen sich auf meine Besuche zu freuen – und ein paar von ihnen sind wirklich großartige Jungs! Ich habe auch das Gefühl, ich sollte ihnen ein paar von den Chancen geben, die ich in meinem Leben hatte." Was er ihnen natürlich nicht geben konnte, war sein Phosphorus-Charme, sein Mitgefühl und seine Freigebigkeit.

Auf der bewussten Ebene ist diese mitfühlende Person liebevoll und fürsorglich. Umgekehrt sichert er sich jedoch so auch die Liebe und Aufmerksamkeit, zu der *er* sich berechtigt fühlt. Sein Funkensprühen rührt nämlich auch von Selbstliebe her. Er findet sich selbst intuitiver, begabter, sensibler und feiner, großzügiger und hilfsbereiter als gewöhnliche Sterbliche. („Ist es nicht toll, wie viel ich für andere tue!") Er kann sich selbst auch ziemlich faszinierend finden – nicht bloß deshalb, weil er bezüglich seines Aussehens ziemlich eitel ist, sondern weitaus eher, weil er sich als Prometheus unserer Tage sieht, dessen Gaben die Menschheit ähnlich bereichern wie das Feuer, das jener vom Himmel stahl. Einer kann zum Beispiel sagen: „Ich habe eine ganz besondere Art, mit Kindern umzugehen. Ich kann sie besser als andere Lehrer dazu bringen, etwas zu leisten." Ein anderer wird zum Beispiel gestehen: „Ich bin in jeder Kunstform, die ich wähle, talentiert, am meisten aber bin ich begabt in …" Ein dritter beschreibt sich als „angenehmsten und umgänglichsten Menschen, dem Sie je begegnet sind". Und fügt bei: „Fünfzig Jahre lang habe ich meine Frau vollkommen glücklich und unsere Ehe zu einem Erfolg gemacht. Nun, das *ist* doch eine Leistung!" Und so ist es auch! Aber indem er so spricht, kann Phosphor die Tatsache übersehen, dass ein wichtiger Teil des Kredits, den er beansprucht, anderen zustehen kann. Die bezaubernde Art des Typs und seine offenkundig guten Absichten erlauben ihm, Dinge zu sagen und zu tun, die bei einem anderen Menschen eingebildet oder geschmacklos wirken würden. So großzügig in seinen Impulsen, so reich an Charme ist er, dass er es ungeachtet seines Egoismus schafft, den herzlichen Beifall anderer zu erhalten.

Sich selbst in Szene zu setzen, ist eine der Methoden, mit der Menschen mit einem starkem Bedürfnis, andere zu unterhalten, ihnen zu gefallen und ihre Aufmerksamkeit auf sich zu richten, ihr Publikum anziehen. Phosphorus ist tatsächlich in der Lage, eine zufällige Begegnung mit einem alten Schulfreund mit Drama und Romantik zu füllen. Er kann so alltägliche Begebenheiten, wie, dass die Milch auf dem Herd überkocht, zu einer Beinahe-Katastrophe aufblähen. Die bedeutsameren Ereignisse in seinem Leben bekommen eine kosmische Wichtigkeit verliehen, die alle mit ihm teilen müssen. Entweder steht er ständig kurz vor einer neuen Krise oder er ist nur noch einen Steinwurf davon entfernt, eine Berühmtheit zu werden; entweder ist er am Rande seines finanziellen Ruins oder er ist dabei, ein welterschütterndes Projekt zu lancieren, das ihm Millionen einbringen wird!

Dieser Konstitutionstyp hat unleugbar etwas von einer „Primadonna" an sich; er ist die Sonne, um den sich der Rest der Menschheit dreht. Er ist jedoch eine großzügige, gutmütige Primadonna und hat seinen Spaß daran, andere an seinem Lebensdrama teilhaben zu lassen. Es ist nicht so, dass er andere mit Gewalt in seinen Bann zieht (es herrscht kein Zwang; sie können jederzeit gehen, wenn sie es wünschen), er bietet ihnen eher eine Gelegenheit, an den Lustbarkeiten und Aufregungen teilzuhaben. Der Haken dabei ist, dass ein Phosphor mit „Star"-Allüren auf geistiger Ebene mehr versprechen mag als er halten kann. Er kann alles mögliche versuchen, und kann doch nicht immer andere mit seinem Sinn für Drama und seiner Lebensfreude anstecken.

Wie die Phosphor-Flecken, die mit jeder Welle schimmern und wirbeln, so reagiert der Phosphorus-Mensch auf die leisesten Einflüsse seiner Umgebung. Er kann überaus empfindlich gegen Gerüche, Geräusche, Sonnen- oder künstliches Licht sein, und vor allem gegen Veränderungen der Temperatur oder des Luftdrucks. Mit seiner Neigung zu Nervosität und leichter Erregbarkeit ist er ähnlich empfänglich für verschiedene Ängste: vor der Dunkelheit, vor Krankheit oder drohendem Unglück; manchmal sind seine Ängste auch freischwebend und undefiniert. Eine Angst, die sehr typisch ist für Phosphorus, ist die vor Gewitter. Er erschrickt vor dem Blitzen und zittert beim Geräusch des Donners. Es ist, als erzeuge er schon selbst genug Elektrizität und als würde ihn mehr aus der Balance werfen.

All seine Ängste und Befürchtungen sind schlimmer, wenn er allein ist – und besser in Gesellschaft. Der gesellige Phosphor braucht nicht nur Menschen um sich herum, um sich vollständig zu fühlen, er kann sogar körperlichen Kontakt benötigen. Er selbst ist auffallend zärtlich, er küsst, umarmt und berührt gerne, und scheint sich stets der – körperlich spürbaren – Gegenwart anderer versichern zu müssen.

Und da er so stark auf die Menschen um sich herum reagiert, ist er erst dann wirklich glücklich, wenn seine Umgebung es ebenfalls ist. Dies ist ein weiterer Grund dafür, dass er sich Mühe gibt, sich bei anderen einzuschmeicheln. Eine unfreundliche Stimmung oder unangenehme Gefühle machen ihn körperlich krank, verursachen Zittern, Kopf- oder Magenschmerzen, Schlaflosigkeit oder Herzklopfen. Auch angenehme Gefühle können ihn auf ähnliche Weise in Mitleidenschaft ziehen. Er beginnt zu zittern oder kann die ganze Nacht nicht schlafen, vor lauter Aufregung über eine anregende Unterhaltung, einen guten Roman oder einen spannenden Film. („Ich kann nicht schlafen, wenn ich glücklich bin, und ich kann nicht schlafen, wenn ich traurig bin; ich kann auch nicht schlafen wenn ich so dazwischen bin, und ich kann mich nicht entscheiden, was von beidem ich bin.")

Phosphorus ist vergleichbar mit einer Antenne – genau eingestellt auf die emotionale Wellenlänge von allem, was um ihn herum passiert, und empfänglich auch für telepathische Eindrücke. Er ist derjenige, der Auren sieht oder Déjà-vu-Erlebnisse hat, wenn er fremde Menschen kennenlernt oder unbekannte Orte besucht. Er spürt, ob ein Freund krank ist oder gestorben ist, bevor man ihm davon erzählt hat, oder ahnt richtig voraus, dass ein Freund gute Nachrichten erhalten hat und ruft an, um zu fragen, was es ist. Er mutmaßt auch über den Inhalt eines Briefes, bevor er ihn öffnet. Einer kann hellsichtige Träume haben; ein anderer erzählt in wunderschönen Details von seinen Begegnungen in der geistigen Welt. In einem Haus, von dem gesagt wird, es sei von einem Geist bewohnt, ist es unweigerlich Phosphorus, der sich ausführlich über die Erscheinung und das Verhalten des schwer zu fassenden Bewohners auslässt.

Ein Phosphorus-Patient besuchte einen Freund, der in einer alten Pfarrei lebte, die der Legende nach einem jungen Pastor gehört hatte, der Frau und Kind bei einem Indianeraufstand verloren hatte. Dies war natürlich eine allzu gute Gelegenheit für ihn, die konnte er nicht einfach verpassen! Am nächsten Morgen beschrieb er am Frühstückstisch die Geister von Mutter und Kind in lebhaften Details. Alle Anwesenden warfen sich wissende Blicke zu, in der Annahme, dass hier die starke Einbildungskraft des Mannes am Werke war. Dies wiederum spornte ihn an, der simplen Legende noch eins draufzusetzen, bis die Gastgeberin enthüllte, dass man Briefe auf dem Dachboden gefunden hatte, in denen der Pastor seine Frau und sein Kind mit fast genau den gleichen Worten beschrieb, die der nun vollkommen rehabilitierte Gast verwendet hatte.

Jeder Konstitutionstyp kann richtige Eingebungen und gelegentliche Begegnungen mit dem Übernatürlichen erfahren, aber Phosphor liebt es, sich selbst als außergewöhnlich begabt mit hellsichtiger Sensitivität und außersinnlicher Wahrnehmung zu sehen und kultiviert diese Seite seines Wesens.

Gelegentlich behält der Phosphoriker, neben seiner lebhaften Art und seinem jugendlichen Aussehen, die Spontaneität, Beinahe-Unschuld und die vertrauensvolle Art, die man gewöhnlich nur bei jungen Menschen findet. Er ist der Freigeist, der vergnügt durch das Leben flattert und sich nie recht einlässt auf die Verantwortlichkeiten, die mit dem Älterwerden verbunden sind – ein Peter Pan, der sich weigert, erwachsen zu werden. Trotz allerbester Absichten kann er es schwierig finden, eine Aufgabe bis zum Ende durchzuführen, wie enthusiastisch er ursprünglich auch einmal gewesen sein mag. Er fängt in einer Richtung an, unterdessen zieht eine andere, dringendere oder interessante Sache seine Aufmerksamkeit auf sich und lenkt ihn ab. Schließlich bleibt es anderen überlassen, das Werk zu vollenden, das er begonnen hat.

Auf ähnliche Weise kann er es auch an Verantwortungsgefühl mangeln lassen, wenn es um Geld geht – sein eigenes und das von anderen. Er verleiht oder verschenkt großzügig Geld an einen Bewunderer, einen bedürftigen Verwandten, ja selbst an relativ Fremde. Der Umfang seiner Großzügigkeit wird häufig lediglich durch die Dicke seines Geldbeutels begrenzt, da er sich aus Geld an sich nichts macht. Wenn er es hat, verteilt er es wie Wasser. Wenn er keines hat, leiht er sich welches. Wenn er sich keines leihen kann, kommt er irgendwie ohne zurecht. Er kann auch vergessen, das geborgte Geld zurückzugeben und glaubt, dass andere ebenso sorglos mit Geld umgehen sollten wie er es tut. In der Tat kann er auch verächtlich auf den, der ihm das Geld geliehen hat, herabsehen, weil er so kleinlich ist, ihn an seine längst verjährte Schuld zu erinnern.

Wie ein Kind kann Phosphor egozentrisch sein und nur seine eigenen kleinen Bedürfnisse und Launen kennen. „Niemand will, dass ich das tue was ich tun möchte, und jeder erwartet, dass ich Dinge tue, die ich *nicht* tun möchte! Ich will so frei sein, dass ich tun kann, was ich will und wann ich will", klagte eine erwachsene Frau nur halb im Scherz. Aber auch hier, wie bei einem liebenswerten Kind, sind die um ihn herum nicht nur nachsichtig mit ihm, sondern scheinen sich geradezu verschworen zu haben, ihn auf dieser unreifen Stufe zu belassen. Seine Aufgeschlossenheit, sein gewinnendes Wesen und seine offensichtliche Dankbarkeit gegenüber denjenigen, denen er großzügig erlaubt, ihn zu verwöhnen, tragen noch dazu bei, dass man ihm seinen Willen lässt.

Charakterzüge, die bei einem jungen Menschen noch reizvoll sein mögen, können ihren Charme mit zunehmendem Alter verlieren. Trotz seiner Sensibilität, Aufgeschlossenheit und Wärme – trotz seines Talentes, einen angenehmen Kontakt herzustellen, kann Phosphor zu schwierigen Beziehungen neigen, und sich Freunden, Verwandten und Gönnern entfremden. Wie bereits erwähnt, ist er zunächst sehr gut darin, die instinktive Fürsorge anderer zu erregen, und so lange sie nach seiner Pfeife tanzen, ist er dankbar und gefällig. Wenn sie aber einmal aufhören zu tanzen, kann er mürrisch, gereizt und launisch werden, und irgendwie bricht die Freundschaft dann ab. Der Bruch hat keinen erkennbaren Grund, und keiner der Betroffenen versteht, weshalb es dazu gekommen ist – am wenigsten Phosphorus selbst, der ernsthaft darüber betroffen ist, bis hin zu körperlicher Erkrankung. Und dennoch, obwohl er theoretisch seinen Teil zur Pflege der Beziehungen eifrig beiträgt, kann er auf subtile Weise die Last auf andere verlagern. Als Gegenleistung dafür, dass er sich zunächst für andere verausgabt, wie er nur kann, kann er mit der Zeit ungeheuer viel Beifall, Bestätigung und Aufmerksamkeit fordern. In der Tat kann er schließlich darauf bestehen, dass man ihm seinen Willen lässt und ihn so nimmt, wie er ist, mit all seinen Fehlern. („Ich bin halt, wie ich bin. Ich kann mich nicht ändern, und andere müssen mich so nehmen – und lieben.")

Das Ganze hat jedoch auch einen positiven Aspekt; im Allgemeinen hegt Phosphor keinen Groll und versucht nicht böswillig, die schlechte Stimmung nach einem Streit in die Länge zu ziehen; er bricht auch nicht mit Menschen ein für allemal. Da er ein freundlicher Mensch ist und lieber mit anderen wieder gut auskommt, reagiert er bereitwillig auf jedes Versöhnungsangebot. Oder er tut selbst den ersten Schritt, indem er ernsthaft darauf besteht, dass er nicht nachtragend ist und versuchen möchte, eine frühere Freundschaft davor zu bewahren, sich in nichts aufzulösen.

Phosphorus ist nicht emotional oberflächlich. Was er sagt, fühlt er auch, und seine Gefühle sind stark. Es mag ihm lediglich an Standfestigkeit fehlen, um diese Gefühle auch unter schwierigen Bedingungen aufrechtzuerhalten. Aus diesem Grund hat man diesen Konstitutionstyp schon mit einer zarten Blüte verglichen, die im Sonnenschein günstiger Umstände gedeiht, in der Dunkelheit und Kälte widriger Ereignisse jedoch dahinwelkt.

Phosphorus ist selten das, was man einen Gelehrten nennt. Obwohl er die Dinge vom Verstand her so gut wie andere, und besser als manche, auffasst, ist sein Denken vor allem intuitiv und künstlerisch. Er liebt alles, was die Phantasie anregt und lehnt ab, was langweiligen Fleiß benötigt. Weil er schnell denkt und Konzepte leicht begreift, schafft er es zu lernen, ohne sich allzu sehr zu verausgaben. Mehr noch: Mit seinem agilen, leicht zu beeindruckenden, eklektischen Denken beeindruckt er häufig mit frischen oder originellen Ideen. Daher kann er ein ungewöhnlicher Lehrer sein, der nicht nur mit Worten kommuniziert, sondern auch mit Enthusiasmus und seiner gesamten, fesselnden Persönlichkeit – aus ihm strömt jene unschätzbare Gabe eines Lehrers, die Gabe, etwas anzudeuten. Auch wenn sich sein Denken nicht durch schneidende Logik oder Klarheit des Intellekts auszeichnet, so wird doch eine der Wahrheiten, eine der Einsichten, die er äußert, zum Keim eines neuen Gedankens.

Ungeachtet seiner starken Intuition kann sich Phosphor jedoch durch äußeren Schein täuschen lassen. In seinem Fachgebiet oder Beruf fehlt es ihm nicht an Urteilsvermögen; er kommt jedoch ins Schwimmen, wenn er sich in fremde Gewässer begibt. Seine überaus beeindruckbare Psyche lässt sich durch verschiedene Reize allzu leicht stimulieren, und in seiner Großzügigkeit sieht er zu viel Gutes in zu vielen Dingen. Guten Rat schlägt er in den Wind und stürzt sich in sinnlose Unternehmungen, ohne sie zu durchdenken, und es fällt ihm schwer zu lernen, dass Instinkt, Impulsivität und Begeisterung ebenso häufig unter Kontrolle gehalten als ermutigt werden muss. Er verwendet auch nicht sein Erinnerungsvermögen, um eine gegebene Situation aus der richtigen Perspektive zu sehen oder nutzt es, wie vorgesehen, als intellektuellen Ausgleich für seine Gefühle. Er ignoriert die Lektionen aus der Vergangenheit, nimmt die flüchtige Natur seiner Gefühle als die ganze Wahrheit – und überlässt schließlich sein offensichtlich fehlgeschlagenes Projekt sich selbst.

Der Mangel an Urteilsvermögen von Phosphorus hat einerseits seine Ursache in seiner übergroßen Phantasie, zum anderen rührt sie jedoch von seinem Wunsch zu gefallen. Dieser mag ihn dazu verführen, die harten Tatsachen zu übersehen und das für Realität zu halten, was er dafür halten möchte. Eine Frau, die eine Benefizveranstaltung für eine ihr wichtige Sache unterstützen wollte und überzeugt davon war, dass sie viele kannte, die das auch tun wollten, reservierte eine Reihe von Karten für die Veranstaltung. Am Abend der Vorstellung erschien sie jedoch mit nur zwei Begleitern – und das Entgelt für die von ihr reservierten Plätze war dahin. Umgekehrt ist es jedoch möglich, wenn ein Phosphoriker mit einem starken Intellekt begabt ist, dass ihn seine lebhafte Phantasie zusammen mit seiner angeborenen künstlerischen Begabung zu einem guten Schriftsteller macht. In der Belletristik, wo eine Mischung aus Phantasie und Realität zu höherer Realität sublimiert wird, kann das Abweichen von der prosaischen Wahrheit in den Dienst der künstlerischen Wahrheit gestellt werden.

Ein gutes Beispiel hierfür ist Jane Austen, deren physische und psychische Merkmale (nach dem Wenigen, was wir von ihrem zurückgezogenen Leben wissen) und literarischer Stil sehr gut zu unserem Bild von Phosphor passt. Zeitgenossen berichteten von ihrer feinen körperlichen Erscheinung und ihren zarten Gesichtszügen, ihren strahlenden Augen und ihrer sprühenden Art. Sie war eine geborene Imitatorin und Geschichtenerzählerin; ihre Familie unterhielt sie mit dramatischen Lesungen aus ihren eigenen Novellen. Überdies starb sie an der Addison'schen Krankheit, für die Phosphorus eines der Hauptmittel ist.

In ihren Novellen ist es Elizabeth Bennet in *Pride and Prejudice*, die von allen Heldinnen Austens Phosphor am auffallendsten repräsentiert. Ihre Lebhaftigkeit, ihr Charme und ihr heilsamer Optimismus spiegeln den Schwung und den Glanz, der für diesen Typus so charakteristisch ist. Die Autorin kommentiert ihre Heldin in einer Weise, die typisch ist für die eigene Wertschätzung von Phosphor: „Ich muss gestehen, sie ist wohl eines der entzückendsten Geschöpfe, die je beschrieben worden sind, und ich weiß nicht ... wie ich diejenigen ertragen soll, die sie nicht mögen." Auch die Sprache und der Stil von *Pride and Prejudice* sind typisch für Phosphorus: geistreich, überschäumend, mit einem Esprit, der diese spezielle, für Phosphor so typische Ausstrahlung besitzt. Die Autorin selbst bemerkte selbstkritisch: „Das Werk ist etwas zu leicht, zu hell und spritzig, es fehlen die dunklen Schattierungen und die langen Besinnungskapitel, die es hier und da in die Länge ziehen." In Wirklichkeit ist die Novelle mit ihrer emotionellen Feinheit und Tiefe und der Wirkung ihrer vielschichtigen Ironie ein Beispiel für die schöpferische Phantasie von Phosphor in ihrer höchsten Form.

Unfähigkeit, die Dinge im richtigen Verhältnis zu sehen, Verwirrung und eine allzu lebhafte Phantasie zeigen sich auch in der Art von Phosphorus zu lieben; vor allem bei Frauen. Sie ist nicht nur die Romantikerin, die sich leicht verliebt – und mit ihrer Bereitschaft, sich von der Begeisterung davontragen zu lassen, für geradezu pubertäre Schwärmereien empfänglich ist –, sondern sie kultiviert geradezu das emotionale Auf und Ab, das stets mit dem Verliebtsein verbunden ist. Zudem ist Phosphor blauäugig und schreibt dem Geliebten alles zu, was sie in ihm sehen *will*. Obwohl Letzteres bei Verliebten nicht ungewöhnlich ist, hegt die leicht zu beeindruckende Phosphorikerin noch extremere Illusionen als die meisten. Wenn sie liebt, kann sie sich nicht erinnern, jemals so gefühlt zu haben. Wie bei anderen Gelegenheiten neigt sie dazu, jeden neuen Reiz, jede Idee oder Freude zu einer Offenbarung hochzujubeln. Jede neue Liebesaffäre ist

„das einzig Wahre", und jede neue Liebe „die *wichtigste* Beziehung meines Lebens". Wie in anderen Lebensbereichen würde dieser Typus auch hier von der Regel profitieren: „Man studiert die Geschichte, um sie nicht zu wiederholen."

Die Frau selbst ist mit ihrer offen (wenngleich nicht immer bewusst) verführerischen Art äußerst attraktiv für Männer. Wobei dies sicherlich nicht bloß auf Frauen zutrifft. Phosphorus-Männer haben die gleiche einladende Art und Zugänglichkeit, die vom anderen Geschlecht sogleich verspürt wird.

Wie das rastlose Element, aus dem das Mittel hergestellt wird, scheint der Phosphoriker gelegentlich flatterhaft und unstet zu sein, ohne Bezug zur Realität. Eine solche Instabilität kann von einem nicht gut abgegrenzten Persönlichkeitskern herrühren – jenem Schwerpunkt der Psyche, der äußere Eindrücke prüft, sortiert und interpretiert. Bei Phosphorus ist das lebenswichtige „Ich" (das auswählende, bindende, vereinende Prinzip) nicht stabil. Seine Psyche ist wie ein Schwamm, fast wahllos saugt er sich voll mit verschiedenen äußeren Eindrücken, die auf ihn einstürzen und ihn überschwemmen. Er kann so sehr, wie ein Chamäleon, auf einen anderen Menschen reagieren – indem er seine Überzeugungen, seinen Geschmack und seine Meinungen übernimmt –, dass er zunehmend unsicher über seine eigene Identität wird. Nicht selten klagt er: „Ich weiß nicht, wer ich bin ... Ich habe keine Ahnung, was ich denke oder fühle ... Ich bin so sehr damit beschäftigt, mich auf die Persönlichkeit anderer zu beziehen, dass ich den Kontakt mit meiner eigenen verliere." Polonius gab seinem Sohn Laertes (in Shakespeares *Hamlet*) den berühmten Rat: „Vor allem eins, bleib' dir selbst treu..." Ein Phosphoriker witzelte darauf: „Sich selbst treu – *welchem* Selbst?"

Sicher kann jeder Mensch, der sich in einer belastenden oder traumatischen Situation befindet oder mit großen Veränderungen in seinem Leben konfrontiert ist, verwirrt sein und instabil wirken, aber bei Phosphorus ist der Zustand eher chronisch. Er ist wie ein intelligentes Kind, dessen Intuition zu schnell arbeitet, als dass es sein Verstand noch kontrollieren könnte, und das dem Übermaß an Eindrücken keine adäquate Begriffsstruktur entgegensetzen kann, um diesen Bedeutung zu verleihen. So kann er von seinen Eingebungen und Emotionen überflutet werden, bevor er Zeit hat, sie intellektuell einzuordnen.

Das attraktive Aussehen und Verhalten von Phosphorus, seine Selbstliebe, seine Neigung zum Dramatisieren und sein künstlerisches Wesen machen ihn zum perfekten Schauspieler. Hinter seinem natürlichen Verlangen nach Gesellschaft und seiner Gabe, Beziehungen einzugehen, liegt in der Tat häufig das Bedürfnis nach einem bewundernden Publikum (ob es nun aus einem oder aus Tausenden von Zuschauern besteht). Er ist bereit, ihm Zuneigung entgegenzubringen, es zu unterhalten und sein Bestes für es zu geben. Und weil seine Energie, mehr als bei allen anderen Konstitutionstypen, durch Anerkennung und Applaus wieder aufgetankt wird, kann er nicht aufhören, Bühne und Bildschirm zu dominieren.

Sein schauspielerisches Naturell bringt ihn dazu, stets liebenswert, charmant und fesselnd zu sein – er breitet sich vor seinem Publikum aus, ob er nun auf der Bühne steht oder nicht. Und wenn er sich nicht diszipliniert und mit seiner Energie sparsam umzugehen und emotionale Grenzen zu setzen weiß, schwebt er in Gefahr, sich zu sehr auszubreiten, zu schwach zu werden – unter einem allzu dürftigen Gefühl für seine eigene Identität zu leiden. Wie manch guter Schauspieler, der unsicher ist, welche Rolle er in seinem privaten Leben spielen soll, kann Phosphor recht orientierungslos sein, wenn er gleichzeitig Rollen spielt und unvoreingenommener Beobachter seiner eigenen Vorstellung ist.

Natürlich sind nicht alle, die teils Darsteller, teils Zuschauer sind und sich selbst schauspielern sehen, verwirrt über ihre Identität. Benjamin Disraeli, der zweimal englischer Premierminister war und lange Zeit an der Spitze der konservativen Partei stand, ist hierfür ein typisches Beispiel. „Ein Rätsel für seine Zeitgenossen und ein Rätsel für uns heute", wie ein Historiker schrieb, wobei er sich zweifellos auf die vielen Facetten seiner Persönlichkeit und seine Eigenart bezog, stets irgendeine Rolle zu spielen. Disraeli begann seine Karriere als Schriftsteller und schrieb einige modische Novellen über geistreiche, geckenhafte aufsteigende junge Politiker, um später gleichsam die Rollen seiner eigenen Phosphorus-Helden auszuagieren. In seinem politischen Leben umwarb er die gesetzte und solide Königin Victoria mit extravaganter Galanterie, küsste ihr übertrieben die Hände und erwiderte die eigenhändig gepflückten Wiesenblumensträuße, die sie ihm schickte, mit zärtlichen Briefen (in denen er die recht rundliche Dame seine „Märchenkönigin" nannte). Während er sich über sein eigenes Schauspiel amüsierte, wusste er gleichzeitig jedoch ganz genau Bescheid über seine Position auf der größeren politischen Bühne – so warf er sich mit vollem Ernst in die Rolle des Staatsmannes für sein Land und seinen Souverän. Auf diese Weise bewirkte er, dass die anderen verwirrt und unfähig waren, zwischen politischem Genie und reiner Schaumschlägerei und oberflächlichem Glitzern zu unterscheiden.

Dies ist typisch für Phosphorus. Er kann etwas Leichtes und Luftiges an sich haben, das ihm den Eindruck von Unkörperlichkeit verleiht. Er ist jedoch komplizierter, als es seine scheinbar offene und durchsichtige Natur nahe legt. Ihn zu beobachten, ist wie in einen tiefen, klaren Teich zu blicken, in dem alles recht sichtbar ist, selbst in der Tiefe, aber das schimmernde Zusammenspiel von reflektiertem Licht und Wasser lässt nicht wirklich klar sehen.

Schließlich muss, obwohl wir hier die lebhafte, extravertierte, strahlende Persönlichkeit betont haben, die Schattenseite von Phosphorus ebenfalls erwähnt werden. Menschen dieser Konstitution können, so sehr sie zu Begeisterung und freudiger Erregung fähig sind, genauso für dunkle Depressionen anfällig sein. Es ist möglich, dass ihre überschäumende Art und ihr Bedürfnis nach ständig neuen Reizen, nach Aufregung und Gesellschaft, Verteidigungsmechanismen gegen das grimmig über ihnen schwebende Gespenst des Trübsinns darstellen. Sicherlich jedoch ist seine Suche nach Drama oder neuen Genüssen eine Abwehr gegen Langeweile, die ihn nur allzu leicht befällt. Wenn der gewöhnliche Lauf des Lebens seinen unvermeidlichen prosaischen Gang nimmt und nicht genügend Farbe oder Abwechslung in seinem Leben ist, verfällt Phosphorus der Melancholie.

Alles in allem ist Phosphorus bei einem Menschen zu erkennen, der die warme und extravertierte Art desjenigen besitzt, der geliebt werden will und weiß, wie man andere dazu bringt, ihn zu lieben. Er hat eine wunderbare emotionale Empfänglichkeit entwickelt und bemüht sich, seine positive Haltung zum Leben mit anderen zu teilen. Es ist richtig, dass Instabilität gelegentlich sein Urteil trübt, dann kann er von Launenhaftigkeit und Mangel an Selbstbeherrschung geprägt sein. Wenn seine Gefühle jedoch stabilisiert sind und er eine solide Basis oder eine klare Richtung für sein Leben gefunden hat, dann kann dieser liebevoll zugeneigte, empfängliche Mensch mit seiner Gabe, das Leben anderer zu erhellen, viele Menschen erreichen – nicht nur ein paar wenige ausgewählte. Dies ist die besondere Gabe von Phosphorus.

Phosphorus

Bevorzugte Körperregionen

Kopf	Brennende, neuralgische Schmerzen, häufig linksseitig
Hals	Trockener, brennender Schmerz, schlimmer durch Reden, Husten; Kehlkopfentzündung; Heiserkeit durch übermäßigen Gebrauch der Stimme; Kälte beginnt im Hals
Brust	Harter, trockener, beengender, quälender, erschöpfender Husten (ausgelöst durch Kitzeln im Hals); **Beengung der Brust oder Gefühl, als ob ein großes Gewicht darauf läge**; Stiche oder Brennen in der Brust; Auswurf schmeckt süßlich; schnelle, beschleunigte Atmung; Pneumonie
Verdauung	Scharfer, schneidender Schmerz in Magen oder Brust; Erbrechen von Speisen oder Getränken, sobald sie im Magen warm werden; **Leberbeschwerden**; Empfindung, als bliebe der Anus nach dem Stuhlgang offen
Männliche Genitalien	Vermehrtes sexuelles Verlangen; Beschwerden durch sexuelle Exzesse
Weibliche Genitalien	Stressinkontinenz; Uteruspolypen; Fibroide; **sinnlich**; weint vor den Menses; Menstruation reichlich, verlängert; Schmierblutungen zwischen den Menses
Nervensystem	**Nervosität; Empfindlich gegen Licht, Geräusche oder emotional feindliche Umgebung; Aufregungen** (angenehme und unangenehme) können **Probleme mit dem Einschlafen nachts** verursachen, oder Überstimulation von einem Buch, Film oder intensiver Unterhaltung; häufiges Erwachen; viele und lebhafte Träume von Feuer, Blitzen etc.; **Schlafwandeln**

Allgemeinsymptome

- **Neigung zu blauen Flecken und Blutungen; starke Blutungen**: aus der Nase oder von Schnitten, des Zahnfleischs, nach Zahnextraktion, bei Tonsillektomie und anderen Operationen
- Blutende Hämorrhoiden, Geschwüre, Fibroide und Polypen, oder Blut im Urin
- Erkrankungen der Knochen und Gelenke
- **Veränderliche Körpertemperatur**, stets reagierend auf das Klima; Hitzewallungen abwechselnd mit Frostigkeit
- **Wechselnde Energie**: viel Energie für angenehme Beschäftigungen, wenig für unangenehme
- Plötzliche körperliche Schwäche, wenn niedergeschlagen

Phosphorus (Fortsetzung)

Modalitäten (< verschlimmert; > gebessert)

Zeit	< **Dämmerung**, sowohl morgens als auch abends
Temperatur	< **Plötzliche Temperaturschwankungen**; Wind; **Gewitter** > Kühle, frische Luft; kalte Gesichtswaschungen, kalte Waschungen der erkrankten Körperteile
Körper- haltung	< Liegen auf der linken oder schmerzhaften Seite > Liegen auf der rechten Seite; Aufsitzen
Essen/ Trinken	< Salz; gewürzte Speisen > Kalte Speisen (Salate, Sandwiches) und Flüssigkeiten (Wasser oder kohlensäurehaltige Getränke) Verlangen nach Salz, Schokolade, Eiscreme, kalten Getränken; Speisen mit würzigem Geschmack
Andere	> **Reiben, Massage, Handauflegen**

Führende Geistessymptome

- **Freundlich, liebevoll, extravertiert, liebt Gesellschaft und Anerkennung**
- Amüsiert sich gerne und ist gutmütig; erträgt jedoch keinen Widerspruch oder Einschränkungen
- Fröhlich und gut gelaunt; unter widrigen Umständen jedoch schnell verzagt
- Leicht überreizt bei Aufregung und Begeisterung
- **Sehr leicht zu beeindrucken**; empfindlich gegen das, was er sieht, hört, liest
- **Phantasievolle Einfälle**
- **Telepathische Fähigkeiten**
- **Künstlerische Begabung**; Mittelbild häufig bei Schauspielern und darstellenden Künstlern
- **Furcht, verlassen zu werden, allein zu sein; vor der Dunkelheit**, vor Räubern; vor Unglück, drohender Krankheit, Tod; **Blitz und Donner**; auch freischwebende Ängste

Calcium carbonicum

Calcium carbonicum ist potenzierter Kalk, der aus der Mittelschicht der Austernschale gewonnen wird. Die Molluske ruft folgende Assoziationen hervor: Zunächst das Tier selbst – kalt, bleich, feucht, schlaff, unbeweglich; dann die Schale – dick, undurchdringlich, festgewachsen auf einer Klippe, schützt sie das vollkommen wehrlose Lebewesen. Und schließlich bringt dieses ansonsten unscheinbare Wesen eine glänzende Perle von zarter Schönheit hervor, indem es ein störendes Körnchen Sand Schicht für Schicht mit Perlmutt umhüllt. Wir wollen uns diese drei Bilder merken: die Auster selbst, die Schale und die Perlen, und prüfen, wie sie auf den Calcium-carbonicum-Menschen passen.

Die unbewegliche Auster, die da so fest auf ihrem Felsen sitzt, ist das passivste Mitglied der Familie der Mollusken. Hierzu passt, dass der Calcium-carbonicum-Typus auf der körperlichen Ebene zu langsamem Stoffwechsel, trägem Kreislauf, schlaffem Muskeltonus (häufig mit ebenso schlaffen und feuchten Extremitäten) und allgemeinem Mangel an Ausdauer neigt. Er ist frostig, Anstrengung verschlimmert seine Beschwerden, und selbst leichte körperliche Tätigkeit lässt ihn schwitzen und kurzatmig werden. Ähnlich „gemütlich" geht es auf der geistigen Ebene zu – der lethargische, häufig phlegmatische, nicht leicht aufzurüttelnde oder zu bewegende Mensch gibt sich damit zufrieden, das absolute Minimum zu tun. Sei es aus Abneigung gegen Arbeit, oder weil geistige Tätigkeit ihn ermüdet, kann er einen Tag oder länger für Aufgaben benötigen, die andere in ein paar Stunden erledigen. Oder er beginnt etwas zu studieren, kann es aber nicht beendigen; an irgendeinem Punkt widerstrebt ihm plötzlich der intellektuelle Druck oder er meint, anderweitig gestresst oder überarbeitet zu sein. Die Begriffe „Stress" oder „überarbeitet" sind jedoch relativ. Was für Calcium carbonicum anstrengend ist, kann für andere Menschen Teil der normalen Routine sein. Für diesen unbeweglichen Typ kann jede zusätzliche Anstrengung zu viel sein, und auch wenn es sich um angenehme Dinge handelt, fragt er sich: „Ist es das eigentlich wert?" Er kann sich auch fast nicht vorstellen, dass andere etwas unternehmen wollen, was für ihn lediglich Anstrengung bedeutet.

Die Trägheit von Calcium carbonicum hat ihre Wurzeln nicht nur in seiner Abneigung gegen jede Anstrengung, sondern auch in seinem Mangel an Ehrgeiz, Energie und Schwung. Er meint, dass Mühe und harte Arbeit ebenso unnütz wie unangenehm sind. Daher mag man ihn, wenn man spirituelle oder moralische Werte beiseite lässt und ihn ausschließlich nach weltlichen Maßstäben beurteilt, als Versager betrachten, weil er sich in einer Welt, in der ein gewisses Maß an Durchsetzungsvermögen oder Konkurrenzfähigkeit verlangt wird, nicht durchsetzt oder mit anderen konkurriert. Dieser Persönlichkeitstyp kann selbst etwas Kindlich-Unreifes oder Unentwickeltes behalten – häufig will er auch Kind bleiben, zieht dessen langsames, behütetes, ruhiges Dasein der mühsamen, wettbewerbsorientierten Welt der Erwachsenen vor. Seine beispiellose Fähigkeit, gesundes geistiges und körperliches Wachstum beim Kleinkind zu fördern, führt dazu, dass Calcium carbonicum das wichtigste homöopathische Mittel für Kinder ist. Das Thema „Kind" kommt so bei der Analyse dieses Archetyps immer wieder auf.

Calcium carbonicum ist der klassische Zauderer. „Warum heute etwas tun, wenn man es nicht auf morgen verschieben kann", lautet sein unbewusstes Credo, und so lässt er sich davon ablenken, Rechnungen zu bezahlen, wichtige Briefe zu schreiben, die notwendigen Telefonate zu machen. Oder er vertrödelt seine Zeit mit Kleinigkeiten, erschöpft sich mit Details, um nicht die großen Aufgaben in Angriff nehmen zu müssen. Wenn er schriftstellerische Ambitionen hat, kann er seinen Tag damit beginnen, dass er im Haus herumgeht, Geschirr zusammenräumt, Aschenbecher leert, unwichtige Telefonanrufe macht, alte Papiere aussortiert oder im Garten herumwerkelt, bis er sich so verausgabt hat, dass der ganze Tag verloren ist, jedenfalls was das Schreiben angeht.

Studenten kommen ständig unvorbereitet in die Vorlesung oder sind nicht in der Lage, ihre Referate rechtzeitig abzugeben und bitten um Verlängerung. Die Hausfrau schiebt ihre Arbeit auf, der Mann die häuslichen Reparaturen, bis sie schließlich völlig von der angehäuften Arbeit überwältigt werden. So findet sich Calcium in der unwillkommenen Lage, unter Druck arbeiten zu müssen und beklagt sich über die Dinge, die er in seinem Leben erledigen sollte, es aber nicht tut.

Unter Stress wird Calcium carbonicum leicht verwirrt. Er hat Probleme, seine Gedanken zu sammeln und die richtigen Worte und Ausdrücke zu finden (zum Beispiel sagt er, „ich fahre nach New York" – wo er sich gerade befindet –, wenn er meint, „nach Boston"). Ein Mensch kann sich nicht daran erinnern, was gerade besprochen wurde oder was er gerade gelesen hat, oder bekommt jedes Mal ein anderes Ergebnis heraus, wenn er Zahlen addiert; ein anderer kann sich nicht besinnen, was er heute zu tun hat, oder kommt in ein Zimmer und hat vergessen, weshalb er gekommen ist, während ein Dritter sich nicht daran erinnert, wo er etwas abgelegt hat. Verwirrung und schlechte Konzentration kann sich auch beim Sprechen zeigen. Er schweift ab auf Gebiete, die nur marginal mit der Frage etwas zu tun haben, oder braucht lange, um auf den Punkt zu kommen. Aber wie ein Kind, das weit weg in seiner Welt zu sein und dem Lauf der Unterhaltung nicht zu folgen scheint, plötzlich eine verblüffende Bemerkung machen kann, so kann der Erwachsene mit seiner etwas „krabbenhaften" Denkweise ein Problem bearbeiten und eine Bemerkung beitragen, die von seltener Einsicht zeugt.

Selbst bei Menschen, die ehrgeizig und entschlossen sind, zum Erfolg zu kommen, kann das Calcium-carbonicum-Muster erkannt werden. So wie die Auster unmerklich Schicht um Schicht ablagert, um eine Perle zu formen, so können auch diese Menschen langsam und gewissenhaft arbeiten und sozusagen Stein auf Stein schichten. Ein Schriftsteller kann daher sein ganzes Leben mit einer Novelle oder einer einzigen Sammlung von Essays verbringen, während die Bemühungen unseres wahren Calcium-Arbeitstieres auch überhaupt nie ans Licht kommen können. Symptomatisch hierfür ist der liebenswürdige alte Schulmeister Dr. Strong, in Dickens' *David Copperfield*, mit seiner kindlichen Einfalt und Orientierungslosigkeit, und seinem nie zu Ende geführten *Lexikon griechischer Stammwörter*, das, typisch für Calcium, nie über den Buchstaben „D" hinausgekommen ist. Ebenfalls charakteristisch ist sein Händedruck, den Dickens genial so beschreibt: „... und dann gab er mir seine Hand, aber ich wusste nicht, was ich mit ihr anfangen sollte, weil sie von alleine nichts tat."

Es gibt jedoch eine interessante und häufige Variante von der Unfähigkeit von Calcium carbonicum, eine Arbeit zu beenden, und das ist die Unfähigkeit, damit zu beginnen. Die Energie für den Beginn aufzubringen, kommt einer größeren Anstrengung gleich. Wenn seine Imagination jedoch einmal von der Aufgabe stimuliert wurde, kann er sich – wie ein begeistertes Kind – nicht mehr davon losreißen. Er kann selbst übermäßig fleißig werden und, als Ausgleich für seine fundamentale Lethargie, mit unerschütterlicher Ausdauer beharrlich an seiner Arbeit bleiben. Dieser Eifer kann gelegentlich so weit gehen, dass er den ganzen Tag ohne Pause arbeitet und kaum innehält, um eine Mahlzeit zu sich zu nehmen, aus Furcht, dass er nicht mehr in die Gänge kommt, wenn er einmal eine Pause macht. Mit einem Wort, Calcium carbonicum hat Schwierigkeiten, sich in seinen Arbeitsgewohnheiten zu mäßigen – er schwankt zwischen Faulheit und übertriebenem Fleiß.

Calcium carbonicum ist leicht verletzt (man denke an die Verletzlichkeit des weichen Körpers der Auster). Er erholt sich nur langsam von emotionalen Erschütterungen, ist empfindlich gegen Kritik und besitzt wenig Vertrauen in seine eigenen Fähigkeiten. Der Schüler hat eine solche Angst zu versagen, dass er nicht lernen kann und seine schlimmsten Befürchtungen wahr werden. Die Frau fühlt sich unfähig oder langsamer im Vergleich mit anderen, sie ist so aufgeregt, wenn sie etwas vorzeigen soll, dass die Unfähigkeit, die sie so fürchtet, zur Realität wird. Der Mann macht sich Sorgen, dass er seine Arbeit nicht gut macht. Der Kolumnist mit fünfzehn Jahren Erfahrung und seiner exzellenten Sammlung an Arbeiten kann dennoch Angst vor Kritik haben, wenn sein Herausgeber ihn in sein Büro bestellt, um sich mit ihm zu besprechen. Ganz allgemein fürchtet dieser unsichere Mensch, von schneller und scharfsinniger Denkenden verletzt zu werden, oder von stärkeren Persönlichkeiten bedrängt zu werden. Das konstitutionelle Bild findet sich häufig unter den Nachkommen berühmter oder sehr markanter Eltern, die ihre Kinder überschatten können und sie (wenn auch unbewusst) daran hindern, ihren eigenen Charakter zu entwickeln, ihre eigenen Wege zu finden. Der Sohn, der automatisch in die Fußstapfen seines Vaters im Geschäft oder Beruf tritt, ob er nun eine Neigung oder die Begabung dazu hat oder nicht, ist häufig Calcium carbonicum.

Dieser Konstitutionstyp kann auch Angst vor Dunkelheit haben, vor Käfern und Krabbeltieren im Allgemeinen, oder bestimmten Nagern, Reptilien oder Insekten, vor Krankheit, vor allem Herzerkrankungen, vor drohendem Unheil. Letztere Angst drückt sich stellvertretend aus in einer tiefen Abneigung vor Gerüchten oder Zeitungsberichten von Unglücksfällen oder Gewalttaten. Dies findet sich besonders bei der Calcium-carbonicum-Frau; wenn sie etwas hört, das sie aus der Fassung bringt, ist sie nicht in der Lage, diese unangenehmen Gedanken aus ihrem Kopf zu verbannen. Daher hört sie keine Nachrichten im Radio oder Fernsehen und weigert sich, die Tageszeitung zu lesen. Selbst der gestandene Mann kann sich weigern, Kriegsfilme zu sehen oder ein Buch zu lesen, in dem Grausamkeiten beschrieben werden; das Wahrgenommene raubt ihm zu viel Kraft und bleibt zu lange. Allgemein kann man sagen, dass Calcium carbonicum sehr tief empfindet (die Auster bewohnt ja auch den tiefen Ozean), und deshalb bleiben solche Eindrücke lange bei ihm haften.

Vor allem jedoch fürchtet sich Calcium carbonicum vor neuen Herausforderungen und Unternehmungen. Er mag keine Veränderungen, fürchtet die damit verbundenen Umbrüche und zieht eine monotone Existenz dem Aufbruch ins Unbekannte vor. Das Leben, das er führt, mag beschränkt sein, ja sogar schwierig, aber zumindest ist es weniger einschüchternd als ein ungewohntes neues. Ein Beispiel für das austernartige Sichanklammern an den gewohnten Felsen war der ältere Gentleman, der sein ganzes Leben lang Kassierer gewesen war. Er war bei der gleichen Bank geblieben, praktisch am selben Schalter. Zu Beginn seiner Karriere hatte man ihm einen Posten mit mehr Verantwortung angeboten, aber er hatte abgelehnt, völlig zufrieden mit seiner Stellung, auf der er bis weit über das übliche Pensionsalter blieb.

Zusätzlich zu seinem Mangel an Unternehmungsgeist kann Calcium carbonicum eine Furcht vor Erfolg aufweisen. Obwohl alles gut geht, kann sich der Student in höheren Semestern, die Frau, die beruflich aufsteigt, der Mann, der geschäftlichen Erfolg hat, plötzlich von der damit verbundenen Verantwortung überwältigt fühlen und alles hinwerfen. Entweder steigt er ganz aus oder er kehrt zurück zu einer weniger anspruchsvollen Tätigkeit.

Wir kommen nun zu der harten Schale, die das weiche, wehrlose Tier schützt und umhüllt.

Dieses schwache und verwundbare Wesen verteidigt sich gegen eine bedrängende oder feindselige Umwelt oder gegen die Stärkeren, die es umgeben, hauptsächlich dadurch, dass es sich in sich selbst zurückzieht. In der Tat ist dies eines der Verhaltensmuster, die Calcium carbonicum hauptsächlich benutzt, wenn er sich verteidigt. Um sein empfindliches Innenleben zu schützen, zieht er sich in seine Muschelschale zurück, schließt die Welt aus und nimmt keine Notiz von ihr. Er ist nicht unbedingt scheu oder schüchtern – an sich ist er von geselligem Wesen und besitzt auch eine ruhige, weise Zuversicht –, aber er sieht, wie die Welt um ihn herum funktioniert, und entscheidet, dass sie nichts für ihn ist.

Kaum verwunderlich, ist er daher ein Mensch, der sehr mit seinem Heim (das ihm ja am vertrautesten ist) verbunden ist und an allem hängt, was damit zu tun hat. In Familien mit großem Calcium-carbonicum-Anteil gibt es für die Mitglieder nichts Schöneres, als herumzusitzen, sich gegenseitig Gesellschaft zu leisten und das häusliche Beisammensein zu genießen. Sie gehen nicht aus und *unternehmen* etwas, sondern sind mit einem von außen gesehen einförmigen, ereignislosen Leben zufrieden; für sie ist es jedoch reichhaltig und lohnend. Calcium kann auch unruhig und unglücklich sein, wenn er ohne den Schutz seines Zuhause oder der Umgebung ist, in der er lebt. Ein Mann bemerkte scherzhaft über seine Frau: „Wenn wir von einer Reise zurückkehren, hat sie es so eilig, dass ich sie kaum davon überzeugen kann, dass ich ab und zu anhalten muss, um zu tanken!"

Diese Form der Desorientierung ähnelt derjenigen einer Auster, die ohne den Schutz ihrer Schale nicht überleben kann.

Die Sichtweise von Calcium carbonicum ist daher häufig begrenzt. Eine Calcium-carbonicum-Frau kann daher beispielsweise unfähig sein, von den komplizierten und häufig völlig belanglosen sozialen Beziehungen abzusehen: wer wieder mit wem Krach gehabt hat oder was ein Mitglied der Familie zu einem anderen gesagt hat. Sie sucht nicht nach Lösungen, überlegt sich auch nicht, was sie tun könnte, um den Streit zu schlichten, sondern reitet auf dem, was sie gesehen oder gehört hat, hilf- und hoffnungslos weiter herum. Gelegentlich wiederholt sie, völlig durcheinander und ohne eine Vorstellung von anderen Lösungsstrategien für ihre Probleme zu haben als davon zu reden, Sätze wie „Ach, ich wünschte, dies und jenes wäre passiert (oder auch nicht)" – was völlig sinnlos ist, weil dies und jenes eben schon passiert ist (oder auch nicht). Auch nachts kann sie sich nicht entspannen, sie liegt wach und denkt die ganze Zeit über irgendeinen quälenden Gedanken nach. In der Tat möchte man der gereizten Calcium-carbonicum-Frau zurufen: „Lass es gut sein! Die Welt ist größer als dein kleiner Gemüsegarten." Ihre instinktive Reaktion auf eine solche Herausforderung wäre jedoch: „Was um alles in der Welt kann denn wichtiger sein als die kleinen familiären Angelegenheiten, die das Leben entweder angenehm oder wenig erfreulich machen?" Es ist aber bezeichnend, dass Calcium carbonicum die Bedeutung von Ereignissen nicht um des Effektes willen aufbauscht; sie hat nicht das Bedürfnis, andere in Erstaunen zu versetzen. Sie bauscht sie lediglich für sich selbst auf.

Ein charakteristisches Merkmal, das mit dieser begrenzten Sichtweise zusammenhängt, ist die leichte, gleichmütige Resignation dieses Typs, die er allem entgegenbringt, von dem er meint, er könne es in seinem Leben nicht ändern. Gelassene Akzeptanz des eigenen Geschicks ist eine kostbare Habe, aber wenn sie übertrieben und von einem Mangel an Unternehmungsgeist noch gefördert wird, kann sich diese Qualität in bloße Schicksalsergebenheit wandeln. „Es ist ohnehin alles vorherbestimmt. Wozu sich dem Schicksal entgegenstellen?", denkt Calcium carbonicum und weigert sich, die Mühe auf sich zu nehmen, eine Situation zu verändern oder zu verbessern.

Ein gutes literarisches Portrait, das den Fatalismus des Typus, seine begrenzte Sichtweise und seinen Rückzug in seine Schale zeigt, findet sich in der russischen Novelle *Oblomow* von Iwan Gontscharow. Der Held des Romans, Ilya Oblomow, ein empfindsamer Herr, nicht aufregend, aber liebenswürdig, braucht zweihundert Seiten (ein Drittel der Novelle), um am

Morgen aufzustehen und seinen Bademantel anzuziehen. Diese Eröffnungsszene im Zeitlupentempo symbolisiert das Wesentliche an diesem Menschen und an seinem späteren Leben. Er widersteht allen ihn anspornen wollenden Bemühungen seines aktiven Freundes Stoltz und schläft und träumt lieber, als dass er aufsteht und am Leben teilhat. Wie Rückblenden zeigen, versucht er damit, sich wieder in seine glückliche Kindheit zurückzuversetzen, in die gemütliche, friedliche, sorgenfreie Zufriedenheit, die er gekannt hatte, als er in der Obhut seiner Mutter heranwuchs. Durch seine Apathie, sein Zaudern und die Weigerung, sich einer emotionalen Herausforderung zu stellen, verliert Oblomow die Frau, die er liebt, und die auch ihn liebt, an den tatkräftigen Stoltz. Er findet sich jedoch mit dem Verlust in einer typischen Calcium-carbonicum-Resignation und ohne Groll ab und versinkt wieder in seiner gewohnten Trägheit. Er macht es sich für den Rest seines Lebens in dem angenehm ereignislosen Durcheinander seiner Wohnung gemütlich und ist so seelenruhig zufrieden mit seinem engen und recht leeren Leben wie eine Auster an ihrem Felsen.

Um sich vor den Leistungsansprüchen dieser Welt zu schützen, mag sich Calcium carbonicum auch weigern, sich zeitlich unter Druck setzen zu lassen. Wenn er sich in etwas Interessantes vertieft hat, kann er jeden Sinn für Zeit verlieren. „Ich lese *eben* noch diesen Artikel zu Ende", denkt er, „und dann mache ich diese Besorgung". Und dann hat er es „eben" vergessen. Er möchte noch am Postschalter vorbeigehen, wenn er auf dem Weg zu einer Verabredung ist, aber dann fängt er eine kleine Unterhaltung mit einem Bekannten an, und die Zeit vergeht schneller als er merkt. Pünktlichkeit ist nichts, worauf er Wert legt, und so kann er gewohnheitsmäßig zu spät ins Theater, zu Hochzeiten, Gottesdiensten, Vorlesungen, Konzerten und so weiter kommen. Ein Musik- und Theaterliebhaber stellte fest, dass er und seine Calcium-carbonicum-Frau in all den Jahren ihrer Ehe nur ein einziges Mal rechtzeitig gekommen waren – in die Oper *Rigoletto*. Und zeitweise wäre ihr Zu-spät-Kommen beinahe ein Grund für die Scheidung gewesen. „Nun", fügte er hinzu, „ich bin inzwischen doch zu der Überzeugung gekommen, dass die Welt nicht untergeht, wenn wir zu spät kommen. Aber [mit einem wehmütigen Seufzer] vielleicht werde ich doch noch irgendwann einmal, bevor ich sterbe, den ersten Akt von *Hamlet* sehen, die ersten Takte meines Lieblingsklavierkonzertes hören und erfahren, was genau in der ersten Hälfte des Balletts *Giselle* vor sich geht. Ich habe sie schon dreimal in die Unterwelt gehen gesehen, aber ich weiß immer noch nicht, weshalb sie stirbt."

Genau wie Calcium carbonicum als letzter kommt, so mag er auch der letzte sein, der geht. Wenn er einmal gekommen ist, sieht er keinen Grund, wieder zu gehen, und bleibt. Es gibt den Spruch, dass manche Menschen gehen, ohne sich zu verabschieden, während andere sich verabschieden, um dann doch nicht zu gehen. Calcium carbonicum gehört definitiv zu letzteren. Zeitvergessen und fröhlich weiter redend steht er eine Stunde lang auf dem Flur herum, um dem Gastgeber eine gute Nacht zu wünschen.

Die vielleicht markanteste Technik, die Calcium carbonicum zum Schutz gegen zu viel äußeren Druck verwendet, ist Eigensinn – ein Zug, der sich selbst bei grundsätzlich wohlerzogenen Kindern und gutmütigen Erwachsenen findet. Auch wenn er sanft und gefügig aussieht, kann er sich weigern, sich auch nur im Geringsten zu bewegen; er stellt sich einfach auf die Hinterbeine und weigert sich, sich vom Fleck zu rühren. Eine Frau sagte über ihren zuvorkommenden, rundlichen Gatten: „Wissen Sie, er sieht zwar aus wie ein Sahnebeutel, aber *niemand* kann ihn herumschubsen!" Oder ein Vorgesetzter erteilt seiner Calcium-carbonicum-Sekretärin die Anweisung, Briefe auf eine bestimmte Art und Weise zu tippen. Hartnäckig und ohne zu widersprechen schreibt sie sie jedoch weiter wie vorher. Er kann wettern und toben, es nützt nichts; recht hilflos ist er konfrontiert mit ihrem hartnäckigen Widerstand. Zugegebenermaßen ist da etwas an diesem störrischen, verstockten Wesen, das Kritik herausfordert und andere dazu bringt, ihn unter Druck zu setzen oder ihn zu verändern.

In seiner ungerührten, unnachgiebigen Art widersteht er jedoch selbst dem stärksten Druck und bleibt unerschütterlich bei seiner Position. Jeder Versuch, ihn zu einer Reaktion zu zwingen, ist, als wolle man neugierig ohne Spezialmesser die Schale einer sich widersetzenden Auster öffnen. Dieser nicht aggressive, aber entschlossene Starrsinn sieht manchmal zwar aus wie Langsamkeit oder Beschränktheit, er ist aber eher eine Verteidigungsmaßnahme des Schwächeren gegen die ihn umgebenden stärkeren Kräfte.

Die höchste Fähigkeit der Auster ist, dass sie eine perfekte, schimmernde Perle hervorbringen kann. Wenn das entscheidende Körnchen Sand jedoch nicht in ihren amorphen Organismus eingebracht wird, bleibt die Perle ungeformt. Aus dem gleichen Grund kann Calcium, wenn man ihm als Kind den notwendigen Stimulus vorenthalten hat, als Erwachsener für immer unreif und unerfüllt bleiben.

Calcium carbonicum

Manche Menschen – wie gerissene, pfiffige Straßenjungs – reifen aus eigener Kraft. Sie werden in die Welt hineingeworfen und gedeihen. Sie sind aus sich selbst heraus motiviert, haben „Grips", sind voller Kraft und lernen aus jeder Erfahrung, die sie im Leben machen – wie robuste, wildwachsende Blumen, die am Straßenrand blühen, oder Gras, das auf den Gehwegen in den Rissen des Belags wächst.

Calcium carbonicum dagegen ist eine Treibhauspflanze, die sich unter sorgfältiger und systematischer Pflege entwickelt. Sie wächst nicht von selbst, sondern benötigt strukturierte und möglichst individualisierte Pflege. In extremer Ausprägung findet sich dies in der Ausbildung von Wolfgang Amadeus Mozart und Helen Keller. Beide waren begabte und empfängliche Calcium-carbonicum-Menschen, die auf einen steten Reiz von außen reagierten – auf ihre resoluten Lehrer Leopold Mozart und Annie Sullivan. Wie diese beiden treibenden Kräfte ihre eigenen beträchtlichen Gaben und Energien fast ausschließlich darauf verwandten, die Begabungen ihrer jungen Schützlinge zu entwickeln und sie unerbittlich zu Größe hinleiteten, ist zur Legende geworden.

Von Mozarts Leben, vor allem von seiner Kindheit, ist wenig bekannt. Dass er jedoch früh Symptome von Calcium carbonicum gezeigt haben muss, wird bezeugt durch seine Milchunverträglichkeit – selbst die seiner Mutter und einer Amme –, die von Geburt an eine Haferschleimdiät notwendig machte und sein bloßes Überleben wie ein Wunder erscheinen lässt. Obwohl er zweifellos eher selbstständig veranlagt war, war er jedoch bis zu seinem achtzehnten Lebensjahr bemerkenswert zugänglich für die väterliche Autorität und ließ zu, dass jeder seiner Schritte von seinem ehrgeizigen, energischen Vater geführt wurde. Welche Züge von anderen Konstitutionsmitteln Mozart als Erwachsener auch aufwies, behielt er auch später noch zweifellos eine Calcium-Unreife, und zwar in dem Sinne, dass er emotional infantil und finanziell naiv blieb, keinen Gedanken an die Zukunft verschwendete und in seinem Verhalten kindisch bis hin zur Exzentrizität war.

Helen Kellers Leben ist, im Gegensatz dazu, wohl dokumentiert. Sie war ein typisches Calcium-carbonicum-Kind: Stämmig gebaut, mit welligem, blonden Haar und vollen, roten Wangen, war sie von klein an anfällig für Ohren- und Halsinfektionen sowie für hohes, Belladonna-ähnliches Fieber. Einer dieser Fieberanfälle nahm ihr das Seh- und Hörvermögen, als sie erst achtzehn Monate alt war. Während der fünf Jahre, die zwischen ihrer Krankheit und dem Auftritt ihrer Lehrerin verstrichen, zeigte sie keine besondere Neugier oder Intelligenz (ihr einziges Interesse bezog sich auf

Essen). Sie machte nur wenige Fortschritte, um die dunkle, stille Welt, in der sie lebte, zu verstehen. Es gab nicht nur keinen Hinweis auf die Genialität, die sie später zeigte, man hielt sie im Gegenteil sogar für geistig zurückgeblieben. Ihr Eigensinn war berüchtigt. Vor der Ankunft von Annie Sullivan konnte niemand auf sie einwirken. Die schwierigste Aufgabe ihrer Lehrerin bestand darin, den Widerstand des Kindes gegen den Unterricht zu durchbrechen. Wie es typisch für Calcium ist, fing sie zunächst nur langsam an zu verstehen. Obwohl sie beinahe sieben Jahre alt war, brauchte sie viele Wochen, um zu verstehen, dass es einen Zusammenhang gab zwischen der Außenwelt und dem Druck, den ihre Lehrerin auf ihre Hand ausübte. Nachdem sie jedoch einmal angefangen hatte, hörte sie ihr Leben lang nicht mehr damit auf, sich Wissen anzueignen – unter der systematischen Anleitung von Annie Sullivan (sie lernte mehrere Sprachen, legte ein hervorragendes Examen am Radcliffe College ab, schrieb über wichtige soziale und politische Themen und hielt Vorträge in aller Welt).

Ohne eine strenge und stete Führung von außen kann Calcium carbonicum jedoch möglicherweise nicht dazu motiviert werden, sich geistig zu bemühen oder neue Formen und Erfahrungen zu suchen, wie es die Entwicklung eines Talents erfordert. Häufig gibt er sich damit zufrieden, betriebsam statt tatkräftig zu sein – ein Amateur, der sich weigert, sich auf eine ernsthafte Unternehmung einzulassen, weil die Unbill entsprechender Anforderungen damit verbunden ist. Er bleibt das spontane, selbstvergessen kreative Kind, das eine Sache nach der anderen anfängt, sich dabei köstlich amüsiert, aber sich nie einer davon ernsthaft widmet.

Der junge Erwachsene kann zum Beispiel ständig die Studienrichtung wechseln und dabei nie etwas finden, das seinen speziellen Interessen entgegenkommt. Den Konstitutionstyp kann man daher bei Menschen finden, deren originelles, eigenständiges Denken nie entsprechend geschult oder gelenkt wurde – die begabten Amateure. Wo jedoch (und dies ist ein so auffallendes Merkmal, dass es ruhig noch einmal gesagt werden darf) ein anderer bedrückt wäre, weil er sein Potenzial nicht voll auslebt, resigniert Calcium carbonicum – und ist vollkommen damit zufrieden.

Sicher trifft man gelegentlich auch auf das Gegenteil dieses Antriebsmangels. Aus dem Bedürfnis nach mehr formaler Ausbildung heraus („Nachdem ich fünfunddreißig Jahre ziellos vor mich hin gelebt hatte, wurde mir plötzlich klar, dass ich von nichts eine Ahnung hatte!") kann der erwachsene Calcium carbonicum sich an irgendeinem Punkt freiwillig einer Struktur unterwerfen und zurück auf das College gehen, das er vor vielen

Jahren verlassen hat, oder sich auf andere Art und Weise strikte, systematische Disziplin auferlegen. Auf solche Weise kann eine unerwartet schöne Perle entstehen. Dieses Verlangen nach rigoroser Disziplin findet sich selbst bei jungen Menschen. Ein Beispiel hierfür ist die Calcium-carbonicum-Schülerin, die nachts aufblieb, um Sonette, Sestinen, Rondeaus und nachempfundene Epen in heroischen Reimpaaren für den Englischunterricht zu verfassen. Als sie gefragt wurde, ob sie denn die Anweisung habe, in so schwierigen Versformen zu schreiben, antwortete sie, dass der Lehrer es jedem erlaubt habe, in der Form zu schreiben, die er wolle, und dass sie zunächst moderne Gedichte ohne Reim geschrieben habe, aber dass das zu leicht gewesen sei. Sie hatte diese hoch strukturierten Formen gewählt, um es schwieriger zu machen; und auch aus folgendem Grund: „Wenn ich versuche, den Rhythmus zu finden und ihm zu folgen, dann suche ich nach neuen Ideen und neuen Worten, und so entdecke ich Gedanken bei mir, von denen ich vorher *keine Ahnung* hatte!"

In diesem Zusammenhang ist es wichtig zu bemerken, dass Calcium carbonicum, weil seine Begabungen oder Fähigkeiten von eher zurückhaltender Qualität sind – er ist im Allgemeinen frei von Angeberei, Dünkel oder dem Wunsch, sich herauszustellen –, häufig selbst nicht bewusst ist, was für eine Perle er in sich trägt. Seine Gefühle sind tiefer, als er ausdrücken will oder kann, und daher neigt er in geselligen Situationen dazu, nicht die Rolle des Stars, sondern des passiven, unvoreingenommenen Beobachters zu spielen. Vielleicht erlaubt dieses charakteristische Merkmal anderen einfach, so zu sein, wie sie sind – wie ja auch *er* sich nichts anderes wünscht, als dass man ihm erlaube, er selbst zu sein. Dieses Mitgefühl mit seinen Mitmenschen, gepaart mit einer Fähigkeit, die Gefühle und Gedanken anderer in ihrer Tiefe zu erfassen, lässt ihn Qualitäten in einem Menschen schätzen, die andere noch nicht einmal wahrnehmen, geschweige denn verstehen.

Der Respekt von Calcium carbonicum für Persönlichkeit und Eigenheiten anderer, zusammen mit seiner schnellen Auffassungsgabe, was ihre verborgenen Qualitäten betrifft, geht Hand in Hand mit seinem Wunsch, für sie zu sorgen. Der Typus hat von Natur aus das Bedürfnis, andere zu versorgen. Selbst auf der materiellen Ebene besteht er, oder vor allem sie, darauf, bei jeder Gelegenheit zum Essen oder Trinken zu nötigen, und hat eine besondere Begabung für Gastfreundschaft. Arrangiert sie ein Treffen, dann verläuft alles reibungslos und natürlich, es gibt reichlich zu essen, und alle fühlen sich in der warmen, komfortablen, freundlichen Atmosphäre einer Umgebung wohl, die keinen Druck ausübt. Calcium carbonicum liebt es, in dieser oder irgendeiner anderen Art und Weise gefällig zu sein, wenn er kann. Wer auch immer sich zu ihm hingezogen fühlt, darf sich gerne nehmen, was er zu bieten hat. Er erwartet auch keine Gegenleistung. Er hat etwas Selbstgenügsames (oder Privates) an sich, erwartet von anderen nur wenig und hält sich lieber für sich. Wie ein Einsiedler es vorziehen kann, in der Anonymität der Großstadt zu leben, so umgibt sich Calcium carbonicum mit Menschen in dem Versuch, sich relativ unverdächtig in einer Gruppe zu bewegen und seine Privatsphäre zu bewahren.

Calcium carbonicum findet sich bei eher gemütlichen, gelegentlich unverdrossenen, häufig unsicheren Menschen, deren Tugenden und Talente, auch wenn sie beträchtlich sind, eher unaufdringlich bleiben – es sei denn, sie werden von außen zu hoher Leistung kräftig angespornt. Der Typus findet sich auch bei denen, deren ganzes Wesen nach Anleitung, Struktur und Disziplin verlangt, damit sie nicht so lethargisch sind, mehr Form bekommen und ihr Potenzial besser erfüllen. Und weil das Mittel in der Lage ist, dieses Charakteristikum anzusprechen, wie auch viele der ungelösten Ängste und Unsicherheiten aus der Kindheit, ist die unscheinbar graue Schale der bescheidenen Auster eine der größten homöopathischen Gaben, die die Natur dem Menschen zum Geschenk gemacht hat.

Calcium carbonicum

Bevorzugte Körperregionen

Kopf — Schnelles Ermüden der Augen; chronisch verstopfte Nase; Gesicht blass, teigig, aufgequollen

Brust — Herzklopfen (vor allem nachts); kurzatmig; **Husten** mit Brennen und Wundheit der Brust, schlimmer nachts, Auswurf nur tagsüber

Verdauung — **Mangelhafte Nährstoffverwertung ist der Hintergrund vieler Beschwerden**, wie **fehlerhafte Knochen- und Zahnentwicklung; Verstopfung (jedoch ohne jedes Unwohlsein)**, auch Durchfall von unverdauter Nahrung, Magenschmerzen und andere Formen mangelhafter Verdauung

Weibliche Genitalien — Myome; **Menstruation zu früh, zu lange, zu stark, ausgelöst durch Anstrengung oder Verkühlung; schmerzende, geschwollene Brüste vor der Menstruation**; Probleme während des Stillens; Milch ist entweder zu profus, zu spärlich, oder versiegt ganz; Kind lehnt die Milch ab; Probleme mit dem Abstillen

Nervensystem — Unruhiger Schlaf mit häufigem Erwachen; **lästige Gedanken im Kopf hindern am Schlafen oder wecken aus leichtem Schlaf**; Albträume: von Ungeheuern, Schlangen etc.

Allgemeinsymptome

- **Sieht wohlgenährt und robust aus, ist aber nicht kräftig**
- Schwacher, schlaffer Muskeltonus; mangelhaftes körperliches und geistiges Durchhaltevermögen; wenig Energie
- **Schwitzt leicht bei körperlicher Anstrengung, vor allem an Kopf oder Brust**; Schwitzen im Schlaf
- **Saurer Geruch, Schweiß**, Aufstoßen, Durchfall; saurer Geschmack im Mund
- Ungesund aussehende Haut
- Kann keinen Druck der Kleidung ertragen, vor allem um Taille und Bauch

Calcium carbonicum (*Fortsetzung*)

Modalitäten (< verschlimmert; > gebessert)

Zeit	< Erwachen; **Vollmond**
Temperatur	< **Kälte**: nasskalte, feucht-dunstige Luft, kaltes Bad, Abkühlen nach Erhitzen, Wetterwechsel zu kalt
	> **Wärme**: Sonne, warmes Zimmer, warme Kleidung; warmes, trockenes Klima
Energie	< Geistige oder körperliche Erschöpfung (vor allem beim Treppensteigen, Bergangehen usw.)
	> **Sitzende Tätigkeit**
Essen/ Trinken	< **Milch, Eier**
	Verlangen Süßes, Milchprodukte, kremige Speisen, Kohlenhydrate, Eier
	Kann Abneigung gegen Fleisch besitzen
	> Einfache, reizlose Nahrung
Andere	< **Beim Hören von Grausamkeiten oder Gewalt**

Führende Geistessymptome

- **Äußerlich gemütlich und phlegmatisch, innerlich jedoch empfindlich und verletzbar**
- Schnell verwirrt
- **Erschöpfter, ausgelaugter Zustand mit Abneigung gegen Arbeit**
- **Träge; schiebt alles vor sich her; wenn er jedoch einmal in etwas vertieft ist**, kann er Schwierigkeiten damit haben, aufzuhören
- Gewissenhaft und verlässlich, wenn er sich einmal verpflichtet hat
- Unabhängiges Denken
- **Übertrieben eigensinnig; wenn auch gutmütig**
- **Viele Ängste und Befürchtungen**: Insekten, Mäuse, Reptilien; **Dunkelheit**; ansteckende Krankheiten oder Herzbeschwerden; Tod; Verlust der Geistesfähigkeiten; Armut; Unglück; Sicherheit und Wohlergehen von geliebten Menschen, des eigenen Heims; das Zuhause zu verlassen; neu anzufangen; Erfolg; **überfordert zu sein**

Lycopodium

Lycopodium ist der Bärlapp, ein Moos, dessen Sporen wie Wolfspfoten aussehen; daher der griechische Name *lyco* (Wolf) und *podos* (Fuß). Moose gehören zu den ältesten pflanzlichen Lebensformen der Erde, es gibt sie seit der Devonzeit vor etwa 370 Millionen Jahren. Trotz aller geologischen Kataklysmen und klimatischen Umbrüche sind sie im Wesentlichen unverändert geblieben. Ihr wunderschönes Grün ist erholsam für das Auge und wohltuend für den Geist, sie sind federnd weich und fassen sich angenehm kühl an, und ihr zähes Wachstum durch die Jahrtausende hindurch lassen sie unzerstörbar erscheinen. Die Assoziationen, die durch die Familie der Moose hervorgerufen werden, sind Gelassenheit und Stabilität.

Wenn wir nach Entsprechungen zwischen Pflanze und Mensch suchen, dann finden wir, dass die Persönlichkeit von Lycopodium angenehm und unabhängig ist, wohltuend ruhig und selbstbewusst, und zumindest nach außen hin stabil und ausgeglichen. Er tendiert zu Mäßigung und einem im Wesentlichen gesetzten Lebensstil, selten verzeiht er sich ein neurotisches oder hypochondrisches Sich-gehen-Lassen. In seiner Fähigkeit, sich an wechselnde Umstände und Umgebungen anzupassen, ohne sich dabei selbst zu verändern, spürt man eine unterliegende, ruhige Stärke.

Ein auffallendes Charakteristikum beim Lycopodium-Mann (und in diesem Kapitel werden wir hauptsächlich vom Mann sprechen) ist sein Selbstwertgefühl. Er wirkt wie einer, der ganz offensichtlich von sich selbst sehr überzeugt ist, auf sein eigenes Urteil vertraut, und glaubt, dass er es stets am besten weiß. Er empfindet sich selbst als ein Beispiel an Vernunft und Mäßigung, dem andere nacheifern sollten, und ist überzeugt davon, dass diese Welt viel, viel besser wäre, wenn es bloß mehr so aufrechte und rechtschaffene Menschen gäbe wie ihn. Mit einem so ausgeprägten Selbstwertgefühl wird er zwangsläufig auch die Achtung anderer gewinnen. Und in der Tat flößen sein Wesen, sein Verhalten und seine Selbstsicherheit Respekt ein. Überdies besitzt er genügend psychologischen Scharfsinn, um sich im selben Maße beliebt zu machen, wie er sich Respekt verschafft, indem er sich freundlich und höflich verhält und so andere fast unmerklich seinem Willen unterwirft.

Das Selbstwertgefühl von Lycopodium wird dadurch verstärkt, dass er überzeugt ist, unter einem glücklichen Stern geboren zu sein. Das Leben scheint ihn in diesem Gefühl zu ermutigen. Mit seiner Zielgerichtetheit und Selbstdisziplin hat er mühelos Erfolg im Beruf und seinen persönlichen wie auch beruflichen Beziehungen. Er vertraut auf sein Glück, hofft stets das Beste, und mit seiner gelassenen Einstellung und seinen natürlichen Fähigkeiten gelingen seine Vorhaben in der Regel. Tun sie dies nicht, ist es auch nicht schlimm; anpassungsfähig und robust, wie er ist, wendet er sich der nächsten Angelegenheit zu. All dies steigert den Anschein seiner Unverwundbarkeit und verstärkt weiter seine hohe Meinung von sich selbst.

Im Umgang mit der Welt scheint Lycopodium voll Vertrauen in die Menschheit zu sein, aber unter seiner offenen und angenehmen Art verbirgt sich häufig Vorsicht und Misstrauen; er glaubt nur an sich, weniger an andere. In seinem Herzen ist er ein Skeptiker, der wenig von den schwachen und irrenden Sterblichen erwartet. Er ist der Überzeugung, dass andere die Dinge nicht annähernd so gut machen wie er selbst, und verlässt sich stets darauf, dass er es besser kann. Vorsicht und Skepsis veranlassen ihn jedoch nicht dazu, nach Fehlern anderer zu suchen, sondern machen ihn zum Pragmatiker. Im Umgang mit Menschen hegt er keine allzu hohen Erwartungen, sondern schätzt ihre Grenzen höchst realistisch ein und arbeitet mit dem Material, das er gerade zur Hand hat.

Er akzeptiert die Menschen wie sie sind, ohne ungebührlich kritisch zu sein, was ihm reibungslose und einfache Beziehungen erlaubt. Er ist weder leicht enttäuscht von anderen, noch lässt er sich von ihnen verletzen. Mittelmäßigkeit, ja sogar Unfähigkeit bei Menschen in seiner Umgebung kann er ertragen, und außerhalb seiner unmittelbaren Familie versucht er nicht, sie zu ändern. Andere fühlen sich daher in Gegenwart von Lycopodium wohl, sie spüren, dass er nicht mehr von ihnen erwartet, als sie ihm geben wollen. All dies trägt zu seiner sozialen Anpassungsfähigkeit bei.

Seine Skepsis und sein Misstrauen, kombiniert mit einer Neigung, seine eigenen Fähigkeiten größer zu machen, als sie sind, können jedoch zu einer seiner steten intellektuellen Schwächen führen: die Fähigkeiten anderer unterzubewerten und seine Mitbewerber, Altersgenossen, Familie und sogar Freunde zu unterschätzen. Seine halb ernst gemeinte Klage: „Oh, was ist das nur für ein schreckliches Los, immer recht zu haben, während andere stets im Unrecht sind!", enthüllt seine wahre Geisteshaltung. So wird der Grundstein für die spezielle Arroganz von Lycopodium gelegt. Von allen Typen ist es er, der am meisten unter dem Fluch der Helden griechischer Tragödien zu leiden hat, an Hybris, dieser kurzsichtigen Einbildung, die den Verstand trübt.

Lycopodium kann sich so offensichtlich im Recht fühlen, dass er sich häufig weigert, eine Sache auch nur zu diskutieren. Mitten in einer Auseinandersetzung, und besonders dann, wenn der andere gerade ein schlagendes Argument gebracht hat, steht er auf und geht. Wie ein würdevoller Diplomat ignoriert er die Herausforderung durch den Feind. Er kennt den Augenblick, an dem man sich aus einer unproduktiven Situation entfernt und den ehrenvollen Rückzug antritt. Und wenn er sich einmal zu einer Auseinandersetzung herablässt, ist er meist nur schwer zu fassen. Klug vermeidet er die direkte Konfrontation auf feindlichem Territorium und verzieht sich geschickt vom gegnerischen Gebiet, indem er das eigentliche Ziel verschleiert, den Einwand abbiegt oder das Thema wechselt. Dann zieht er seinen Gegner immer weiter auf sein eigenes Terrain, wo er ihn leichter schlagen kann. Bei den seltenen Gelegenheiten, wo er zugibt, dass er in einer Auseinandersetzung unterlegen ist, vermittelt sein Tonfall ein Ritterliches „Gut, gut, wie du meinst, wenn du wirklich darauf bestehst", was bedeutet, dass er großzügig kapituliert, weil die andere Seite vollkommen unvernünftig ist.

Genau wie Lycopodium versucht, Auseinandersetzungen zu umgehen, so vermeidet er es auch, Beziehungen abzubrechen. Streit oder mit anderen zu brechen ist unter seiner Würde und Selbstachtung. Nicht in der Lage zu sein, mit allen zurecht zu kommen, jeden zu verstehen und von allen respektiert zu werden, würde sein Selbstbild trüben. So unternimmt er die größten Anstrengungen, um sich nicht seiner Familie, seinen Partnern, Freunden und Untergebenen zu entfremden.

In seinem Beruf versucht er, nach Unstimmigkeiten die Beziehungen zu Gegnern oder Konkurrenten wieder zu kitten, indem er mit ihnen einen trinken geht und versucht, die Dinge auf taktvolle, versöhnliche Weise zu besprechen. Kein anderer kann persönliche Gefühle besser von Beruflichem trennen. Er kann sich mit seinem Gegenspieler vor Gericht, im Sitzungssaal oder in den verräucherten Hinterzimmern, in denen sich das politische Leben abspielt, heftig streiten und eine Stunde später mit ihm zusammen lachen und Witze reißen. Während der Waffenruhe legt er berufliche Rivalitäten beiseite und pflegt aufrichtig gerne den Umgang mit seinem Gegner. Dem erfolgreichen Unternehmer widerstrebt es, unfähige Angestellte zu entlassen. Er würde sie lieber behalten, als eine Beziehung zu lösen und Unbehagen hervorzurufen. Selbst nach einer schmerzhaften Scheidung ist es äußerst wichtig für sein Selbstwertgefühl, ein freundschaftliches Verhältnis zu seiner Ex-Frau und den Schwiegereltern zu behalten.

Dies ist ein anziehender Charakterzug. Lycopodium ist bereit, über vergangenen Streit hinwegzusehen und nicht so nachtragend wie *Natrium muriaticum* zu sein. Seine Grundhaltung ist ein gesundes „Was vorbei ist, ist vorbei"; er schaut nach vorne und beginnt von Neuem. Bewusst oder unbewusst ist seine Philosophie, dass man durch Reparieren mehr erreicht als durch Zerbrechen, mehr durch Versöhnung als durch Streit. Er glaubt, dass zu vergeben weise, und zu vergessen großzügig ist, und so achtet er darauf, die soziale Harmonie aufrechtzuerhalten, indem er selbst vergibt und vergisst.

Genau wie sich das federnde Moos an die Struktur der Landschaft und an die wechselnden Umgebungen anpasst, während es unbeirrt weiterwächst, so weist Lycopodium eine Lebensfähigkeit auf, die von seinem entschlossenen, aber dennoch angepassten Wesen herrührt, das ihm erlaubt, sich wechselnden Umständen entsprechend zu verhalten und gleichwohl seine eigenen Ziele zu verfolgen. Wenn die Zeiten sich ändern und er gezwungen wird, eine seiner Auffassungen zu ändern, wird er nicht konfus, sondern behält seine Spannkraft. Seinen Wankelmut rechtfertigt er mit einem: „Was ich gestern gesagt habe, war gestern. Heute ist ein anderer Tag."

Daraus folgt nicht automatisch, dass Lycopodium andere ausnützt oder selbstsüchtig handelt. Obwohl er kompetitiv sein und – eifersüchtig auf seine Stellung bedacht – nach Macht und Ansehen streben kann, besitzt er doch einen ausgeprägten Sinn für das Nützliche und möchte in seinem Leben etwas zustande bringen. Er ist stolz auf eine Arbeit, die gut gemacht und der Menschheit zu etwas nütze ist, und häufig widmet er sich ihr ohne Rückhalt. In der Tat kann sich seine größte Sicherheit und tiefste Zufriedenheit – sogar seine Identität – von seiner Berufung ableiten. Dennoch kann er es heute mit der einen, morgen mit der anderen Seite halten, weil er am ehesten sich selbst die Treue hält.

Letzteres wird verstärkt durch sein besonderes Verständnis von „Wahrheit". Er ist der Mensch, der mit Pontius Pilatus fragt: „Was ist Wahrheit?" und damit zu verstehen gibt, dass es auf diese Frage keine Antwort gibt – und dass die Wahrheit von heute bereits den Irrtum von morgen beinhaltet. Mit anderen Worten, wie ein Diplomat oder Politiker ist er der Auffassung, dass Wahrheit variabel und geschmeidig ist. Wahrheit kann es immer nur für eine bestimmte Situation, für einen bestimmten Menschen, für einen bestimmten Moment geben. Von diesem Grundsatz ausgehend, gleicht er seine Auffassung von Wahrheit dem Geist der Zeit an.

Daher sagt Lycopodium nicht immer die objektive Wahrheit. Er zieht es vor, den Leuten das zu erzählen, was sie hören wollen, was sie erwarten, und vor allem das, was er für sie geeignet hält. Die Frage, ob er die Wahrheit liebt oder nicht, ist eigentlich falsch gestellt: er liebt sie, und er liebt sie nicht. Er ist ganz offen der Auffassung, dass das Ziel die Mittel heiligt, und dass jeder einmal etwas Unwahres sagen muss, um schließlich sein Ziel zu erreichen. Wenn man ihn in Frage stellt, gibt er freimütig zu, eine flexible Gesinnung zu haben und erklärt, dass die Zeiten und Umstände wechseln und er daher gezwungen ist, seine Meinungen anzupassen. Bis zu einem gewissen Ausmaß handelt jeder, der eine Machtposition innehat, nach diesem Prinzip und lernt, es zu respektieren. Bei Lycopodium ist diese Überzeugung jedoch instinktiv und spiegelt sich in allem, was er tut, in seinen Beweggründen, seinen Handlungen und seinen Beziehungen – persönlichen wie auch beruflichen.

Der französische Diplomat und Staatsmann Talleyrand erscheint als der Inbegriff des lebenstüchtigen Lycopodium. Unter den Bourbonen war er Bischof, unter den Girondins Botschafter, Großkämmerer unter Napoleon, und Außenminister, als die Bourbonen wieder regierten. Talleyrand wirkt so nicht gerade als Ausbund von Geradlinigkeit. Vielmehr verlangt es außergewöhnliche geistige Elastizität, ganz zu schweigen von den diplomatischen Fähigkeiten und dem Takt, die es erforderte, unter vier verschiedenen französischen Regimes eine führende Position innezuhaben, ohne seine Glaubwürdigkeit zu verlieren. Auf dem Wiener Kongress, nach den napoleonischen Kriegen, brachte Talleyrand seine unvergleichliche Lycopodium-Begabung, ein kluger und gemäßigter Staatsmann zu sein, jedoch am besten zur Geltung. Obwohl es viel Widerstand schon gegen seine bloße Anwesenheit gab, verstand es der französische Gesandte geschickt, das Wohlwollen der teilnehmenden Würdenträger zu erlangen, die miteinander um Macht und Vorherrschaft kämpften, indem er sie davon überzeugte, dass ein unversehrtes und blühendes Frankreich zu ihrem eigenen politischen Vorteil war. So schaffte er es, dass sein Land auf dem Wiener Kongress weder an Gebieten noch an Ansehen verlor. Später erwiderte Talleyrand stets, wenn er wegen der offensichtlichen Anpassungsfähigkeit seiner Loyalitäten und Prinzipien kritisiert wurde, dass er noch keine Regierung im Stich gelassen habe, bevor sie sich nicht selbst aufgegeben habe; er habe es lediglich ein bisschen früher getan als andere, da seine Uhr ein wenig vorgehe.

Gleichzeitig (und paradoxerweise) kann Lycopodium eine starke, tief verwurzelte konservative geistige Einstellung besitzen. Er kann sich zum Beispiel weigern, seinen Arbeitsplatz oder seine Wohnung zu wechseln, auch wenn dies eine Verbesserung bedeuten würde. Er zieht es vor, da zu leben, wo er immer gelebt hat, trotz aller Wechsel der Mode die Kleider zu tragen, die er immer schon getragen hat, und weiter zu tun, was er immer getan hat. Diese Eigenschaft, die vor allem seiner Vorsicht und Umsicht zu verdanken ist, macht einen Teil seiner Komplexität aus. Er ist in der Tat anpassungsfähig an intellektuelle oder abstrakte Pläne; seine Psyche stellt sich leicht auf wechselnde Ideen oder Umstände in der Welt insgesamt ein. Mit allem, was ihn persönlich betrifft, ist er jedoch unbeugsam festgelegt und hartnäckig konservativ (Gewohnheiten, Essen, Gesundheit, Familie usw.). Bei größeren Umwälzungen kann Lycopodium bemerkenswerten Gleichmut zeigen. Ruhig akzeptiert er schwere Rückschläge (in einer Krise ist er großartig: ruhig, hilfreich, verlässlich). Kleine Veränderungen können ihn hingegen völlig aus der Bahn werfen. Beispielsweise ist er einer der wenigen Typen, die auf das Äußerste empört sind, wenn ein altes Geschirrtuch weggeworfen wurde, das abgenutzt und voller Löcher war. Andere können aus Sparsamkeitsgründen an dem Geschirrtuch hängen, der Beweggrund von Lycopodium ist jedoch ein anderer (obwohl er es ebenfalls hasst, wenn etwas verschwendet wird). Es ist seine angeborene konservative Grundhaltung und Hartnäckigkeit, die ihn sich an dem Verlust von etwas stören lässt, an das er sich gewöhnt hat. „Ich mochte das alte Geschirrtuch", kann er etwa ärgerlich sagen. „Ich wusste, wo die Löcher waren und arbeitete drumherum. In meinem Alter *will* ich keine Veränderungen in der Küche mehr. Warum", wendet er sich an den Missetäter, der den Ärger verursacht hat, „hast du es bloß weggeworfen? Und warum arbeitet jeder *immer* nur gegen mich, sobald ich euch den Rücken zukehre?"

Die dem Moos ähnliche Unzerstörbarkeit von Lycopodium erlaubt ihm, auch in einer feindlichen Umgebung gut zu funktionieren. Erfahrungen oder Ereignisse, die anderen schwer zu schaffen machen (wie zum Beispiel eine schwierige Kindheit), scheinen ihn nicht zu traumatisieren. Die Lebenskraft eines Menschen wird jedoch häufig auf Kosten anderer gelebt und erreicht. Auch wenn es ganz unaufdringlich geschieht, nimmt der Starke dem Schwachen seinen Lebensraum und lässt ihn so leiden.

Auf genau diese Art unterdrückt Lycopodium schwächere Menschen in seiner Nähe, besonders Ehepartner und Kinder. Er meidet Stärkere, die er nicht dominieren kann, und wählt häufig eine sanfte, sich selbst in den Hintergrund stellende oder kranke Frau, die sich damit zufrieden gibt, ihrem Mann alle Entscheidungen zu überlassen und bereit ist, die Rolle "seiner Frau" zu spielen. Er kann außergewöhnlichste Hingabe in einem anderen hervorrufen; seine Frau lebt fast gänzlich für seine Bedürfnisse, und beide Partner sind zufrieden. Die Frau, die gefragt wurde, weshalb ihre Ehe so lange gehalten habe und darauf antwortete: „Weil wir beide 35 Jahre lang denselben Mann geliebt haben", war sicherlich mit einem Lycopodium-Mann verheiratet. Ärger gibt es erst, wenn die Frau es müde ist, die zweite Geige zu spielen, und selbst anerkannt werden will.

Es gibt noch einen anderen Aspekt der Unterdrückung anderer durch Lycopodium. Ziemlich unbewusst kann er Unterlegenheit in anderen ermutigen, ja sogar hervorrufen. Seine bloße Kompetenz und äußere Stärke löst entgegengesetzte Qualitäten in anderen aus. Es ist nicht einfach, im Schatten von jemandem zu leben, der stets von sich überzeugt ist, immer den Ton angibt, in der Öffentlichkeit liebenswürdig und zuvorkommend ist – und dauernd Recht hat. Man kann schon verstehen, wenn manche den Kampf aufgeben, wenn sie mit einem so lebenstüchtigen Menschen konfrontiert sind. Da viel von dieser Dialektik auf der unbewussten Ebene ausagiert wird (das Gefühl einer Überlegenheit ist für diesen Typus ganz natürlich), bleibt sie Außenstehenden nicht nur häufig verborgen, sie wird auch lange Zeit von den Hauptbeteiligten nicht erkannt. Lycopodium ist sich seines Einflusses selbst oft sicher nicht bewusst, und die engere Familie fühlt oft nur vage, dass irgendetwas sie davon abhält, die Initiative zu ergreifen. Die psychologische Unterdrückung kann so unmerklich sein wie ein weicher Moosteppich, und die Familienmitglieder ahnen kaum, was sie da erdrückt.

Lycopodium bemüht sich in der Tat häufig um Unterlegene und umgibt sich mit ihnen. Mit fähigen Menschen geht er gelegentlich überkritisch, ja misstrauisch um, während weniger fähige ihn großzügig sein lassen, was ihm erlaubt, die Rolle des Retters zu spielen. Er liebt das Gefühl, irrenden oder schwächeren Sterblichen gegenüber großzügig, verständnisvoll, vergebend und tolerant zu sein. Dummheit oder Unfähigkeit bei anderen erlauben ihm, umso heller zu strahlen. Und natürlich sind Unterlegene auch nicht so bedrohlich. Sie werden ihn weder angreifen, wenn er Unsicherheiten zeigt, noch werden sie ihn bei Schwächen oder Fehlern ertappen. Bewusst oder unbewusst schützt Lycopodium stets sein Image von Stärke und Unbesiegbarkeit.

Ein anderes Charakteristikum bei Lycopodium ist seine innere Distanz. Dieses Gefühls befleißigt er sich um fast jeden Preis. Er liebt es, fern vom Getümmel der Erde über der sich abkämpfenden Menschheit zu schweben und sie gelassen und unberührt von seiner hohen Warte aus zu betrachten. Er ist interessiert und bereit, zu raten oder zu helfen, aber er weigert sich, sich emotional auf etwas einzulassen. Er ist sich klar darüber, dass seine Lebenskraft von einem gewissen Maß an emotionaler Distanz abhängt. Er legt so viel Abstand zwischen sich und unwillkommene weltliche Belange, dass er, wenn dennoch etwas Unangenehmes, Unerwünschtes oder Inakzeptables auftaucht, es häufig nicht angeht. Andere sagen sich, wenn sie sich einem Problem gegenübersehen: „Hier ist ein Problem; wie kann ich es lösen?" Lycopodium sagt: „Hier ist ein Problem; wie kann ich es *vermeiden*?"

Eine klassische Methode, sich nicht berühren zu lassen, ist Witze zu machen. Geistreiche Sprüche sind ein offenkundiger Ersatz für Gefühle, und der Rückgriff auf den Humor ist ein altbekannter Weg, um emotionalen Abstand zu wahren. Wenn sie von Lycopodium sprechen, sagen Freunde oder Partner: „Mit seiner Witzelei hält er mich auf Distanz"; oder: „Er macht ständig Witze über ein wichtiges Thema und tut es damit ab." Sicher ist, dass Lycopodium lieber Beziehungen auf einer oberflächlichen, scherzhaften Basis pflegt – häufig ist oberflächliche Unterhaltung und geistreicher Smalltalk auf großen Gesellschaften seine Stärke, wo man sich sieht und trifft und witzige Bemerkungen tauscht, während die emotionalen Bedürfnisse vernachlässigt bleiben.

Sein Humor kann als „sarkastisch" beschrieben werden; er spiegelt die ihm eigene Weltklugheit und seinen leidenschaftslosen Intellekt wider. Gelegentlich hat er den irritierenden Tonfall von jemandem, der Abstand hat zu sich selbst, sich kennt und durchschaut, aber von anderen nicht erwartet, dass sie das gleiche tun. Er macht gerne geringschätzige Bemerkungen über sich selbst, aber er erlaubt nicht, dass andere auf seine Kosten lachen. Er hat einen starken Sinn für Macht, und da er genau weiß, dass Witze machen auch Macht ausüben heißt, zieht er es vor, diese Waffe selbst zu gebrauchen. Über die Witze anderer wird er widerstrebend lächeln, mit dem für Lycopodium typischen zurückhaltenden oder halben Lächeln, oder er wird eine schlagfertige Antwort geben oder selbst einen Witz dagegen erzählen, und dann erst lachen.

Ein gefälliges Betragen und gute Manieren können eine andere Form des Ersatzes für starke Gefühle sein. Wenn jemand ein angemessen betroffenes Gesicht macht, braucht er sich emotional nicht so betreffen zu lassen. Diesbezüglich ist Lycopodium äußerst geschickt. Sowohl auf beruflicher als auch auf sozialer Ebene kann er aufmerksam und intelligent den Problemen anderer zuhören, ohne sie sich allzu sehr zu Herzen zu nehmen. Seine Zurückhaltung ist als solche beruhigend. Hinter seiner beherrschten und maßvollen Art liegt die Andeutung – ein Versprechen gar –, dass er mehr geben könnte als er es gerade tut.* Dass er jedoch letztlich unberührt bleibt, dass sein ernsthaftes Interesse nur so lange anhält, wie die andere Person zugegen ist, wird offensichtlich, wenn er ein paar Tage später vollkommen vergessen hat, was er gehört hat. Wenn sich die gleiche Unterhaltung mit der gleichen Person wiederholt, ist es für ihn wieder neu. Er mag sich zwar daran erinnern und bei sich denken: „Hmmm – wie interessant! Das erinnert mich an irgendetwas. Nun, wo habe ich das bloß schon einmal gehört?" Die Geschichte wird dennoch völlig neu für ihn sein.

In seiner distanzierten Haltung könnte man Lycopodium mit dem Mond vergleichen, der zwar leuchtet, aber selbst keine Wärme ausstrahlt. Dies fällt vor allem in der Ehe auf, wo Lycopodium häufig die richtigen Gesten der Liebe und Zuneigung zeigt, ohne jedoch allzu starke Gefühle zu haben. Wenn sich Ehefrauen über die grundlegende Kühle ihrer Lycopodium-Partner beklagen, kommen Sätze wie: „Er gibt vor, sich Sorge zu machen, aber er macht sie sich nicht wirklich"; „Er ist nie da, wenn ich ihn emotional brauche"; „Er hat keine starken Gefühle für mich – oder für irgendjemand anderen, wie es aussieht, und manchmal frage ich mich, ob er weiß, was Liebe ist." Letzteres ist nicht unbedingt wahr, aber die Art von Lycopodium, stets etwas in Reserve zu halten, sich niemals ganz zu verausgaben, vermittelt verständlicherweise diesen Eindruck.

Der Lycopodium-Mann ist der Meinung, ein guter Ehegatte zu sein und ist häufig überrascht über die Unzufriedenheit seiner Frau. „Was ist bloß in sie gefahren? Ich bin ein treusorgender Ehemann und ein vernünftiger Mensch, und außerdem glaube ich an die Ehe. Was will sie denn noch mehr?", fragt er sich. Und natürlich ist er häufig der stabilisierende Faktor in einer Ehe. „Vielleicht bin ich nicht alles, was sie sich vorgestellt hat, aber ich bin immer noch ihr Anker im Sturm", antwortete ein Lycopodium-Mann auf die Klagen seiner gefühlsbetonten, reizbaren Frau. Er traf den Nagel auf den Kopf. Seine Losgelöstheit und Ferne war der Ballast, der ihr Eheschiff vor dem Kentern bewahrte.

---

* Wie der Mann, kann auch die Lycopodium-Frau eine unvergleichliche Fähigkeit besitzen, mit Menschen in ihrem privaten oder beruflichen Umfeld umzugehen. Innerlich unberührt von den Forderungen von Familie, Klienten oder Kollegen, bleibt sie ruhig, angenehm, ausgeglichen – jederzeit und unter allen Umständen verbindlich und selbstbeherrscht. Die Frau, die in der Lage ist, ihre innere Distanz zu wahren und gleichzeitig die Aufmerksamkeit und Fürsorge einer wahren Freundin beweist, und die geradezu ein Genie ist, was Takt und Diplomatie angeht, wird sicherlich Lycopodium in ihrer Konstitution aufweisen.

Am häufigsten klagen die Ehefrauen jedoch: „Oh, er ist wirklich ein guter Ehemann – verlässlich, meist angenehm, jedenfalls so lange ich mich nach ihm richte. Aber er scheint alle gleich zu mögen, mich eingeschlossen, und ich würde mir wünschen, für ihn etwas *Besonderes* zu sein." Und es ist wahr – Lycopodium macht tatsächlich nicht gerne Unterschiede zwischen den Menschen, da er Vergleiche unwillkürlich als abscheulich empfindet. Alle, behauptet er, haben gute und schlechte Eigenschaften und sind deshalb mehr oder weniger auf derselben Ebene anzusiedeln. Er neigt dazu, Menschen in ihrer Gesamtheit zu betrachten, ohne Leidenschaft, und ohne sich bestimmte Leute auszuwählen, um sie besonders zu mögen oder nicht zu mögen.

Vielleicht ist der Grund für die etwas gönnerhafte Einstellung, dass alle Menschen gleich sind, dass er von seiner Arbeit voll in Anspruch genommen wird und im Wesentlichen sich selbst genügt. Daher hat er nur wenig Zeit oder Neigung, sich eingehend für andere als *Individuen* zu interessieren – was besonders für die Mitglieder seiner Familie als eigene Persönlichkeiten gilt. Er liebt sie, weil sie seine Frau und seine Kinder sind, aber er bezieht sich auf sie weniger wegen ihrer eigenen Charakterzüge und Verdienste, sondern weil sie mit ihm verwandt sind. Ihre Liebe, Loyalität und Aufmerksamkeit betrachtet er so als etwas Selbstverständliches, dass sie irgendwann spüren, dass er eine andere Frau und andere Kinder ebenso lieben würde.

Es ist nicht so, dass er nicht gibt oder ohne Empfindung ist. Er kann sich von Gefühlen durchaus bewegen lassen (zum Beispiel wenn man ihm dankt), und selbst auch Dankbarkeit empfinden. Er ist ein guter, zuverlässiger Freund, und wenn man privat oder beruflich mit ihm zu tun hat, spürt man, wie er Rücksicht nimmt und aufmerksam, ja häufig richtig liebenswürdig ist. Aber er erträgt nicht zu viel Nähe und signalisiert unbewusst: „Nicht zu nahe und nicht zu viele emotionale Forderungen. Ich mag dich, aber bitte auf Abstand." So lässt er niemanden in das Innerste seines reservierten Wesens eindringen. Sobald seine Unzugänglichkeit oder Zurückhaltung bedroht ist, ist der Punkt gekommen, an dem er reizbar, kritisch, sarkastisch, ätzend oder wortkarg wird.

Das Bedürfnis von Lycopodium nach innerer Distanz bestimmt auch grundlegend den beruflichen Werdegang, den er wählt, und die Rolle, die er darin spielt. Im Wesentlichen funktioniert er gut im Gefüge großer Institutionen – nicht nur, weil Autorität und Macht ihn anziehen, sondern auch, weil er von Natur aus großen Respekt vor Institutionen als solchen besitzt. Sie stellen eine Struktur dar, die die Werte fortbestehen lassen, die er zutiefst respektiert und deren Notwendigkeit für seine konservativen und praktischen Instinkte so offensichtlich ist. Dies ist ein wichtiger Schlüssel zu seinem Wesen. Intellektuell und instinktiv erkennt er das Bedürfnis des Menschen nach Institutionen an, die hart erkämpfte Errungenschaften und Ideale schützen. Und er fühlt sich wohl in ihnen, weil sie Gefühle und Impulse aufnehmen, kanalisieren, kontrollieren und regulieren.

Lycopodium misstraut nämlich allen Extremen: intellektuellen, ideologischen, emotionalen wie auch solchen in Fragen des Geschmacks oder der Persönlichkeit. Ebenso wie er glaubt, dass die Wahrheit nicht nur auf einer Seite liegt, sondern irgendwo dazwischen, so ist er davon überzeugt, dass Fortschritt und Verständigung nur möglich sind, wenn man einen Mittelweg geht.

Da er selbst zurückhaltend und gefasst ist, erwartet er von anderen, genauso zu sein. Talleyrand drückte das instinktive Misstrauen gegenüber Extremen oder emotional bestimmten Verhaltensweisen aus, als er seine Kollegen vor den Verhandlungen auf dem Wiener Kongress instruierte: „Vor allem nicht zu viel Begeisterung!"

Jede Institution, religiöser und weltlicher Art, benötigt in ihrer Hierarchie weltoffene, sozial gesinnte, politisch kluge Führungspersönlichkeiten. Und Menschen, die so prominente Positionen als Vorsitzende, Präsidenten, Älteste oder Bischöfe erreichen, sind häufig Lycopodium. Wegen ihrer unaufdringlichen, höflichen Art (die eiserne Hand verbirgt sich gut in einem Samthandschuh) ist die Menschheit im Großen und Ganzen froh, von ihnen geführt zu werden. In der Tat sind diese charismatischen Persönlichkeiten so geschickt darin, ein kompetentes und rechtschaffenes Bild von sich zu etablieren, dass keiner es bemerkt, sollte der Kaiser keine Kleider anhaben.

Wie oben schon erwähnt, ist Lycopodium ein guter Diplomat oder Politiker. Hier kommen ihm seine praktischen Neigungen und seine etwas skeptische Art sehr zugute. Wie vorherzusehen, ist er auch für die Rechtswissenschaften gut geeignet. Hier bleibt genügend Spielraum für seinen beweglichen Geist, um intellektuelle Wagnisse einzugehen und gleichzeitig einen gewissen Abstand zu wahren. Rechtsanwälte und vor allem Richter müssen können, was Lycopodium instinktiv tut: abwägen, ausgleichen, Kompromisse schließen, moderieren, die Interessen gegnerischer Gruppen und Grüppchen berücksichtigen, und Fakten zurechtbiegen und zu interpretieren, um gangbare Lösungen zu finden.

Biographische Details aus dem Leben des Richters am Obersten Gerichtshof [der USA], Oliver Wendell Holmes, bieten ein ausgezeichnetes Beispiel für die innere Haltung eines vor allem durch Lycopodium geprägten Menschen. Er wies die würdevolle Art von Lycopodium auf, seinen subtilen Intellekt und anspruchsvollen Stil; doch selbst seine engsten Freunde sprachen von der ihm eigenen Kühle und Gefühllosigkeit in persönlichen Beziehungen. Wie Lycopodium liebte es Holmes, in den eleganten Salons der alteingesessenen Bostoner Familien oder Washingtoner Größen zu verkehren und sich dort feiern zu lassen. Er konnte sich fast unermüdlich geistreichem Geplauder widmen und dabei besonders seine eigenen schlagfertigen Antworten und witzigen Bemerkungen genießen. Einmal wurde er von einem Schwarm Bewunderinnen gefragt, was er von Emile Zola halte, dessen gewagte Novellen damals das puritanische Neuengland schockten. Holmes entgegnete lakonisch: „Er wird besser, ist aber immer noch recht langweilig." Und als er im Alter von achtzig Jahren auf der Straße eine attraktive Frau sah, sagte er seufzend zu seinem Begleiter: „Oh, man sollte noch einmal siebzig sein!" Solche Bonmots erzählte er dann seiner Frau, die sie unweigerlich zu würdigen wusste. Diese blieb gewöhnlich zu Hause, weil sie mit seinen sozialen Aktivitäten weder Schritt halten konnte noch wollte.

Die Vitalität von Lycopodium zeigte Holmes in seiner erstaunlich produktiven und langen Laufbahn als Richter. Fast dreißig Jahre lang saß er im Obersten Gerichtshof und übte einen großen Einfluss aus, bis zu dem Tag, an dem er sich – einundneunzigjährig! – in den Ruhestand begab. Ebenfalls Lycopodium war das größte Paradoxon in Holmes' Leben. Seine wohlüberlegte und zurückhaltende Objektivität, seine richterliche Aufrichtigkeit und intellektuelle Ausgewogenheit veranlassten ihn, einen großen Teil seiner Karriere der Aufrechterhaltung der Prinzipien der amerikanischen Massendemokratie zu widmen, die er persönlich, elitär von Natur und aufgrund seiner Erziehung, stark ablehnte.

In seiner Verbindung von Höflichkeit und Würde, seinem Pflicht- und Stilgefühl (sein Buch *The Common Law* ist eines der besten Beispiele für guten juristischen Stil) und seiner Mischung aus menschenfreundlichem Engagement und innerer Distanz ist Holmes ein glänzendes Beispiel für das Wesen von Lycopodium.

Doch selbst der stärkste Lycopodium kann eine Achillesferse besitzen, und so ist Selbsttäuschung eine natürliche Folge seines Selbstwertgefühls, seiner Vitalität und inneren Distanz. Um diese drei aufrechtzuerhalten, blendet er unerwünschte Tatsachen aus und weigert sich, auch nur ihre Existenz zuzugeben. Ein gutes Beispiel für diese Art von absichtsvoller Blindheit war das Verhalten von Lord Horatio Nelson, der als Kapitän von seinem Admiral während einer Schlacht auf der Ostsee das Signal erhielt, den Feind nicht anzugreifen. Er hielt das Fernrohr vor sein blindes Auge und erklärte selbstgefällig: „Ich sehe kein Signal." Dann ging er zum Angriff über (und gewann die Schlacht).

Über dem Ignorieren von Tatsachen, die mit seinen Plänen nicht übereinstimmen, kann Lycopodium anfangen zu vergessen, was Realität ist und was nicht. Sein schlechtes, oder besser bequemes Gedächtnis hilft ihm dabei. Für alles, was seine gegenwärtige Taktik unterstützt, hat er ein gutes Gedächtnis, während er alles zu vergessen scheint, was dies nicht tut. So gesehen ist seine Selbsttäuschung von komplexerer Natur als bloßes Lügen oder Heuchelei. Weil es ein emotionales Bedürfnis in ihm erfüllt und ihm mehr Stärke verleiht, glaubt Lycopodium ernsthaft daran, dass alles, was für ihn von Vorteil ist, gut und wahr, während Lästiges oder Unangenehmes nur schlecht und falsch ist.

Dieser Wesenszug, nur so viel Wirklichkeit zuzulassen, wie er vertragen kann, ohne seine innere Distanz oder seine Wünsche zu bedrohen, ist fraglos ein unschätzbarer Vorteil im Leben. Der Nachteil daran ist jedoch offensichtlich. Wie oben schon erwähnt, übertüncht Lycopodium Probleme in Beziehungen, statt sie gründlich anzugehen. Genauso ist er weniger gewillt als jeder andere Konstitutionstyp, inakzeptable Wahrheiten über seinen Charakter, seinen Lebensstil oder sein Verhalten anzuerkennen. Einer Familientherapie oder Psychotherapie wird er zunächst zustimmen, nur um sich genau dann zurückzuziehen, wenn er beginnt, etwas zu verstehen, das nicht zu seinem Selbstbild passt – bisher verleugnete moralische, gefühlsmäßige oder intellektuelle Unzulänglichkeiten beispielsweise. „Ich brauche keine Therapie. Meine Frau vielleicht, aber ich nicht. Und ich bin ohnehin nicht daran interessiert, noch länger über unsere Probleme zu diskutieren."

Schließlich trägt seine Selbsttäuschung dazu bei, dass er recht einfach von anderen getäuscht werden kann. Obwohl er klug und politisch sehr geschickt ist, kann Lycopodium gutgläubig sein, sich durch den Augenschein täuschen lassen und erstaunlich wenig Menschenkenntnis besitzen. Er fällt darauf herein, wenn jemand angeblich viele Prominente kennt, angibt, schmeichelt und sich selbst anpreist, und er ist per se beeindruckt von berühmten oder finanziell erfolgreichen Personen. Auf der anderen Seite kann er den wahren Wert eines bescheidenen Menschen übersehen. Seine geringe Menschenkenntnis kann jedoch letztlich auch zu seinem

Vorteil sein: Die Person, die nur glänzt, kann zwar weniger sein, als Lycopodium meint, ihm aber mehr nützen als jemand, der reines Gold ist.

Häufig bleibt er daher bei seiner Selbsttäuschung, auch aus dem einfachen Grund, weil er nichts ändern will; und vielleicht gibt es auch keinen Grund, etwas zu verändern. Er ist mit sich selbst zufrieden, nach weltlichen Maßstäben erfolgreich und möchte der bleiben, der er ist: Einer, der sich über bestimmte Dinge hinwegtäuschen mag, aber ein erfolgreiches und vitales Mitglied der Gesellschaft ist. Und schließlich bedeutet ein gefälliges Sich-selbst-Täuschen weit weniger Leiden – und letztlich größere Produktivität. Er ruht in sich selbst, was ihm erlaubt, die weniger angenehmen Aspekte des Lebens herauszufiltern. Genau das ist es, was ihn so vital und für das Überleben vollkommen tauglich sein lässt. Wie der Bärlapp braucht er sich kaum zu ändern, um zu überleben.

Manchmal zeigt Lycopodium jedoch auch den ernsthaften Wunsch, nicht so ewig gleich wie der Bärlapp zu bleiben, sondern an Einsicht zu wachsen und sich zu entwickeln. Dieser Zug kommt vor allem in seinen mittleren Jahren zum Tragen, wenn sein In-sich-Ruhen die ersten Risse bekommt (und er die eine oder andere Beschwerde entwickelt, typischerweise im Urogenitalbereich oder der Verdauung). Dann kann es passieren, dass er das Vertrauen in seine eigene Kraft und Vitalität verliert, oder er spürt die Diskrepanz zwischen seinem öffentlichen Image und der Privatperson, die dahinter steht, und fängt an, an allem zu zweifeln. „Ich habe das Gefühl, dass mir der Boden, auf dem ich mein ganzes Leben so sicher gestanden bin, plötzlich unter den Füßen weggezogen worden ist", ist eine charakteristische Bemerkung. Oder er kann sagen: „Offenbar war das Fundament, auf dem ich meinen Ruf aufgebaut habe, nie fest genug. Das gesamte Gebäude meiner Überzeugungen im Leben ist plötzlich zusammengebrochen." Oder: „Ich weiß nicht, was passiert ist, aber mein Selbstvertrauen ist auf einmal vollkommen erschüttert. Ist mein Beruf wirklich alles für mich?"

An diesem Punkt kann der potenzierte Bärlapp Wunder bei ihm bewirken. Anschließend kann er sich mit der bekannten Energie und Intelligenz dieses Typs daran machen, seine Vitalität, seine intellektuelle Stärke, sein Selbstvertrauen und seine heitere Gelassenheit Realität werden oder bleiben zu lassen.

Lycopodium

Bevorzugte Körperregionen

Kopf	Drückende Kopfschmerzen von ungeregeltem Essen; vorzeitiges Kahlwerden oder graues Haar
Hals	**Entzündungen; Infektionen, vor allem rechtsseitig**
Brust	Verschiedene Arten von **Husten** bei akuten und chronischen Lungenbeschwerden
Verdauung	**Schlechte Verdauung** mit Fehlfunktion von Leber und Gallenblase; Völlegefühl und Blähungen nach dem Essen selbst geringer Mengen von Nahrung, oder umgekehrt: Appetit wird stärker mit dem Essen; schläfrig nach dem Essen; **viele Blähungen**; Koliken
Harn-entleerung	Beginnt langsam, muss pressen; Rückenschmerzen vor dem Urinieren; rotes Sediment im Urin; Neigung zu Nierensteinen
Männliche Genitalien	Prostataadenom; **herabgesetztes sexuelles Verlangen**; Impotenz, vor allem beim ehelichen Geschlechtsverkehr
Weibliche Genitalien	Trockenheit der Vagina; Schmerzen beim Geschlechtsverkehr; starke Blutungen in der Zeit der Menopause; **Ovarialschmerzen rechts**

Allgemeinsymptome

- Denkvermögen bleibt gut, auch bei körperlichem Abbau; aber auch ein nützliches Mittel, wenn das Gedächtnis schlechter wird, oder der Patient beginnt, Worte falsch zu benutzen oder falsch zu buchstabieren
- Geheimratsecken oder vorzeitiger Haarausfall bei Männern; frühes Grauwerden der Haare bei Männern und Frauen
- Furchen im Gesicht; vor allem tiefe Furche zwischen den Augenbrauen
- **Rechtsseitige Beschwerden oder Gehen von rechts nach links**

Lycopodium (Fortsetzung)

Modalitäten (< verschlimmert; > gebessert)

Zeit	< Nachmittags 4.00 bis 8.00 Uhr
Temperatur	< Warmes Zimmer, Bettwärme; Wind, Luftzug > Kühle Luft, kalte Anwendungen; aber warmes Essen und Trinken
Essen/ Trinken	< **Hülsenfrüchte, stärkehaltige Speisen, Kohlgewächse** (verursachen Blähungen) > Warme oder heiße Getränke Verlangen nach Süßem und Kohlenhydrathaltigem
Andere	< Druck oder enge Kleidung, vor allem um Taille und Bauch

Führende Geistessymptome

- Häufig bei Männern mit starkem Intellekt – Anwälten, Politikern, Ärzten, Gelehrten –, die gut entwickelte diplomatische Fähigkeiten und Führungskraft besitzen
- **Äußerst bedacht auf sein öffentliches und berufliches Image**
- Respektiert Autorität, Autoritätsfiguren und Institutionen; erlangt häufig Positionen, die mit Macht und Ansehen verbunden sind
- **Arrogant**; kann keinen Widerspruch, keine Infragestellung ertragen; kleine Dinge ärgern
- **Selbsttäuschung** bei ansonsten intelligenten Menschen
- **Emotional reserviert; braucht Menschen um sich herum, aber nicht zu nahe** (am liebsten im Nebenzimmer)
- Konservativ, Abneigung gegen Veränderungen im persönlichen (nicht beruflichen) Alltag
- **Midlifecrisis beim Mann, mit Verlust an Selbstvertrauen**, nachdem er früher eigensinnig, arrogant und stur war
- Erwartungsangst vor öffentlichen Auftritten; Furcht, unter Stress zusammenzubrechen, er ist aber in der Lage, eine starke Fassade aufzubauen, um seine Unsicherheiten zu verbergen

Sepia

Zur Herstellung von Sepia nimmt man die frische Tinte des Tintenfisches –, eines unabhängigen Einzelgängers, der in der kühlen Tiefe des Meeres in den Spalten von Felsen lebt. Wenn er in Gefahr ist, stößt er eine Wolke von Tinte aus, um zu verbergen, wohin er sich zurückzieht, und wenn er auf Beutefang geht, stößt er die Tinte zur Tarnung aus. So dient die schwarz-braune Flüssigkeit sowohl zur Verteidigung als auch zum Angriff. Das Bild vom Tintenfisch wird uns auf vielfältige Art und Weise helfen, die komplexe Natur von Sepia besser zu verstehen.

Sepia ist vor allem ein Frauenmittel. Es gibt zwei verschiedene Sepia-Typen: die überarbeitete, erschöpfte Hausfrau und die Frau, die sich in der Welt des Business und der Kunst erfolgreich behauptet und ihre Energie in ihre Arbeit investiert. Die Frau, die an Rückenschmerzen und Kopfweh leidet und sich insgesamt „zermürbt" fühlt, steht für das erste, eher traditionelle Bild. Das Essen schmeckt ihr nicht, schon sein bloßer Geruch bereitet ihr Übelkeit, und sie möchte nichts mit dem ganzen Ritual zu tun haben, sich oder ihre Familie mit Essen zu versorgen. Mit der Hausarbeit und den Kindern ist sie so überlastet, dass sie sich nur noch hinlegen und ausruhen möchte. In ihrer Erschöpfung fühlt sie sich benommen, dumpf und vergesslich; wenn sie überreizt ist, meint sie, sich an irgendetwas festhalten zu müssen, um nicht zu schreien. Gelegentlich ist sie so außergewöhnlich gereizt, dass sie auf ihre Kinder und besonders ihren Mann einschlägt. Aus diesen Eigentümlichkeiten heraus entsteht das klassische Bild der unzufriedenen, widerspenstigen Frau, die ihren Mann und ihre Kinder verlassen möchte, um sich von allem zu lösen –, oder sie ist einfach gleichgültig ihren geliebten Angehörigen gegenüber geworden. Auch die allein erziehende Mutter, die sich in ihrer Rolle gefangen fühlt und sich darüber ärgert, die keinen Lebenspartner hat, mit dem sie sich ihre Verantwortlichkeiten teilen kann, ist häufig eine Sepia.

Obwohl ihr in gewissen Fällen der mütterliche oder weibliche Instinkt sicherlich fehlen kann, so mangelt es Sepia aber nicht an echten Gefühlen. Die Emotionen dieses Typs sind stark und tief, aber sie ist zu erschöpft, um irgendetwas anderes als die Notwendigkeit zu verspüren, die Alltagsarbeit zu packen und bis zum nächsten Tag zu überleben. Sie hat für die Liebe schlicht keine körperliche oder emotionale Kraft mehr übrig. Jede liebevolle Zuwendung, sei es in der Ehe, zu den Kindern, zu Vater und Mutter, wie auch in engen Freundschaften, ist eine Belastung für ihre

Energiereserven und behindert sie in ihrem Bedürfnis nach einer gewissen Privatsphäre und nach Unabhängigkeit. Der Tintenfisch ist schließlich ein Einzelgänger.

Auch wenn der mütterliche Instinkt ihr nicht fehlt, fällt Sepia das Muttersein nicht leicht. Die Rolle, ständig für die emotionalen Bedürfnisse anderer zu sorgen, engt sie zu sehr ein, treibt physisch und psychisch zu sehr Raubbau an ihrer Konstitution und führt schließlich zu langwierigen, typischen Frauenbeschwerden. In der Tat wird der Tintenfisch bei Menstruationsproblemen aller Art verschrieben, einschließlich verschiedener Störungen in der Menopause. Häufig verlangen auch Probleme in der Schwangerschaft, schwere Depressionen nach der Geburt und Beschwerden während des Wochenbetts oder der Stillzeit nach Sepia. Das Mittel ist auch hilfreich bei Fehlstellungen und Störungen der Gebärmutter, wie Prolaps, „Bearing-down"-Gefühl[*] und Fibromen. Vielleicht am beeindruckendsten ist die Wirkung von Sepia bei weiblicher Sterilität. So manche Mutter verdankt ihr Baby diesem homöopathischen Mittel.

Die unmittelbare Familie von Sepia wird, weil sie die größten emotionalen Anforderungen stellt, natürlich auch zur größten Bedrohung. Möglicherweise sieht sie ihren Mann und ihre Kinder in direktem Konflikt mit ihrem Bedürfnis nach Selbstverwirklichung, indem sie die Entfaltung ihrer Individualität nicht ermöglichen. Wo andere Frauen sie als förderlich für ihre gesamte Entwicklung sehen und lieben können, hat Sepia das Gefühl, sie seien ein Hindernis – und nur allzu häufig ist die Liebe zu ihrer Familie für sie bloße Verantwortung, Einengung, oder gar eine Last.

Aber auch wenn sie am Ende ihrer Kräfte ist – ja selbst während sie sich über ihr Eingesperrtsein ärgert und gegen die emotionalen Einschränkungen ankämpft, die sie an ihr Heim binden, hält ihr starkes Pflichtgefühl und ein gerechter Stolz sie davon ab, vor ihren häuslichen Verpflichtungen davonzulaufen. „Diese Menschen lieben mich", urteilt ihre Vernunft. „Sie erwarten etwas von mir. Ich muss ihren Erwartungen entsprechen und darf sie nicht enttäuschen. Ich muss meine Sache als Ehefrau, Mutter, Schwester oder Tochter gut machen." Obwohl sie die Unabhängigkeit braucht und sich wünschen kann, die Last der ihr auferlegten Liebe abwerfen zu dürfen, wird sie sich doch aus einem Gefühl für Schicklichkeit heraus mit großer Sorgfalt einer Aufgabe widmen, die gar nicht zu ihrem Wesen passt. Sie wird ihren familiären Aufgaben und Haushaltsverpflich-

---

[*] Gefühl, als würden die Unterleibsorgane nach unten drängen und herausfallen (Anm. d. Übers.).

tungen gewissenhaft nachkommen und versuchen, alles „richtig" zu machen. Dieses charakteristische Merkmal ist wichtig, da es erklärt, weshalb Sepia im Gegensatz zu dem, was man erwarten würde, häufig eine gute oder gar ausgezeichnete Mutter ist und Kinder erzieht, die zufrieden, anziehend und angenehm im Umgang sind. Teilweise kommt das daher, weil sie nicht überfürsorglich, sentimental oder allzu liberal ist; im Gegenteil, sie ist nüchtern und verträgt keinen Unfug. Sie unterdrückt ihre Kinder nicht, noch versucht sie, sie nach einem vorgegebenen Bild zu formen – am wenigsten nach ihrem eigenen. Es ist schwierig genug für sie, mit einem Sepia-Menschen zu leben, und so unterlässt sie es, ihren Nachwuchs in dieselbe Richtung zu lenken. Sie respektiert die Persönlichkeit des Kindes und lässt es es selbst sein, ohne jedoch allzu nachsichtig zu sein.

Gelegentlich nimmt der Stolz von Sepia die Form überlegener Zurückhaltung an. Sie zeigt nicht leicht Emotionen und zieht es vor, ihre Gefühle für sich zu behalten und verbittet sich jede Einmischung. Selbstherrlich kann sie diejenigen, die ihr Beistand anbieten, zurückweisen und möchte niemandem zu Dank verpflichtet sein. Sie wünscht keine Sympathie und möchte nicht, dass man sie auf irgendeine Art und Weise berührt oder sich ihr annähert. Tatsächlich ärgert sie sich, wenn sie Hilfe braucht. Sie ist immer alleine klar gekommen und möchte das auch weiterhin tun. Daher kann sie undankbar oder kalt wirken. Aber häufig ist es eher ihr Verhalten, an dem etwas auszusetzen ist, und nicht ihr Herz, da sie im Grunde vernünftig und voll guten Willens ist. Sie hilft denen, die in Not sind, weniger enthusiastisch vielleicht als andere, aber um einiges verlässlicher, da sie direkt und geschäftsmäßig handelt. Als Außenstehender hat man den Eindruck, dass sie kurz von ihrer Sorge um sich, von der Beschäftigung mit sich selbst abgerückt ist, um das Bedürfnis eines anderen zu erfüllen, um, sobald sie ihre Pflicht und Schuldigkeit der Menschheit gegenüber getan hat, zu ihrem in sich selbst vertieften Zustand zurückzukehren.

Unter der Belastung des Alltags kennt Sepia zwei Formen der Reaktion: sich zurückzuziehen oder um sich zu schlagen. Wie der Tintenfisch, dessen Tinte als Tarnung dient, hinter der er sich verbirgt, kann sich Sepia in eine dunkle Übellaunigkeit begeben und vorsätzlich den Kontakt zu anderen abbrechen. Sie ist teilweise deshalb ungesellig, weil Gesellschaft ihr auch physische Anstrengung abverlangt. Eine Patientin drückte es folgendermaßen aus: „Ich habe noch nicht einmal die Kraft, um meine Haare zu kämmen, bevor ich aus dem Haus gehe, die Gabel zu heben, um etwas zu essen, oder die Muskulatur meines Gesichts zu einem Lächeln zu verziehen." Sie ist zu erschöpft, um Musik, einen Museumsbesuch, die Natur oder irgendeine Form der Gesellschaft genießen zu können. Sie interessiert sich nicht für das, was andere sagen, weigert sich, selbst etwas beizutragen, ist zu erschöpft, um der Unterhaltung auch nur zu folgen (unfähig zu jeder Reaktion). In diesem Moment hat sie überhaupt kein Interesse an anderen und möchte sich nur noch verkriechen und alleine gelassen werden. Es ist jedoch bezeichnend, dass *wenn* Sepia einmal die ungeheure Anstrengung auf sich nimmt und eine Einladung wahrnimmt – wenn ihr Adrenalinhaushalt einmal angeregt ist und ihre Schwerfälligkeit ausgleicht –, sie lebendig und unterhaltsam wird und sich großartig amüsiert.

Sepia-Frauen sagen, dass sie sich durch heftige Bewegung oder körperliche Aktivitäten belebt fühlen: Jogging, Radfahren, Tennis, Aerobic, Schwimmen – alles, was körperlich anstrengt, ist ihnen lieber als ein ruhiger Spaziergang im Park oder Gartenarbeit. („Ich fühle mich so viel besser, wenn ich mich so richtig ausgetobt habe!") Ähnlich wie der Tintenfisch, dessen Arme oder Tentakel ständig im Wasser in Bewegung sind, fühlt sich Sepia wohl, wenn sie sich bewegen kann, und unwohl, wenn sie in einer fixierten oder „eingekeilten" Position verharren muss, wie z.B. in der Kirche knien, eine Weile stehen, sich vornüber beugen, um zu waschen (Sepia war daher früher als „Waschfrauen-Mittel" bekannt), ja selbst sitzen. Aus dem gleichen Grund fühlt sie sich vielleicht durch ein Gewitter belebt – ein solcher Stimulus „bewegt" sie.

Andererseits kann die Tintenwolke jedoch auch als Angriffswaffe dienen, und so kann Sepia in ihrer Unzufriedenheit gelegentlich auch nach denen ausschlagen, die ihr besonders nahe stehen. Niemand kann eine so düstere Stimmung, eine solche Schwermut um sich herum verbreiten wie die unzufriedene Sepia. Zu solchen Zeiten muss alles um sie herum wie auf Eiern gehen, um ihre zornigen Ausbrüche nicht zu provozieren.

Der Tintenfisch ist jedoch nicht eigentlich ein aggressives Tier, und wenn sich Sepia wirklichem Widerstand oder einer Bedrohung gegenübersieht, neigt sie dazu, zusammenzubrechen und ihren Stachel zu verlieren. Sie wird unfähig, Entscheidungen zu treffen, ist voller Tränen und Selbstmitleid. Wie erschöpft sie auch immer sein mag, ist sie selten zu müde, um sich zu beklagen. Sie konzentriert sich auf die negative Seite der Dinge und ist überzeugt, dass sie ein hartes Los im Leben hat, und dass das Schicksal sich gegen sie verschworen hat. Vergeblich mag sie einer Freundin ihren Job, einer anderen ihr schöneres Zuhause, einer dritten ihren interessanteren Ehemann, einer vierten ihr scheinbar problemloses Leben neiden. Sie ist sogar auf die Zufriedenheit ihres eigenen Mannes mit seiner Arbeit neidisch. Sie spürt, dass er vorwärts kommt und sich entwickelt, während sie an das Haus gebunden ist, ihr Lebensbereich sich immer mehr einengt, ihre geistige Entwicklung stillsteht und ihr Leben unerfüllt ist. Eine Frau sagt zum Beispiel trübselig: „Es gibt keine Freude in meinem Leben, und wenn es sie gäbe, wäre ich nicht in der Lage, sie zu schätzen." Eine andere beklagt sich: „Ich scheine vom Leben einfach nicht das zu bekommen, was ich will. Ist das schon alles gewesen? Habe ich nicht das *Recht* auf ein erfülltes Leben?" Eine dritte lamentiert: „Warum kann ich nicht so glücklich sein, wie andere es sind? Ich wüsste gerne, wie sich ein normales, glückliches Leben anfühlt." So beherrschend ist die schwarze Wolke um sie herum, dass sie nicht nur gleichgültig gegen alles ist, was Spaß macht, sondern sich auch noch nicht einmal die Möglichkeit vorstellen kann, dass sich ihr Leben verändert oder verbessert.

Die Ausstrahlung, die von einer unzufriedenen Sepia-Frau, besonders der Hausfrau, so nachdrücklich ausgeht, spricht von Stase oder Stagnation. Wie sie das Gefühl hat, dass sich in ihrem Körper nichts bewegt (ihre Verdauung ist träge, ihr Blutkreislauf stagniert, in verschiedenen Teilen des Körpers hat sie die Empfindung von Schwere, Müdigkeit, Zermürbung), so bewegt sich nichts in ihrem Leben. Sie befindet sich in einer Sackgasse – müde, elend und hoffnungslos.

Von der Hausfrau, die sich von ihrer allzu einengenden Rolle als Ehefrau und Mutter emanzipieren möchte, kommen wir nun zum zweiten Gesicht von Sepia. Es handelt sich hierbei um eine Frau, die erfolgreich die intellektuelle Herausforderung einer Karriere oder eines Berufes meistert – die ihre Nische in einer Welt findet, die vergleichsweise wenig mit Gefühlen zu tun hat. Wenn sie verheiratet ist, aber keine Kinder hat, sagt sie vielleicht: „Ich bin mir ziemlich sicher, dass ich keine Kinder haben möchte. Mein Mutterinstinkt ist nicht so ausgeprägt. Ich bin völlig zufrieden mit meinem Mann." Und das ist sie auch. Sie ist auch im Allgemeinen eine großartige, Rückhalt bietende Ehefrau, die sich für die Arbeit ihres Gatten interessiert und ihm mit ihrem guten Rat und klaren Verstand hilft. Sie ist bereit, für ihn sorgen – so lange er nicht ihre Unabhängigkeit beschneidet. Wenn sie unverheiratet ist und gefragt wird, ob sie die Ehe vermisst, antwortet sie etwa: „Nein, ich bin völlig zufrieden mit meiner Karriere und meinen Freunden"; oder: „Ich vermisse eine starke, dauerhafte Beziehung mit einem Mann, aber ich möchte nicht heiraten. Ich will mich nicht anbinden lassen, hinter einem Mann herräumen oder für ihn kochen. Ich brauche Raum für mich, um zum Malen und Zeichnen zu kommen, und bin glücklicher in einer Beziehung, die mir mehr Freiheit lässt." Sie lehnt also nicht unbedingt sexuelle Beziehungen an sich ab, wie es das traditionelle Bild von Sepia nahe legt. Dieses Bild ist vielleicht deshalb entstanden, weil Sex bis vor kurzem mit Ehe, Hausarbeit und Kinderkriegen verbunden war.

Wenn Sepia in ihrem Element ist und in der Außenwelt wirkt (dies schließt natürlich auch die Frau ein, die einen Weg gefunden hat, ihr spezielles Talent zu Hause auszuüben), ist sie eine lebendige, kreative, zufriedene Frau. Sie verfügt über einen scharfen Intellekt und tiefschürfendes Denken, die ihr helfen, in traditionell männlichen Bereichen Erfolg zu haben – Politik, Justiz, Geschäftsleben. Ihr ganzer Lebensstil kann geprägt sein von ihrem Streben nach Unabhängigkeit und Selbstverwirklichung. Man findet diesen Typus bei den frühen Feministinnen wie Lucy Stone Blackwell und Susan B. Anthony – den lebhaften, sprachgewandten, engagierten und mutigen Anführerinnen der amerikanischen Suffragetten-Bewegung, die zusammen mit ihren zahlreichen Jüngerinnen im 19. und 20. Jahrhundert tapfer für die Gleichberechtigung von Frauen, für ihr Recht auf Bildung und Chancen in der Arbeitswelt gekämpft haben.

Häufig ist Sepia künstlerisch veranlagt. Sie kleidet sich stilsicher mit gutem Geschmack und hat einen Blick für Innendekoration. In der Kunst zieht es sie häufig zu den bildenden Künsten: Zeichnen, Malen, Grafikdesign. Und von den darstellenden Künsten bevorzugt sie Tanzen. Tatsächlich ist der Tanz häufig eine ihrer Leidenschaften – vielleicht weil sie sich bei dieser anmutigen, gleichzeitig jedoch lebhaften Übung (die an die Bewegung der Tentakel des Tintenfisches erinnert) frei und ungezwungen fühlt und darin ein kreatives Ventil für ihren Gefühlsstau findet. Zweifellos hatte das Genie von Isadora Duncan und Martha Graham, den Begründerinnen des Modern Dance, die versuchten, den Tanz von den allzu rigiden Formen des klassischen Balletts zu befreien und ganz neue Wege suchten, um durch körperliche Bewegung innerste Gefühle auszudrücken, viel mit Sepia zu tun.

Sepia besitzt auch ein gesundes und von Emotionen unbeeinträchtigtes Urteil, dem sie häufig recht direkt Ausdruck verleiht. Sie gebraucht keine Ausflüchte, und auch ausweichendes Verhalten gehört nicht zu ihrem Repertoire; manchmal kann sie auch allzu unverblümt sein. Sie ist gescheit, objektiv und meist im Recht und scheut sich nicht, anderen ihre Fehler auf den Kopf zuzusagen. Sie begrüßt einen alten Freund mit einem herzlichen: „Mann, du *hast* aber auch zugenommen!" oder: „Na, Ellie, wie geht's, was machst du so? Nichts, wie üblich? Hängst immer noch herum und vergeudest deine Zeit?" Oder sie verabschiedet sich von ihrer Gastgeberin nach einer Essenseinladung mit den Worten: „Vielen Dank für den netten Abend. Ich habe mich gefreut, Sie und Ihren Gatten wiederzusehen, obwohl diese Einladung nicht so gelungen war wie die letztjährige. Ihre Freunde sind nicht so interessant wie sonst." Irgendwie ist man jedoch gewöhnlich nicht verletzt – weil Sepia selten gehässig ist. Sie ist eher freimütig und direkt, stellt Tatsachen fest, die man nicht bestreiten kann, und dies in dem leidenschaftslosen Tonfall, mit dem ein Nachrichtensprecher die Wettervorhersage liest und ankündigt, dass die Temperaturen um 18°C liegen werden und es mit einer Wahrscheinlichkeit von zwanzig Prozent regnet.

Überdies (und dies ist eine seltene Qualität) besitzt Sepia eine fundamentale Aufrichtigkeit sich selbst gegenüber. Genauso direkt wie sie mit anderen ist, geht sie unverblümt mit sich selbst ins Gericht. Sie versteht ihre Eigenarten und weiß um ihre Schwächen wie auch um ihre Stärken. Ein Teil ihrer scheinbaren Gleichgültigkeit oder Gefühllosigkeit rührt von dieser leidenschaftslosen Selbstkenntnis her. So kann eine Frau während einer traumatischen Scheidung durchaus sagen: „Natürlich bin ich traurig, dass meine fünfundzwanzig Jahre dauernde Ehe gelöst wird. Ich liebe meinen Mann, und dies ist völlig seine Entscheidung. Aber vielleicht habe ich selbst dazu beigetragen, die Beziehung zugrunde zu richten, indem ich ihm gesagt habe, dass er mich nicht wirklich liebt – oder dass er mich nicht lieben würde, wenn er mich nur besser kennen würde. Ich weiß, dass ich diese perverse Tendenz habe, enge Beziehungen zu zerstören; ich habe keine Ahnung, weshalb." Aus Stolz und um den Anschein der Stärke zu wahren, kann sie hinzufügen: „Andererseits scheint es so zu sein, dass Frauen mehr durch Enttäuschungen in der Liebe wachsen als durch irgendeine andere Erfahrung. Warum [mit einem Achselzucken, das übertriebene Gefühlsäußerungen oder gar Selbstmitleid hinwegwischt] sollte ich von dieser Gelegenheit für inneres Wachstum ausgenommen sein?"

In ihrem Bemühen, objektiv bezüglich sich selbst zu sein, kann Sepia dazu neigen, sich selbst niederzumachen: „Ich bin nicht gut genug bei dem, was ich tue ... Niemand braucht mich wirklich bei der Arbeit ... und ich glaube nicht, dass sie mich wirklich mögen ... Ich habe das Gefühl, dass ich eine Last für andere bin – ein echter Drachen ..." Oder die großzügige Sepia-Frau kann sich selbst kleinlich finden (auch wenn sie mehr emotionale und physische Energie aufwendet, anderen zu helfen, als es ihren natürlichen Neigungen entspricht), weil es ihr an *spontaner* Großzügigkeit fehlt.

Sepia kann es schwerfallen, ihre guten Eigenschaften vor sich selbst zuzugeben, andere wissen sie jedoch bei näherer Bekanntschaft für ihre Qualitäten zu schätzen: Fairness, Aufrichtigkeit, Zuverlässigkeit, Rechtschaffenheit – und vielleicht am wichtigsten von allen, Integrität. Man weiß, wo sie bei wichtigen Themen steht und weiß auch, dass sie ihren Überzeugungen treu bleibt.

Unter den literarischen Heldinnen ist es Scarlett O'Hara in *Vom Winde verweht*, die verschiedene Charakteristika dieses zweiten Gesichtes von Sepia lebhaft verkörpert. Mit ihrem ausgezeichneten Geschäftssinn und ihrem ständigen Streben nach Unabhängigkeit und Selbstverwirklichung versucht sie sich von den „weiblichen" Tugenden wie Anpassungsfähigkeit, Fügsamkeit, Milde und Unterwürfigkeit zu emanzipieren, die so beharrlich im amerikanischen Süden vor dem Krieg gepflegt wurden. Ebenso charakteristisch sind ihre Leidenschaft für das Tanzen und ihre direkte Sprache, ihr offenes Verhalten (die Anlass für so viel öffentliche Missbilligung geben), wie auch ihre großartige (wenn auch widerstrebende) Loyalität und Verantwortlichkeit ihrer Familie gegenüber – die lange und schwer auf ihr lasten. Schließlich ist auch der aus Stolz geborene Mut von Scarlett typisch für Sepia, mit dem sie angesichts schwieriger Umstände um das Überleben kämpft – in den Wirren des Bürgerkriegs und Wiederaufbaus, wie auch einer ganzen Reihe von schweren persönlichen Verlusten. Eine Figur in der Novelle sagt zu ihr: „Ich bewundere die Art, wie Sie Schwierigkeiten überwinden …, auch wenn sie unangenehm sind. Sie nehmen die Hindernisse tadellos, wie ein guter Springreiter."

Obgleich Sepia weit weniger bei Männern als bei Frauen zu finden ist, hat Hahnemann das Mittel ursprünglich bei einem männlichen Patienten entdeckt: Bei einem Maler, der ungewöhnliche Symptome zeigte und den Hahnemann dabei beobachtete, wie er sich versehentlich selbst vergiftete, indem er ständig die Spitze seines Pinsels ableckte, während er mit Sepia-Tinte malte (und so eine „Arzneimittelprüfung" durchmachte[*]).

Die Geistes- und Gemütssymptome beim Mann sind gelegentlich auf kuriose Weise das Gegenstück zu den weiblichen Symptomen. Die Frau will sich von der passiven, empfänglichen, weiblichen Rolle, von der häuslichen Welt, der Welt der Gefühle emanzipieren und anfangen, ein aktives Leben zu führen.

---

[*] Mehr hierzu in der Einleitung, s. S. XI ff.

Umgekehrt möchte der Mann, des Konkurrenzkampfes überdrüssig, sich aus der aktiven Welt, aus Politik und Wirtschaft, von seiner schweren Verantwortung zurückziehen, um ein eher ruhiges, besinnliches Leben zu führen. Der vorher zu energische, hart arbeitende Mann wird nun, da er in mittleren Jahren oder älter ist, unzufrieden mit seiner Arbeit und leidet unter Müdigkeit und emotionaler Erschöpfung. Er möchte sich in den Frieden und die Ruhe auf dem Land zurückziehen und sich dort irgendeiner ruhigen Beschäftigung oder einem Hobby widmen, oder einfach in Ruhe gelassen werden. Auch seine Beschwerden bessern sich durch anstrengende Tätigkeiten wie Holzhacken, den Garten umgraben, lange Waldläufe.

Die Klage einer Frau über das seit neuestem veränderte Verhalten ihres sonst so vernunftbetonten Gatten steht beispielhaft für den männlichen Sepia: „Er ist sonst immer geistig sehr interessiert gewesen, aber [so beobachtete sie] statt sich mit etwas Wichtigem zu beschäftigen, spricht er nur noch über die hohen Preise und die schlechte Qualität bei Lebensmitteln. Er beklagt sich auch, wenn auch nur ein kleines bisschen Essen im Kühlschrank liegen bleibt. Wenn er von der Arbeit nach Hause kommt, kann er noch an der Haustür förmlich riechen, dass irgendetwas hinten im Kühlschrank vergammelt. Dann fischt er es heraus, knallt es mir vor die Nase und sagt: ‚*Was ist denn das schon wieder?*‘ Oder er nörgelt herum, wenn ich beim Kochen nicht die richtigen Küchengeräte benutze. Dauernd steht er mir im Weg herum und mäkelt kleinlich wegen allem und jedem und ist chronisch unzufrieden." Die Frau erinnerte sich noch an einen anderen Vorfall, der das ungehobelte Sepia-Verhalten ihres Mannes deutlich machte. Am Ende einer Lesung, an der sie teilgenommen hatten, kam er auf den Vortragenden zu und fragte: „Sind Sie *sicher*, dass Sie dieselbe Person sind, deren Bild auf dem Buchrücken aufgedruckt ist? Ich hätte Sie nie erkannt! Sie sind inzwischen sicher ein paar Jahre älter als auf dieser Fotografie. Und wo sind Ihre Haare geblieben?"

Bemerkenswert ist jedoch, dass auch der Sepia-Mann, ähnlich wie die Frau, selten aufrichtig sich selbst gegenüber ist. Er pflegt kein höheres Bild von sich zu haben als gerechtfertigt ist, und ist in der Lage, sich selbst wie auch andere leidenschaftslos und scharfsinnig zu beurteilen.

Jeder Mensch weist sowohl männliche als auch weibliche Charakteristika auf. Im Allgemeinen besitzen die bewussten persönlichen Merkmale die Eigenschaften des auch körperlich ausgedrückten Geschlechts, während das Unbewusste Merkmale des entgegengesetzten Geschlechts trägt und eine komplementäre, ausgleichende Funktion besitzt. Beim Sepia-Typus treten die Merkmale des anderen Geschlechts auf eine Art und Weise zu Tage, die das Individuum bewusst verstehen und lenken muss; ansonsten nehmen sie eine dunkle, seelisch bedrückende Form an. Die Herausforderung von Sepia liegt also darin, dem unbewussten Geschlecht kreativen Ausdruck zu verleihen – und so aus der chronischen Unzufriedenheit, der tiefen, düsteren Unterwasserwelt, die der Tintenfisch zu seinem Zuhause gemacht hat, aufzutauchen in das erfrischende Tageslicht.

Sepia

Bevorzugte Körperregionen

Kopf	Schmerzen in schrecklichen Stößen (meist linksseitig); häufig mit Übelkeit und Erbrechen
Verdauung	**Leeres Gefühl im Magen, nicht gebessert durch Essen**; brennende Schmerzen, abdominelle Blähungen; **Übelkeit beim Anblick, Geruch oder auch nur Gedanken an Essen**; Verstopfung
Weibliche Genitalien	**Chronische Blasenentzündung**; unwillkürliches Harnen beim Husten, Lachen oder Schnäuzen; gelblich-grünlicher vaginaler Ausfluss mit viel Jucken; Trockenheit der Vagina, Schmerzen beim Geschlechtsverkehr, kein oder nur geringes sexuelles Verlangen. **Zahlreiche Menstruationsbeschwerden: prämenstruelles Syndrom**, Kopfschmerzen, Krämpfe, Übelkeit und Erbrechen, Rückenschmerzen; reichliche Blutungen oder keine Menstruation; Zwischenblutungen; **Hitzewallungen in der Menopause, Palpitationen, Zittern**; Uterusprolaps, Becken leicht verrenkt; „Bearing down"-Gefühl von Beckenorganen; Unfruchtbarkeit **Beschwerden während Schwangerschaft und Geburt**: Morgenübelkeit, abnormes Verlangen nach bestimmten Speisen, Schmerzen im unteren Rücken; Neigung zu Fehlgeburten; Beschwerden nach Fehlgeburt oder Abtreibung; postpartale Depression („Baby-Blues")
Rücken	**Schwäche und/oder Schmerzen im Kreuz**; besser durch Liegen auf etwas Hartem oder durch festen Halt; Schmerzen erstrecken sich den ganzen Rücken hinauf
Haut	Verschiedene Verfärbungen und Hautausschläge: umschriebene rote oder braune Flecken (Ringelflechte), **Akne beim Erwachsenen, picklige Hautausschläge entlang des Haaransatzes**; Herpes um Mund und Nase; Risse in der Unterlippe; Ekzem

Allgemeinsymptome

- **Hauptsächlich ein Frauenmittel**
- Allgemeine Müdigkeit und Erschöpfung
- Emotionaler Stillstand spiegelt sich in körperlichen Gefühlen von Trägheit und Stagnation wider
- „Bearing down"-Gefühl, als würden die betroffenen Teile nach unten gezogen
- Schmerzen schießen von unten nach oben
- Gefühl von einem Ball oder Klumpen in inneren Organen (Magen, Gebärmutter, Blase, Rektum)
- Im Allgemeinen linksseitige Beschwerden

Sepia (*Fortsetzung*)

Modalitäten (< verschlimmert; > gebessert)

Zeit	< Morgens und abends; **monatlich**
Temperatur	< Kalter Wind, Feuchtigkeit; **vor Gewitter**
	> **Kalt baden (vor allem der betroffenen Körperteile)**; Bettwärme, heiße Anwendungen
	> während und nach Gewitter
Körperhaltung	< **Unbewegliche Haltung**: Sitzen (muss die Beine kreuzen); Knien, Stehen; Liegen auf der linken Seite
	> **Niederlegen**
Energie	> Regelmäßige Körperübungen; **heftige Bewegung (besonders Tanzen)**; Schlaf, auch wenn er nur kurz ist
Essen/ Trinken	< Milch
	> Verlangen nach Essig, Eingelegtem, Scharfem, sauren Speisen

Führende Geistessymptome

- **Allgemeines Bild der erschöpften, überarbeiteten Hausfrau**, die ihren Verpflichtungen entfliehen möchte, aber keinen Ausweg sieht
- **Unterdrückte Gefühle; Gleichgültigkeit gegen geliebte Personen**
- Reizbarkeit, Zorn bei Widerspruch
- Frauen mit künstlerischen Neigungen, die in der bildenden Kunst oder als Schriftstellerinnen arbeiten
- **Die zufriedene, fähige Karrierefrau**
- Gescheit, aufrichtig, scharfsichtig
- **Männer und Frauen in mittlerem Alter, die mit ihrem Leben unzufrieden sind** und nach mehr Befriedigung suchen
- Furcht vor Einsamkeit (auch bei Abneigung gegen Gesellschaft), Krankheit, Armut; ängstlich bei Kleinigkeiten

Sulfur

Genau so, wie elementarer Schwefel in der Erdkruste unter der Oberflächenvegetation weit verbreitet ist (wie sich in den zahlreichen schwefelhaltigen Gasen und Schlacken vulkanischen Ursprungs zeigt), liegt eine Sulfur-Schicht unter der Oberfläche praktisch jeden menschlichen Wesens. Dies kann man daran erkennen, dass sich im Verlauf der verschiedenen Lebensstadien ein Sulfur-Mittelbild auch bei denen zeigt, die sich vom Konstitutionstyp her unterscheiden: bei Erkrankungen im Säuglingsalter und der Kindheit, bei Problemen in der Adoleszenz, in der Midlifecrisis bei Männern, der weiblichen Menopause und den Schwächen und Erkrankungen des Alters.

Das Mittel ist auch wiederholt angezeigt während der verschiedenen Stadien akuter und chronischer Erkrankungen. Aufgrund seiner gut belegten Fähigkeit, latent vorhandene Symptome an die Oberfläche zu bringen, ist Sulfur oft das erste Mittel, das in einem schwierigen chronischen Fall zur Anwendung kommt. In seiner Rolle als Eröffner der homöopathischen Behandlung kann er sogar den Platz eines scheinbar „ähnlicheren" Mittels übernehmen und ohne weitere Hilfe das gesamte Problem lösen. Es ist auch mitten in einer Behandlung wirksam, wenn andere Mittel nicht wirken. Dann zeigt sich seine einzigartige Fähigkeit, eine Reaktion hervorzurufen – indem er entweder selbst den stagnierenden Prozess fortschreiten lässt, oder das vorher unwirksame, obgleich wohl gewählte Mittel aktiviert. Schließlich steht Sulfur häufig sowohl am Ende als auch am Anfang von Erkrankungen oder Beschwerden, indem er Genesung und Heilung gegen Ende hin beschleunigt – wie er auch unendlich wertvoll ist bei der Behandlung von Beschwerden, die zu Rückfällen neigen.

Eine weitere Korrespondenz zwischen heilender Substanz und menschlicher Konstitution zeigt sich darin, dass elementarer Schwefel als wirksames Mittel zur äußeren und inneren Reinigung bekannt ist – daher sein Gebrauch in Bädern, Seifen und Mineralwässern. Ähnlich kann jeder Mensch zu irgendeinem Zeitpunkt in seinem Leben von der Fähigkeit dieses vielgestaltigen Mittels profitieren, Unmengen von Toxinen, Schlacken oder verbliebenen Unpässlichkeiten zu beseitigen – wie auch die unerwünschten Nebenwirkungen schulmedizinischer Medikation.

Die große Bandbreite der Wirkungen von Sulfur hindern das Mittel jedoch nicht, seine eigene Persönlichkeit zu besitzen, die es von anderen unterscheidet. Früher nannte man den Schwefel im Englischen „brimstone", d. h. „brennender Stein". Das Element wurde lange zur Herstellung von Zündhölzern und Schießpulver benutzt. Dieses Bild steht, zusammen mit dem des Vulkans, für das charakteristische Brennen, seine Explosivität und seine Wutausbrüche. In der Tat können Sulfuriker schnell hitzig werden. Auf der körperlichen Ebene schwitzt er schnell und viel, verträgt keine Wärme im Zimmer oder Bett. Er öffnet die Fenster, um kalte Luft hereinzulassen, legt tagsüber zusätzliche Kleidung ab und macht sich nachts von der Bettdecke frei. Viele seiner Beschwerden und Allgemeinsymptome haben eine brennende Qualität. Er neigt auch zu zahlreichen Hautausschlägen von der heißen, roten, juckenden Sorte. Wie bei einem Vulkan ist die Wirkung des Mittels zentrifugal (von innen nach außen gerichtet), und so zeigt sich eine Störung der Energie bei Sulfur häufig in Form von Hauterkrankungen.

Das hitzige Temperament von Sulfur tritt schon früh im Leben beim ungestümen Jungen oder Mädchen in Erscheinung und setzt sich bis in die Adoleszenz hinein fort. Und wenn auch nach der Adoleszenz die Hitze etwas nachlässt, bleibt der junge Erwachsene häufig reizbar und anmaßend, und er ist ständig in Bewegung. Es ist gut möglich, dass im mittleren Alter die emotionale Hitze wieder zunimmt. Vor allem der Mann wird kritischer und kampflustiger, er neigt dazu, seine Stimme zu heben, wenn er gereizt ist, auch wenn es sich bloß um Kleinigkeiten handelt. Er ist aufbrausend und seine Wutausbrüche sind heftig – wie ein Vulkan, der plötzlich ausbricht und Schwefel spuckt. Ebenfalls wie ein Vulkan jedoch, der dann, wenn der innere Druck nachlässt, wieder zur Ruhe kommt, kann Sulfur schnell explodieren und genauso schnell wieder still sein. Minuten nach seinem Ausbruch hat er seinen Ärger und den Grund dafür schon wieder vergessen. In manchen Fällen kommt es zwar zu heftigem Aufbrausen, aber selten. Eine Frau erklärte einmal, dass sie wegen des explosiven Temperaments ihres zukünftigen Sulfur-Ehegatten gezögert habe, als er um ihre Hand anhielt. „Mach Dir da mal keine Sorgen, meine Liebe", versicherte er ihr, „der Vesuv spuckt auch nicht die ganze Zeit." Dies erwies sich als eine recht genaue Selbsteinschätzung.

Der Typus streitet häufig gerne und findet in Wortgefechten ein Ventil für seine Hitze und Kampflust. Häufig „schießt" er gerne zuerst. Da er gerne streitet um des Streitens willen, als eine Form geistiger Übung und zum Austausch von Ideen, ist er nicht besonders wählerisch, was das Thema angeht, und stürzt sich in jede zufällige Schlacht (wie der Ire in dem Witz, der zwei Männer in einer Bar aufeinander eindreschen sieht und fragt: „Ist das ein Privatkampf, oder kann da jeder mitmachen?"). Und da seine Argumente vor allem auf der intellektuellen Ebene bleiben, sind seine Gefühle selten tief getroffen. Seine Liebe zum Streit siegt über jede Verletzung, und er freut sich schon auf die nächste verbale Auseinandersetzung – und seinen wahrscheinlichen Triumph. Mit seiner Neigung, den Gegner niederzuringen, ist er nämlich in einem Streit schwer zu schlagen.

Ein anderer Aspekt des hitzigen Temperaments von Sulfur ist sein starkes Bedürfnis nach persönlicher Anerkennung. Was immer um ihn herum passiert, er muss im Mittelpunkt stehen – er ist „die Braut bei jeder Hochzeit und die Leiche bei jedem Begräbnis" (wie man von Teddy Roosevelt sagte). Er ist der klassische Unternehmer oder auch derjenige, der laut und ausführlich mit seinen zahlreichen Talenten, innovativen Ideen oder zukünftigen Plänen prahlt; oder er brüstet sich mit seinen korrekten politischen oder finanziellen Vorhersagen (die vielleicht bloß nachträgliche Einsichten waren). Gelegentlich gelingt es ihm, sich einen Ruf nicht nur auf dem aufzubauen, was er bereits geleistet hat, sondern auf dem, was er zu tun *beabsichtigt*. Seine Egozentrik im Gespräch wird karikiert in folgender Anekdote, in der sich zwei Männer unterhalten. Nachdem der erste einen langen Monolog gehalten hat, wendet er sich seinem Gesprächspartner zu und sagt: „Genug von mir. Sprechen wir jetzt von Ihnen. Sagen Sie, was halten Sie von meinem neuen Buch?"

Und weil er von Natur aus ein Optimist ist, kann so mancher Sulfuriker vollkommen unfähig sein, irgendeinen Fehler in seinem Handeln oder in den Dingen zu sehen, die ihm gehören – wie er auch keinen Mangel in einem seiner Pläne oder Unternehmungen erkennen kann. („Wenn es meines ist, muss es großartig sein.") Allgemein ausgedrückt hat dieser Mensch mit seinen großen Ideen das Bedürfnis, alles unter seiner Schirmherrschaft seiner Aufmerksamkeit wert und so groß wie sich selbst zu machen.

Die Bandbreite der Wirkung des Arzneimittels Sulfur ist so groß, dass sein Persönlichkeitsbild zwangsläufig Varianten, Schattenseiten und Gegensätze aufweisen muss, sodass man sich ihm am besten im Lichte seiner Polaritäten annähert.

Eine der auffallendsten Polaritäten des Typus ist seine Selbstsucht und Großzügigkeit. Seine Beschäftigung mit sich selbst lässt ihn blind sein gegen die Bedürfnisse anderer. Eine extreme Form der Selbstsucht findet sich bei dem offenkundigen Egoisten, der so völlig von sich in Anspruch genommen ist, dass er für niemanden auch nur einen Finger rührt. Er ist sehr damit einverstanden, dass man sich gegenseitig im Leben hilft, vorausgesetzt, man erwartet es nicht von ihm. Es gehört ja ohnehin alles ihm. („Was mein ist, ist mein, und was dein ist, darüber lässt sich verhandeln.") Rücksichtslos ist er der Überzeugung, dass nur seine eigene Tätigkeit schwierig, ermüdend oder wichtig ist, und er kommt nach Hause zu seiner Frau, die mit dem Haushalt und kleinen Kindern voll ausgelastet ist, und schimpft: „Warum hast Du die Blätter nicht zusammengerecht, wie ich es Dich geheißen habe? Was sagst Du, Du hast keine Zeit gehabt? Was hast Du denn bloß den ganzen Tag gemacht?" Sein ungehobeltes Benehmen ist jedoch nicht nur auf das Zuhause beschränkt. Völlig beschäftigt mit seinen Gedanken, die Welt zu retten oder ein Vermögen zu machen, hat er keine Zeit, an gemeinsamen Unternehmungen mitzuwirken oder seinen Anteil zu leisten. Er erwartet nicht nur, dass andere sich um sein Wohlergehen kümmern, sie sollen auch noch glücklich sein, ihm helfen zu dürfen.

Gelegentlich findet sich jedoch auch das völlige Gegenteil. Statt selbstsüchtig zu sein, ist Sulfur der Inbegriff der Großzügigkeit und strömt über von Wohlwollen. Er ist der warmherzige Mann (oder Frau), der keinen persönlichen Wunsch nach finanzieller Unterstützung abschlägt und den man ständig angeht, wenn es um Zeit und Energieaufwand für einen wohltätigen Zweck geht. Er kann außergewöhnlich gastfreundlich sein; eine Party zu geben kann ihn ungemein befriedigen. Er liebt es, in großem Maßstab zu unterhalten, öffnet seine Tür allem und jedem – je mehr, desto lustiger. Wie ein begeisterter, aber unerfahrener Koch wirft er hartnäckig Zutaten (nicht zueinander passende Personen) in einen gemeinsamen Topf (das gesellschaftliche Ereignis), und ist zuversichtlich, dass zum Schluss ein wohlschmeckendes Essen dabei herauskommt (dass alle sich wohlfühlen). Obwohl die Chancen ziemlich schlecht für ihn zu stehen scheinen, gelingen seine Gerichte ziemlich häufig, da sie gewürzt sind mit seiner reichlich vorhandenen Energie und guten Laune, die alle anderen in ihrem Kielwasser mit sich zieht. Ähnlich kann ein Sulfur am Arbeitsplatz die verschiedensten Geschäftspartner zusammenbringen, um ein erfolgreiches Unternehmen zu begründen. Oder er lädt alle möglichen Leute ein, um an irgendeiner Epoche machenden Unternehmung mitzuwirken, die er selbst ins Leben gerufen hat.

Es ist jedoch charakteristisch, dass jeder seiner großzügigen Impulse ihm irgendwie zur Ehre gereicht – Sulfur sucht nämlich Anerkennung selbst in seiner Freigebigkeit. Die Gäste bei seiner Party waren „die interessantesten und außergewöhnlichsten Leute, die ich je getroffen habe", der Wein, der serviert wurde, hatte „das köstlichste Bouquet, das ich seit Jahren genossen habe", das Essen war ohne Ausnahme zubereitet vom „talentiertesten Koch, den Sie an der Ostküste finden werden – ein wahres Genie". In seiner Neigung, anderen Geschenke zu machen, kann er den Korb voller frischer Peperoni oder Tomaten mit der Bemerkung überbringen, dass „alle Nachbarn darin übereinstimmen, dass die diesjährige Ernte die beste ist, die ich je produziert habe!" So hoch schätzt Sulfur die Qualität des Gebens (ganz genauso hoch wie das Glück des Empfangens), dass Großzügigkeit in seinen Augen die Garantie der Rechtschaffenheit ist. Und sicher freut sich kein anderer Typus mehr daran, über seine eigene Großzügigkeit nachzusinnen, als Sulfur. Und da er gewohnheitsmäßig im Großformat malt, hat er ein fast unerschöpfliches Thema für seine Reflexionen.

Gelegentlich kann Sulfur allzu großzügig sein und sich oder anderen damit nichts Gutes tun, oder er ist unangebracht hochherzig. Bereitwillig unterstützt er den Schwager und andere Familienmitglieder, oder Freunde, die Faulenzer und Kletten sind, bürgt für sie wiederholt finanziell oder anderweitig, und schadet damit ihrem Charakter – ganz zu schweigen von den Unannehmlichkeiten oder dem schlechten Dienst, den er damit seiner eigenen Familie erweist. Andere Konstitutionstypen können ebenfalls großzügig sein, aber es ist seine unwiderstehliche Herzlichkeit, zusammen mit seiner universellen (um nicht zu sagen unterschiedslosen) Freundlichkeit, die ihn zu einer bemerkenswert wohltätigen Figur machen.

Eine verwandte Polarität bei Sulfur ist sein Materialismus und Antimaterialismus. Dieser Persönlichkeitstyp hat einen angeborenen Sinn für materialistische Werte. Dieser zeigt sich am offensichtlichsten in seiner Haltung gegenüber Geld. Der reiche Sulfur gibt sein Geld verschwenderisch aus und so, dass man es auch sieht: teure Wagen, Stereoanlagen, überdimensionierte Villen und andere Statussymbole. (Ein Sulfuriker beschrieb sich selbst als „süchtig nach Luxus".) Ob gut situiert oder nicht, Geld ist ein Thema, dessen er nicht müde wird. Er ist fasziniert vom Preis von Dingen, und davon, wie viel andere verdienen. Diese Themen dominieren die Gespräche des nichtintellektuellen Sulfur-Typen. Auch wenn er wohlhabend ist, kann er ebenso freudig über den hohen Preis von grünen Bohnen oder Mineralwasser diskutieren.

Die meisten Sulfuriker weisen einen gesunden Sinn für Geld auf, ob sie nun einen kleinen Lebensmittelladen betreiben, ein großes Unternehmen leiten oder mit Aktien, Kapital oder Obligationen handeln. Viele dieser Menschen scheinen ihr einziges Lebensziel darin zu sehen, jeder günstigen oder auch widrigen Gelegenheit einen materiellen Vorteil abzuringen.

Geld wird für sie in diesen vom Geldverdienen geprägten Jahren der hauptsächliche Maßstab für den Wert von Menschen, und sie schätzen die Fähigkeiten und Talente von anderen danach ein, wie viel diese verdienen oder verdienen können. Später kann er seine Freude daran haben, sein Vermögen großen, renommierten Institutionen zu vermachen, oder er gründet seine eigene karitative Stiftung und sorgt dafür, dass man ihm für seine Freigebigkeit auch die gebührende Ehre erweist. So befriedigt er sowohl seine großzügigen wie auch seine auf Erwerb gerichteten Ambitionen, und es gelingt ihm, Gott und dem Mammon gleichzeitig zu dienen.

Andere können knickerig sein und nicht gerne Geld verleihen oder es für andere oder auch für sich selbst ausgeben. So macht er als Familienvater seiner Familie das Leben schwer, indem er auf unnötiger Sparsamkeit besteht. Er stellt den Thermostaten ungemütlich tief ein, weigert sich, einen Wasserkessel mit einer funktionierenden Pfeife zu kaufen und fährt ein uraltes Auto. Er liebt das Sparen als solches, obwohl jeder dabei andere Eigenarten hat. Der erfolgreiche Schriftsteller schreibt zum Beispiel seine Manuskripte auf die Rückseite von Briefen, Rechnungen und anderem Altpapier, das die meisten Menschen wegwerfen oder recyceln. Es ist die Art der Sparsamkeit, der Sulfur, der jede Verschwendung verabscheut, nicht widerstehen kann. Er liebt nichts mehr, als ein „Resteessen" zu veranstalten oder ein „einwandfreies" Stück Draht aus einem zerlegten Geschirrspüler zu bergen, um damit die Elektrik seines Wagens zu reparieren. Er hortet alles, was in seiner Reichweite ist. Ein wahrer Hamster, trennt er sich nur ungern von seinen Sachen, selbst den nutzlosesten, und ist vollkommen unfähig, etwas wegzuwerfen, denn „wer weiß, eines Tages kann man es vielleicht doch noch gebrauchen".

Wie unordentlich sein Büro, Keller oder Zimmer auch immer sein mag, hasst er es, wenn etwas nicht in Sicht- oder Reichweite ist, und kann nicht leiden, wenn etwas verstellt oder weggeräumt wird. Der Schreibtisch von Sulfur ist leicht an den Büchern und Blättern zu erkennen, die darauf gestapelt oder darum herum verstreut sind, sodass es unmöglich scheint, etwas zu finden. Doch er findet sofort die kleinste Notiz und ist außer sich, wenn jemand vorschlägt, einige Papiere abzulegen und aufzuräumen. Er findet Unordnung und Durcheinander „gemütlich".

Gleichzeitig kann er einen theoretischen Wunsch nach Sauberkeit verspüren. Er regt sich auf über den Schmutz und das Durcheinander in seiner Umgebung und unternimmt daher die Herkulesarbeit des Aufräumens. Aber die scheinbare Ordnung in seiner Bude ist bloß oberflächlich, darunter herrscht Unordnung. Wenn man einen Schrank öffnet, fällt einem der

Inhalt entgegen, der nur hastig hineingestopft wurde, und seine Schubladen sehen aus wie Rattenlöcher: Bindfäden, Schnur, Büroklammern und Papier haben sich zu einem unentwirrbaren Knäuel verheddert.

Der Materialismus von Sulfur zeigt sich noch auf andere, verwandte Art und Weise: Er ist der geborene Sammler – Briefmarken, Bücher, Schallplatten, Werkzeug, Streichholzschachteln, Aschenbecher, was auch immer. Wenn er finanziell erfolgreich ist, befriedigt er seinen Sammlertrieb, indem er Kunstobjekte sammelt, mit denen er sein Haus bis zum Platzen füllt. Seine Sammlung gefällt ihm ungemein, und er ist ungeheuer stolz darauf, daher spricht er davon, stellt sie aus, und ist noch nicht einmal neidisch auf die Sammlung eines anderen – wenn man davon absieht, dass er sie am liebsten seiner eigenen einverleiben würde.

Umgekehrt kann Sulfur absolut kein Interesse an materiellen Dingen oder finanziellen Angelegenheiten zeigen. Er hat seinen Kopf so sehr in den Wolken und ist so beschäftigt mit seinen erhabenen Gedanken, dass die materielle Realität unbeachtet an ihm vorübergeht. Dieser Typus wird weiter unten näher untersucht. Hier genügt es zu sagen, dass die völlige Gleichgültigkeit gegen materielle Besitztümer die Weltfremdheit des Typus spiegeln kann – oder auch den bewussten prinzipiellen Entschluss, aller weltlichen Habe zu entsagen, um sich spirituell oder intellektuell weiter zu entwickeln. Wie Thoreau, der in seiner einräumigen Hütte am Waldenteich die Einfachheit der Natur suchte, kann dieser Sulfuriker asketisch in karger Umgebung und unter Verzicht auf jeden wertvollen Gegenstand am völligen Existenzminimum leben.

Auch wenn Sulfur Besitz sucht und gerne „hat", kann er in seiner Haltung Kleidung gegenüber eine echte antimaterialistische Färbung aufweisen. Das bevorzugte Kleidungsstück des wohlhabenden Sulfurs kann eine zwanzig Jahre alte Tweed-Jacke mit durchgewetzten Ellbogen oder notdürftig angebrachten Flicken sein, von der er sich nicht trennen kann, und ein paar zerknitterte, zu große Hosen, die aussehen, als hätte er sie von der Heilsarmee. Sie haben ihn lange begleitet und haben ihm gute Dienste geleistet, und so sind seine Kleider wahre, vertraute Freunde geworden – ja mehr, ein Teil von ihm selbst. Und wie kann man einen Teil von sich selbst wegwerfen?

Zum Schluss dieses Abschnitts soll noch auf einen weiteren Aspekt der materiellen Neigung von Sulfur hingewiesen werden: seiner Vorliebe, mit den Händen und mit Erde zu arbeiten. Dieser Konstitutionstyp ist häufig fasziniert von Werkzeug und allen mechanischen und elektrischen Gegenständen. Schon früh zeigt er ein großes Verständnis für ihr Funktionieren. Jeder Erfinder hat wohl starke Sulfur-Züge – ob er nun ein Genie ist, wie Thomas Edison, oder ein unbekannter Bastler in seinem Keller, der jahrelang an einem solarzellenbetriebenen Dosenöffner, einem geräuschlosen Mixer oder einem kettenlosen Fahrrad herumwerkelt, bis er schließlich Erfolg hat und etwas entdeckt. Ähnlich folgen der hartnäckige Kleinbauer, der sich damit zufrieden gibt, seinem Boden eine karge Existenz abzuringen, der Industriearbeiter, der in seinem Garten oder Hof werkelt, der reiche Plantagenbesitzer mit seinen neuesten technischen Verbesserungen und dem teuren Maschinenpark oder der an seinen Schreibtisch gefesselte Geschäftsmann, der sich glücklich in seinem Gemüsegarten entspannt, allesamt ihren sulfurischen Neigungen.

Eine andere auffallende Polarität bei Sulfur ist seine Betonung des Intellekts und sein Anti-Intellektualismus. Ob er nun Bauer, Arbeiter, Angestellter, Künstler, Wissenschaftler oder Arzt ist, stets hat sein Denken einen philosophischen Einschlag. Er liebt es, zu rationalisieren, zu theoretisieren, und abstrakte oder hypothetische Systeme zu erdenken. Gibt man ihm die Möglichkeit dazu, wird er jede seiner Ansichten, jede einfache Handlung philosophisch untermauern.

Schon früh liest Sulfur gerne lehrreiche Schriften, wie Zeitungen, Wissenschaftsmagazine, Geschichtsbücher und Enzyklopädien – alles, was mit dem Anhäufen und Wiederauffinden statistischer Daten oder wissenschaftlichen und historischen Fakten zu tun hat. Manchmal hat er ein sagenhaftes Gedächtnis. Wenn eine Information einmal in seinem Gedächtnis haften geblieben ist, bleibt sie da und trägt Zinsen, so gewiss und sicher wie Geld auf der Bank, um dann ausgegeben zu werden, wenn sie gebraucht wird. Als guter Unterhalter hat Sulfur einen reichen Vorrat an Zitaten von klassischen und populären, alten und modernen Autoren, eines für jede Gelegenheit. Er erinnert sich an komplexe mathematische Formeln, wenig bekannte geschichtliche Daten und obskure wissenschaftliche Quellen. Außerdem kann er ein bemerkenswertes Talent für Sprachen besitzen. Menschen, die behaupten, vier oder fünf Sprachen gut zu sprechen, werden unweigerlich einen starken Sulfur-Einschlag in ihrer Konstitution haben. In gewisser Hinsicht kann man diese intellektuellen Leistungen auch als Ausdruck des „Sammeltriebes" von Sulfur sehen. Er häuft Fakten und Zahlen an, erwirbt statistisches Wissen und speichert Informationen und Fremdwörter genauso, wie er Gegenstände sammelt.

Gleichzeitig kommt Sulfur auch bei denen in Betracht, die die Namen von ihnen bekannten Straßen, von Freunden und Familienmitgliedern vergessen: „Du – du – Tom, äh Tim, wie auch immer du heißt", sagt er zu seinem Schwager Ted, der seit fünfzehn Jahren zur Familie gehört. Und um alles in der Welt kann er sich nicht daran erinnern, wer letzte Woche zum Abendessen eingeladen war. Oder er vergisst eine Unterhaltung, die er neulich gehabt hat (Erwachsene jeden Alters), und fängt an sich zu wiederholen, in genau den gleichen Formulierungen – kein Wort ist geändert, kein Komma fehlt. Solche Stärken und Schwächen des Gedächtnisses spiegeln die natürliche Neigung von Sulfur eher zum Abstrakten, Faktischen und Intellektuellen als zum rein Persönlichen wider.

Folgerichtig ist Sulfur der „Philosoph in Lumpen": ein ungepflegter, schlecht rasierter, weltfremder Mensch mit philosophischen Neigungen, der in einer Welt von Ideen und Abstraktionen lebt, wo Lernen und Bücher so natürlich für ihn sind wie Atmen. Eine fast noch vertrautere Gestalt ist der geistesabwesende Professor, der so sehr in seinen bedeutenden Gedanken versunken ist, dass er in der Bibliothek jeden Sinn für Zeit verliert und erst Stunden später zum Abendessen kommt. Wenn er selbst kocht, fängt er an, ein Buch dabei zu lesen und vergisst, den Herd auszuschalten, bis das Essen im Topf anbrennt. Er kann buchstäblich unfähig sein, allein zurechtzukommen. Weit davon entfernt, manuell und mechanisch so geschickt zu sein wie der Typus, den wir oben diskutiert haben, ist er unpraktisch und ungeschickt mit seinen Händen. Manchmal ist er unfähig, ein Auto zu fahren oder sogar eine Schreibmaschine zu benutzen. Das Öffnen einer Suppendose, das Entwirren einer verknoteten Schnur, Flüssigkeit von einer Flasche in eine andere zu gießen oder gar eine Fahrradkette wieder zu befestigen, können zu traumatischen Erfahrungen werden.

Der Sulfur-Gelehrte ist an seiner Art der Darstellung zu erkennen. Er kennt sich gut aus mit seinem Thema, seine Ausführungen dazu sind jedoch zu schwerfällig und erschöpfend. Ein Mensch, der manchmal brillant, ab und zu aber auch recht ermüdend ist, ist wahrscheinlich Sulfur (der von beidem etwas hat). Er weiß ja so viel! Man muss ihm für seine wissenschaftliche Autorität und speziellen Kenntnisse Anerkennung zollen. Trotz der vielen wertvollen und bereichernden Informationen, die er von sich gibt, macht es sein Vorlesungsstil schwierig, ihm zuzuhören. Seine Schwäche ist, dass er *alles* mitteilen muss, was er weiß. Seine Zuhörer bekommen glasige Augen, während sie darauf warten, dass er zum Ende kommt. Wann immer man als Zuhörer dem Sprechenden zurufen möchte: „Hören Sie um Himmels willen auf, mir so viele Dinge zu erzählen, die ich gar nicht wissen will!" oder einfach: „Nicht *noch* mehr!", kann er vermuten, dass er es mit einem Sulfur zu tun hat.

Auch in Alltagsgesprächen neigt Sulfur zum Theoretisieren, gelegentlich sogar zu dogmatischen Auslassungen, und selbst völlig prosaische Themen können große Dimensionen annehmen. Er spricht mit derselben Eloquenz über die Vor- und Nachteile zweier verschiedener Kugelschreibersorten wie über den Unterschied zwischen Positivismus und Strukturalismus in der zeitgenössischen Philosophie. Häufig drückt er sich dabei recht unpersönlich aus und macht auf den Zuhörer einen ähnlichen Eindruck wie Gladstone auf Königin Victoria, die, in einem ihrer seltenen Anflüge von Mutterwitz, gereizt über ihn bemerkte: „Er spricht zu mir, als sei ich eine öffentliche Versammlung."

Obwohl Pedanterie, Gewichtigkeit und Vollständigkeit die Darstellung seiner Ideen kennzeichnen, so bedeutet dies nicht, dass Sulfur nicht interessant ist. Im Gegenteil – wie ein Vulkan, der in alle möglichen Richtungen hin ausbricht, ist sein rastloser, kreativer, stets hinterfragender Geist häufig schöpferisch und originell, wenn er seine Theorien über alles Mögliche entwickelt. Einige der wichtigsten und tiefsten Denker der Weltgeschichte waren Sulfuriker, und sie haben gelehrte Werke von universeller Bedeutung geschrieben – Werke, die über die Jahrhunderte der Menschheit viel von ihrer intellektuellen Dynamik gegeben haben.

Der scharfe Verstand von Sulfur besitzt einen enzyklopädischen Zugang zu Erkenntnissystemen. Wuchtige Kompendien und ausführliche Kommentare wie zum Beispiel der *Talmud* mit seinen endlosen Interpretationen und Ausarbeitungen der Thora sind Sulfur, sowohl in ihrer Konzeption als auch vom Stil her. Die *Summa theologica* von Thomas von Aquin mit ihrer methodischen und intellektuellen Behandlung von Fragen des Glaubens und der Erlösung, sowie der Frage, wer wo steht in den Augen Gottes, und der moralischen Ordnung des Universums, steht beispielhaft für die Denkweise von Sulfur. Das gleiche lässt sich über *Das Kapital* von Karl Marx sagen, ein Werk, das den Lauf der Geschichte so entscheidend beeinflusst hat und das doch so selten in seiner Gänze gelesen wird – da es für den gewöhnlichen Gebrauch viel zu sehr „Sulfur" ist. Der Autor und Schriftsteller Samuel Johnson, der im 18. Jahrhundert lebte, bietet noch eine andere, geradezu karikaturhafte Darstellung. Ein Gelehrter mit bemerkenswerten Fähigkeiten, über den man sagte, er habe mehr Bücher gelesen als jeder andere Lebende, war er ein sehr produktiver Autor auf vielen Gebieten: Poesie, Biographie, Essay, Gebete, Meditationen, Reisebücher, Aphorismen – ganz zu schweigen davon, dass er der Autor und Kompilator des großen *Enzyklopädischen Wörterbuchs* war. (Das Verfassen von Wörterbüchern ist eine Tätigkeit, die Sulfur in höchsten Maßen entspricht.)

In einem Buch über Homöopathie ist die vielleicht angemessenste Illustration des Sulfur-Genies Samuel Hahnemann selbst. Er besaß ein explosives Temperament, das in der Kontroverse und im Streit aufblühte, und einen Geist, der unerschrocken provozierende und kontroverse medizinische Thesen entwickelte. Dazu hatte er ein phänomenales Gedächtnis, beherrschte außer seiner Muttersprache noch fünf andere Sprachen (Französisch, Italienisch, Englisch, Latein und Griechisch), und wenn man den Legenden über ihn trauen darf, besaß er Kenntnisse in mehreren anderen Sprachen. Er war auch einer der führenden Chemiker seiner Zeit und spielte eine nicht ganz unbedeutende Rolle in der Geschichte dieser Disziplin. Seine Vorlesungen waren jedoch äußerst ermüdend. Als er an der Universität Leipzig lehrte, vertrieb er die meisten Studenten durch seine desorganisierten Lehrinhalte und die schlechte Darstellung seiner Ideen. Er zeigte wenig Geduld, Wahrheiten, die ihm selbst so offensichtlich waren, auf zwingende, systematische Art und Weise darzustellen. Stattdessen verbrachte er seine Zeit damit, Schmähungen über die damalige Schulmedizin über seine Zuhörerschaft zu ergießen und sie mit moralischen Plattitüden zu überhäufen. Auch sein *Organon der Heilkunst* ist ein gutes Beispiel für den gedrängten wissenschaftlichen Stil von Sulfur. Um es zu verstehen, muss man es mindestens dreimal lesen. Am meisten von Bedeutung ist, dass Hahnemann den Weitblick von Sulfur besaß, der in der Lage ist, die großen Veränderungen und Revolutionen der Welt auszulösen. Er definierte nicht nur das Ähnlichkeits- oder *Simileprinzip* in der Therapie neu, sondern entwickelte ein vollständiges medizinisches Denkgebäude, dem seither nichts Wesentliches mehr hinzuzufügen war (wenn auch seine Relevanz mit jeder Generation zunimmt); und indem er eine Methode fand, die Arzneimittel zu „potenzieren" und sie dann zu „prüfen", war es ihm möglich, seine Theorien für Ärzte und Laien gleichermaßen praktisch und zugänglich zu machen.[*]

Die Fähigkeit des Typus zu theoretischem Verstehen und sein Bedürfnis, ein System aufzustellen, ist jedoch nicht auf Philosophen, Schriftsteller und Theologen beschränkt. Johann Sebastian Bach, der es, zusätzlich zu seiner fast übermenschlichen Produktion von musikalischen Kompositionen, auf sich nahm, die Stimmung für das Wohltemperierte Klavier auszuarbeiten und die Prinzipien der funktionellen Harmonie für alle Zeiten in ein System zu bringen – und so die Regeln der Komposition für die gesamte spätere Entwicklung der klassischen Musik aufstellte –, war in hohem Maße Sulfur.

---

[*] Vergleiche die Einleitung, s. S. XI ff.

In der Tat ist der intellektuelle Sulfur an Vitalität, Ausdauer und Produktivität, und vor allem an Größe seiner Visionen kaum zu übertreffen. Ausgehend von der Prämisse, dass eine umfassende Idee oder Vision alle menschliche Erfahrung umfassen und letztendlich definieren kann, verbindet sein scharfer Verstand umfassende theoretische Konzepte und ein breites Wissen zu einem alles umfassenden System. Diese Fähigkeit, gepaart mit der intellektuellen Kühnheit dieses Typs, erlaubt ihm, Systeme von einer Größe zu entwickeln und auszuführen, die andere noch nicht einmal für möglich hielten.

Nicht alle Sulfur-Visionäre bringen jedoch etwas in Bewegung oder sind konstruktiv. Viele sind Schwätzer und Träumer, deren unpraktischen oder allzu ehrgeizigen Pläne dazu verurteilt sind, unverwirklicht zu bleiben. Andere machen an sich ehrenwerte Pläne, wie etwa Geld zu sammeln für irgendeine Mission zur Erlösung der Welt, eine Sprache der Dritten Welt zu lernen, ein historisches Gebäude zu renovieren oder die Werke irgendeines orientalischen Dichters zu übersetzen, ohne die Arbeit je zu vollenden. Im Alltag kann man diesen Zug bei Männern beobachten, die ihre Arbeiten am Haus nie beenden – und noch nicht einmal ihre Werkzeuge und Baumaterialien aufräumen. Diese liegen herum und warten auf sie, während sie schon ein neues grandioses Projekt begonnen haben. Wieder andere Sulfuriker haben ihre Stärken in der Konzeption umfangreicher Projekte, zeigen aber Schwächen, wenn es um die Details geht, die den wahren Erfolg ausmachen. Ein solcher Sulfuriker, mit soliden, aber nicht übermäßigen musikalischen Fähigkeiten, setzte sich selbst zum Ziel, alle zweiunddreißig Klaviersonaten von Beethoven auswendig zu lernen. Sein gigantisches Unternehmen gelang, er ackerte sich durch das gesamte Werk, aber alle Sonaten klangen ähnlich.

Auch im genauen Gegenteil des vor Energie sprühenden, produktiven Typus kann Sulfur erkannt werden – bei demjenigen, der jeder Arbeit abgeneigt ist, den ganzen Tag zu Hause sitzt und sich im Sessel zurücklehnt, um seinen großartigen Gedanken nachzuhängen. Er sucht die Anerkennung, ohne im Geringsten das Bedürfnis zu verspüren, sich auch darum zu bemühen; schließlich ist er enttäuscht über die Unfähigkeit der Welt, seine Größe zu erkennen. Wieder andere können die gesamte Bildung verachten, die sie das Privileg hatten zu erhalten, oder sie zugunsten einer „über aller Gelehrsamkeit stehenden" mystischen oder metaphysischen Philosophie verleugnen. Sie meinen, ein tieferes Verständnis zu besitzen, das es ihnen erlaubt, auf ihre teuer erkaufte klassische Bildung zu verzichten, die unser aller Erbe ist. Kurz gesagt bietet Sulfur also beide Extreme: Überbewertung und Unterbewertung herkömmlicher Bildung.

Überdies sind seine Fähigkeiten, die riesigen Mengen an Informationen, die Sulfur in sich aufnehmen kann, auch zweckdienlich zu nutzen, mitunter unzureichend. Er mag die einzelnen Anteile einer Disziplin verstehen, ohne jedoch in der Lage zu sein, sie zu integrieren. Diese Tendenz, den Wald vor lauter Bäumen nicht zu sehen, führt zu völlig falschen Sichtweisen, was dazu führt, dass man ihn schon einen „Pseudophilosophen" genannt hat. Der intellektuell schwächere Sulfuriker kann sich in vergeblichen, da unlösbaren religiös-philosophischen Betrachtungen festfahren, mit einer Vorliebe dafür, über „Undenkbares zu grübeln", wie sich ein Patient einmal ausdrückte. Beispielsweise kann jemand endlos über die Ursache aller Dinge nachdenken. Im Mittelalter war die fruchtlose Mutmaßung darüber, wie viele Engel wohl auf einer Nadelspitze Platz haben, die *reductio ad absurdum* des spekulativen Denkens von Sulfur.

In typischer Polarität ist Sulfur jedoch auch ein Hauptmittel in der Konstitution so manchen feinsinnigen Klerikers und bedeutenden Theologen (jedweder religiösen Richtung), echten Mystikers und spirituellen Lehrers.

Schließlich ist noch der direkte Kontrast zu der robusten, kreativen Mentalität von Sulfur zu erwähnen – nämlich seine Melancholie und Depression. Manchmal resultieren solche Zustände aus geistiger Überforderung, aus der Erschöpfung durch zu langes oder zu intensives Studieren. Der unablässig nach der Wahrheit Suchende kann Nacht für Nacht dasitzen und Bücher verschlingen, um *alles* verfügbare Wissen anzuhäufen. Eines Tages jedoch versagt er, sein Geist ist aufgebraucht, und er verzweifelt, weil er die bei ihm am höchsten entwickelte Fähigkeit verloren hat. Das Bild der Melancholie kann sich auch mit dem Alter entwickeln, wenn die geistigen Fähigkeiten zu verknöchern anfangen und das vorher so breite Verständnis sich zu verengen beginnt. In dieser Zeit des Lebens kann Sulfur auch religiöser Melancholie anheimfallen. Er kann fromm sein, aber seine Sicht der Menschheit und des menschlichen Schicksals nimmt eine dunkle Färbung an, und er findet nur noch wenig Trost in seinem Glauben. Oder er kann, in die Irre geführt von seinem religiösen Suchen und Beten, unproduktiver Gewissensangst erliegen. Bei der Behandlung mit Sulfur kann man jedoch beobachten, wie Geist und Gemütsleben sich wieder weiten, und auch der ältere Mensch beginnt wieder eine heitere Gemütsverfassung anzunehmen – um so ein schönes Beispiel für die Überzeugung von Homöopathen abzugeben, dass der Mensch im Alter nicht geistig eingeschränkt werden muss, sondern dass umgekehrt ein Mensch deshalb altert, weil sein Geist enger wird.

Wir haben Sulfur vor allem als männliches Mittel besprochen, auch wenn Frauen es als Konstitutionsmittel fast ebenso häufig benötigen wie Männer. Bei Frauen sind jedoch die eben beschriebenen Charakteristika in der Regel abgeschwächt und gedämpft. Möglicherweise deshalb, weil sie vom Typus her oft weniger „rein" sind (wie man auch eher selten reine *Sepia*-Männer antrifft). Die Sulfur-Frau wird nicht so häufig an ihrem heftigen Temperament erkannt (obwohl dies sicherlich auch ein typischer Zug sein kann), sondern eher an ihrer großen Energie. Sie blüht auf, wenn sie von Aufruhr und Tumult umgeben ist – in einer Atmosphäre, die sie selbst „kreative Unordnung" nennt. Sie kann gleichzeitig ihre Kinder füttern, Brot backen, ein geschäftliches Telefonat führen, eine Fernsehsendung verfolgen und zwischendurch stricken oder Büroarbeit erledigen. Ähnliches spielt sich am Arbeitsplatz ab. Je mehr Aktivität und Aufregung um sie herum, je mehr Aufregung sie hervorrufen kann, umso kreativer wird sie. Schließlich kann sie, wie der männliche Sulfur, mit einem überraschend wohl organisierten Endprodukt aufwarten, wenn man das Chaos und den Tumult in der Planung und bei den Vorbereitungen ihrer Unternehmung berücksichtigt.

Ein Beispiel für eine vor allem durch Sulfur geprägte weibliche Intellektuelle ist Maria Montessori, die große Pionierin in der Kindererziehung. Ihr visionäres Denken und tiefes philosophisches Verständnis des Lernprozesses bei Kindern (das sich außerdem in einer ganzen Reihe langatmiger und gewichtiger Bücher fortsetzte, die alle folgenden Entwicklungen in der Erziehung von Kindern revolutionieren sollten) sprechen für einen hohen Sulfur-Anteil in ihrer Konstitution. Eine zweite historische Gestalt ist Mary Baker-Eddy, die Begründerin der Christlichen Wissenschaften – und die einzige Frau, von der historisch belegt ist, dass sie eine Weltreligion begründet hat. Diese große Leistung, die sie praktisch ohne fremde Hilfe vollbrachte – preisgegeben der Lächerlichkeit und Opposition – und die von außergewöhnlichem Mut und Führungskraft zeugt, wie auch von finanzieller Begabung und phänomenalen Organisations- und Verwaltungstalenten – ganz abgesehen von ihrer spirituellen Vision –, besitzt einen deutlichen Sulfur-Beigeschmack.

Die charakteristischen Züge, die wir in diesem Kapitel untersucht haben, sind jedoch lediglich Tropfen im Sulfur-Ozean. Die Vielfalt seiner Symptome und die Tiefe seiner Wirkung sowie seine Fähigkeit, allen möglichen Menschen in jedem Lebensabschnitt (von der Wiege bis zur Bahre) hilfreich zu sein, machen dieses Mittel weit größer als jede Beschreibung von ihm – und viel größer als die Summe seiner Teile. In seiner Allgegenwart, mit seinen ausgeprägten Polaritäten, leistet das Mittel einen der wichtigsten Beiträge zur Homöopathie, welche in der Lage ist, die Fülle und Mannigfaltigkeit der menschlichen Natur innerhalb eines gegebenen Konstitutionstyps zu erfassen, auch wenn sie eine im Kern individualisierende Behandlungsform bleibt.

Sulfur

Bevorzugte Körperregionen

Kopf	Hitze oben auf dem Kopf; Völle, Druck; hämmernde, kongestive **Schmerzen**, oder krankmachende Kopfschmerzen; Schwindel; trockene, juckende Kopfhaut; Haarausfall; rote Körperöffnungen: Ohren, Lippen, rote Augenlidränder, rotes Naseninnere; bitterer Geschmack im Mund
Verdauung	**Völliger Verlust oder exzessiver Appetit; plötzlicher Hunger mit Schwäche (vor allem morgens um 11 Uhr);** Magensäure, saures Aufstoßen; hypoglykämischer Kopfschmerz durch Auslassen von Mahlzeiten oder verspätetes Essen; Durchfall früh am Morgen, treibt ihn aus dem Bett; Jucken und Brennen im Rektum; Hämorrhoiden
Harnentleerung	**Häufiges, dringendes Bedürfnis zu urinieren**; lässt große Mengen farblosen Urins, vor allem nachts; Brennen während des Urinierens
Männliche Genitalien	Stechende Schmerzen in den Genitalien; Juckreiz
Weibliche Genitalien	Unterschiedliche Menstruationsbeschwerden, einschließlich **prämenstrueller Symptome**; Jucken und Brennen der Genitalien und Absonderungen; stinkende Schweiße; **in der Menopause Hitzewallungen, Palpitationen, Schwindel, Kurzatmigkeit**
Haut	**Viele Beschwerden zeigen sich auf der Haut**; Hautausschläge sind rot, brennend, juckend, trocken oder feucht; raue, schuppige, ungewaschen und ungesund aussehende Haut; **Akne in der Adoleszenz**, Ekzem, Psoriasis; **reichliche Schweiße**

Allgemeinsymptome

- Im Allgemeinen warmblütig, mit Neigung zu profusen Schweißen und Hitzewallungen zum Kopf
- Ungleiche Verteilung der Körperwärme, manche Teile heiß, andere kalt
- **Brennende, klopfende, kongestive Art vieler Beschwerden** (z. B. Kopf, Brust, Magen, Gelenke etc.); ebenso kennzeichnen **Röte und Entzündung** viele Beschwerden
- **Starker** (oft unangenehmer) **Geruch** von Schweiß, Winden, Stuhl und anderen Ausscheidungen
- Spricht und zuckt im Schlaf; erwacht häufig plötzlich, mit dem Gefühl, er bekomme keine Luft
- Träume sind lebhaft und voller Taten; farbig, aufregend, fantastisch, absurd; angenehm wie auch unangenehm
- **Wenn andere Mittel versagen, stimuliert Sulfur häufig die Reaktionskräfte des Organismus; hilft auch bei verschleppten Beschwerden**

Modalitäten (< verschlimmert; > gebessert)

Zeit < **11.00 Uhr morgens**; wöchentlich (Wochenend-Kopfschmerzen); Vollmond; **jährlich, vor allem im Frühling** (wenn der Körper einen „Frühjahrsputz" durchmacht)
> Nachts; kann nachts nochmals einen richtigen Energieschub bekommen

Temperatur < Hitze: Sonne, warmer Raum, Bett (wirft nachts die Decken ab oder streckt die Füße unter der Decke hervor um sie zu kühlen); Frühling und Sommer; warme Kleider oder Bäder
> **Kühle Luft** (öffnet alle Fenster), kalte Bäder

Körper- < **Stehen**
haltung > Bewegung; **Aktivitäten**; sich in einen Stuhl fallen lassen

Essen/ < Milch (Laktose-Intoleranz); Alkohol
Trinken > Kalte Getränke; **großer Durst nach kalten Getränken**: Eiswasser, Milch, kohlensäurehaltige Getränke
Sulfur liebt die meisten Speisen: süß, salzig, gewürzt, fett (Butter), **exotische Speisen**, aber er kann eine Abneigung gegen bestimmte Speisen haben, wie gekochten Brokkoli, Chicoree, Spinat, Leber oder Eier

Andere < Baden

Führende Geistessymptome

- Menschen mit Neigung zu Wissenschaft und Philosophie, fähig zu hohen Leistungen und großen Ideen, die das Geschick anderer verändern können
- Feste Überzeugungen, die er nicht zögert zu äußern
- **Unternehmermentalität, auf dem Gebiet der Finanzen, des Business etc.**
- Besonders produktiv, wenn er in Aufruhr und chaotischer Atmosphäre arbeitet (von dem er viel selbst produziert)
- Kann anderen gegenüber kritisch sein – selten sich selbst gegenüber
- **Angeberisch; sucht persönliche Anerkennung**
- Das Mittelbild umfasst auch Faulheit und Abneigung gegen Arbeit
- **Egoismus und Selbstsucht; oder das Gegenteil: außergewöhnliche Großzügigkeit**
- **Sein Ärger wird schnell erregt, geht aber auch schnell wieder vorbei**; explodiert leicht, aber er vergibt und vergisst schnell
- Im Allgemeinen nicht ängstlich, kann aber Höhenangst besitzen, oder er fürchtet um die Sicherheit seiner geliebten Angehörigen (stellt sich Katastrophen vor)

Pulsatilla

Das Arzneimittel Pulsatilla wird aus der Wiesen-Küchenschelle *Pulsatilla nigricans* hergestellt. Sie gehört zur Familie der Ranunculaceen und wächst in Zentral- und Mitteleuropa auf Hochflächen und Weiden. Man nennt sie auch „Windblume". Sie ist klein und zart und besitzt einen flexiblen Stängel, der sich je nach Windrichtung hierhin oder dorthin neigt.

Die Persönlichkeit von Pulsatilla – die sich vor allem bei Frauen und Kindern findet – spiegelt dieses Bild wider. Der erste Eindruck ist einnehmend; die Frau ist lieb, angenehm, einfach im Umgang, ihr freundliches Wesen drückt sich sowohl in ihrem netten Lächeln, ihrer Gestik und ihrem Verhalten aus, als auch in ihrer sanften, wohltuenden Stimme. In vielen Fällen findet sich auch eine dementsprechende herzliche Liebenswürdigkeit: Zartgefühl, Rücksichtnahme und Freundlichkeit, die sie davor bewahren, irgendwelche Bemerkungen zu machen, die andere verletzen könnten. Von Natur aus ist sie zärtlich zugeneigt und hat ein starkes Bedürfnis geliebt zu werden. Um diese Liebe zu sichern, stiftet sie Frieden, wo immer sie kann. Niemand fühlt so sehr wie sie, wie wichtig es ist, sich in jeder Situation, sei es in der Familie oder in einer Gruppe, kooperativ zu verhalten, und sie tut alles, was in ihrer Macht steht, um jede Unstimmigkeit zu vermeiden und Harmonie herzustellen.

Die Liebenswürdigkeit dieses Typs zeigt sich auch in ihrem Wunsch und der Fähigkeit, denen, die sie liebt, das Leben so angenehm wie möglich zu machen. Eine Pulsatilla-Ehefrau eines äußerst anspruchsvollen Mannes kann ihrem barschen Gatten antworten: „Natürlich, mein Herz", oder: „Du hast ja so recht, Liebling", „Wie du meinst, mein Lieber". Je mürrischer sein Verhalten, desto rücksichtsvoller wird sie, als ob sie sein Unwirschsein wettmachen wolle. Nur sie konnte einen solchen Lebensgefährten so lange Zeit ertragen und immer noch eine harmonische Ehe führen (gelegentlich spielt natürlich auch der Pulsatilla-Ehemann den freundlichen Gegenpart zu seiner schwierigen Frau). In der Tat ist die freundliche, versöhnliche Pulsatilla-Frau so etwas wie ein literarischer Stereotyp geworden. Die englische Literatur des 19. Jahrhunderts ist voll von Beschreibungen dieser sanften, freundlichen, unterwürfigen, hübschen Heldinnen eines ungewissen Schicksals (man braucht sich nur die Reihe der weiblichen Pulsatilla-Stereotypen bei Dickens in Erinnerung zu rufen).

Ein weiteres anziehendes Charakteristikum von Pulsatilla ist, dass sie weder arrogant noch selbstgerecht ist. Weil sie empfindsam ist, versteht sie das Verhalten anderer, wie sehr es sich von ihrem eigenen Tun auch unterscheiden mag. Verstehen heißt vergeben, und da Pulsatilla instinktiv spürt, weshalb andere so denken und sich so fühlen, vergibt sie schneller, als sie missbilligt. Auch ist sie selten offen aggressiv, und sie versucht auch nicht, ihre Ansichten anderen aufzudrängen. Ihre Reaktion auf Widerspruch sind eher Tränen und Verletztsein als Streitsucht.

Die Liebenswürdigkeit von Pulsatilla und ihr Wunsch zu gefallen schließen nicht aus, dass sie darunter nicht auch die Fähigkeit besitzt, ihre eigenen Interessen wahrzunehmen. Sie hat schon früh in ihrem Leben begriffen, dass man mit Zucker eher Fliegen fängt als mit Essig. Sie liebt es, liebkost, bemuttert und umsorgt zu werden. Natürlich nimmt sie diese Zeichen der Aufmerksamkeit nicht selbstverständlich hin, sondern ist dankbar – freundlich bedankt sie sich bei denen, die ihr helfen, und bietet als guten und legitimen Ausgleich dafür ihre Zuneigung. Aus diesem Grund helfen andere ihr auch gerne. Häufig sind sie sich gar nicht der Forderungen bewusst, die sie stellt (obwohl der Ehegatte, der ein Tyrann zu sein scheint, klagen kann: „Ich weiß nicht, wie das kommt. Meine Frau ist die Fügsamkeit in Person; sie besteht nie auf etwas und streitet nicht, aber irgendwie bringt sie es immer fertig, sich durchzusetzen."). Dies hat zur Folge, dass die Frau ihr ganzes Leben ein verwöhntes, verhätscheltes Kind bleiben kann.

Obwohl sie lieb aussieht und sich auch so verhält, ist Pulsatilla nicht nur süß. Unter ihrer sanften Oberfläche liegt die elastische Widerstandsfähigkeit der Wiesenanemone, die fest im Boden verwurzelt ist. In der Tat erinnert der Typus an die Fabel von La Fontaine, *Die Eiche und das Schilf*, in der beide diskutieren, wer von ihnen stärker ist, als ein plötzlich aufkommender Windstoß die mächtige Eiche zu Boden stürzen lässt, während das Schilfrohr, das sich bescheiden herabneigt, unversehrt bleibt. Stolzere und anmaßendere Naturen können manchmal eher zerbrechen als die geschmeidige, nachgiebige Pulsatilla. Das traditionelle Bild der Südstaaten-Aristokratin vor dem Sezessionskrieg veranschaulicht diesen besonderen Charakterzug: Die leise sprechende Plantagenbesitzerin, die nach außen vollkommen sanft, innen aber geschmeidig wie Stahl ist. Die sanfte, nachgiebige Melanie Wilkes in *Vom Winde verweht*, mit ihrer liebenswürdigen Art und subtilen Beherztheit, ist ein wunderbares Beispiel aus der Literatur für die Verknüpfung von Liebenswürdigkeit und Stärke bei Pulsatilla.

Wie die Blume, die sich im Wind hin- und herwiegt, ist Pulsatilla wechselnden Stimmungen unterworfen. Man hat sie treffend den „Wetterhahn" unter den Arzneimitteln genannt, da sie in einem Moment teilnahmslos, im nächsten lebhaft sein kann; in dieser Stunde glücklich, in der nächsten traurig. Die wechselnde Energie und Laune findet ihre Parallele auf der physischen Ebene in den Schmerzen des Mittels, die von einem Teil des Körpers zum nächsten wechseln oder plötzlich von Gelenk zu Gelenk wandern – wobei kein Anfall dem nächsten gleicht. Ähnlich können viele Symptome auftreten und plötzlich wieder verschwinden, als hätte sie ein Windstoß fortgeblasen. Man hat wegen ihrer wechselnden Stimmungen über Pulsatilla auch schon gesagt, sie sei „stimmungsmäßig wie ein Apriltag", in einem Moment lachend, im nächsten weinend; oder auch beides gleichzeitig, wie die Sonne durch einen Aprilschauer scheinen kann. Der Satz legt auch nahe, dass wie nach einem Aprilregen die Luft sauberer und das Land heller und sonniger erscheint und Weinen für Pulsatilla eine sanfte Katharsis bedeutet, die sie danach umso glücklicher und heller sein lässt.

Pulsatilla setzt, bewusst oder unbewusst, ihre Tränen effektiv ein, um andere zu entwaffnen. In einem Streit bricht sie in Tränen aus und nimmt die ganze Verantwortung auf sich: „Ja, es ist alles meine Schuld. Ich weiß, dass ich, wie immer, im Unrecht bin. Immer mache ich alles falsch – oh, ich bin ganz verzweifelt!" All dies lässt ihrem Gegenüber keine andere Wahl, als ihr schließlich die Tränen zu trocknen und etwas von der Schuld auf sich zu nehmen und ihr zu versichern, dass es nicht nur allein an ihr liegt.

Gerade wie die Wiesenanemone sich von jeder kleinen Brise ins Schwanken bringen lässt, so reagiert Pulsatilla auf jeden Moment, jede Veränderung ihrer Umgebung, wendet sich hierher und dorthin, und zeigt darin eine notorische Unfähigkeit, sich zu entschließen, in großen, wie auch in kleinen Dingen. Stets unsicher mit dem, was sie will, und zögerlich, wenn es um ihr Handeln geht, kann sie auch Schwierigkeiten haben, bei ihrer Entscheidung zu bleiben. Jeden Tag vor Alternativen gestellt zu werden, ermüdet und nervt sie.

Beim Einkaufen wird ihr Wankelmut offensichtlich. Sie befühlt zwanzig offensichtlich identische Pfirsiche, dreht und wendet sie in der Hand, bevor sie dann sorgfältig vier auswählt. Oder sie fragt, nachdem sie unglaublich viel Zeit damit verbracht hat, die Vor- und Nachteile unterschiedlicher Formen von Weingläsern gegeneinander abzuwägen, den Verkäufer: „Welche soll ich denn nun nehmen – die kurzen stabilen oder die längeren Kelche?" Der erfahrene Verkäufer, der Pulsatilla-Käuferinnen gewohnt ist, wird dann eine Stilrichtung aussuchen und ihr irgendeinen überzeugenden Grund liefern. Manchmal nimmt sie den Rat an, und manchmal macht sie es genau umgekehrt. Aber zumindest bringt die Stimme der Autorität sie dazu, eine Wahl zu treffen. Noch lange danach wird sie sich jedoch fragen, ob sie auch die richtige Entscheidung getroffen hat. Irgendetwas in ihr hasst ganz einfach die mit einem Kauf verbundene Endgültigkeit einer Entscheidung. Das gleiche passiert im Restaurant, wo Pulsatilla gezwungen ist, aus einer Reihe von verlockenden Gerichten eines auszuwählen. Speisekarten bringen sie zur Verzweiflung, weil sie nicht nur lange braucht, um sich zu entscheiden, sondern weil sie auch dann, wenn sie sich entschieden hat, ihre Meinung ständig wieder ändert. Es ist oft das beste, wenn jemand anderes für sie bestellt; darüber wird sie sehr erleichtert sein. Eine Pulsatilla-Studentin kann unfähig sein, sich für ein Hauptfach zu entscheiden und wird dies erst im allerletzten Moment tun, je nachdem, welchen ihrer Professoren sie gerade am meisten mag. Manchmal setzt sich ihr Schwanken zwischen zwei Männern noch lange nach einer Heirat fort. Auch wenn sie sich richtig entschieden hat, kann sie noch zehn oder fünfzehn Jahre später ihre Wahl in Frage stellen. Ihre Uneindeutigkeit entspringt weniger einem Bedauern (Pulsatilla bedauert nichts), sondern ihrer Fähigkeit, immer noch emotional auf den anderen zu reagieren. Gelegentlich kommt ihr Schwanken in einem intensiven inneren Aufschrei zum Ausdruck: „Warum konnte ich nicht *beide* haben?"

Die Unschlüssigkeit von Pulsatilla erinnert manchmal an den hypothetischen Buridan'schen Esel der mittelalterlichen Philosophie. Dieser bleibt wie angewurzelt in der Mitte zwischen zwei gleich großen Heubündeln stehen und kann sich nicht entscheiden, welches er fressen soll. Schließlich verhungert das arme Tier. Ähnlich kann die unschlüssige Pulsatilla nicht eine Eiskremesorte, ein College, einen Verehrer erwählen. Für sie hat alles seine Vor- und Nachteile. Aber glücklicherweise verhungert sie nicht. Die menschliche Pulsatilla kann ihr Dilemma auf eine Weise äußern, und tut das auch, wie es der stumme Esel nicht konnte, sodass sich unweigerlich jemand findet, der ihr hilft.

Eine Variante des unentschlossenen Typs ist es noch wert, erwähnt zu werden: diejenige, die stets Ausflüchte macht und um Beratung bittet, in Wahrheit aber nur selten Gebrauch von dem Rat macht, den sie so eifrig sucht. Einer Pulsatilla zu raten, kann mit dem Versuch verglichen werden, eine Amöbe festnageln zu wollen. Sie scheint sich zu fügen, nimmt dann aber sogleich ihre ursprüngliche amorphe Form wieder an.

Insgesamt hinterlässt Pulsatilla mit ihrem folgsamen Wesen und ihrer chronischen Unentschlossenheit den Eindruck, eher dem Wollen anderer nachzugeben, als ihr eigenes Leben in die Hand zu nehmen. Und in der Tat kann sie gut damit durchs Leben kommen, indem sie sich auf das Urteil anderer verlässt, um ihre Uneindeutigkeit zu lösen. Dabei hilft ihr ihr Vertrauen in andere Menschen – ihre Bereitschaft, anderen die Rechtswohltat des Grundsatzes „im Zweifel für den Angeklagten" so lange zu gewähren, bis sie sich dieses Vertrauens als unwürdig erwiesen haben. Auch hierfür steht Melanie Wilkes in ihrer Weigerung (oder auch Unfähigkeit), irgendwelche Charaktermängel oder unehrenhafte Makel bei denen zu erkennen, die sie liebt, als Beispiel.

Aus der Unentschlossenheit von Pulsatilla folgt aber auch ganz natürlich ihre anziehende Anpassungsfähigkeit. Vom Wesen her nicht schwerfällig oder pedantisch, besitzt sie ein hohes Maß an Toleranz und passt sich daher leicht an Vorlieben anderer oder deren Lebensstil an. Intellektuelle und emotionale Flexibilität spiegelt sich auch im Geschmack von Pulsatilla wider. Sie schätzt alle Formen der Kunst, von den klassischen Komponisten und Malern bis hin zu Töpferei, heimischem Kunsthandwerk und Perlenstickerei. Für alles Gute und Schöne empfänglich, reagiert sie mit jeweils gleich offenen Sinnen. Auf die Frage, welche Kunstform sie favorisiert, kann sie antworten: „Ich liebe sie alle", und über diese Frage sogar erstaunt sein. Wie kann man bloß eine Kunstform einer anderen vorziehen? Wenn man sie fragt, ob sie lieber klassische oder eher romantische Musik liebt, gibt sie die gleiche, etwas erstaunte Antwort: „Wieso – ich mag beides!" Dies unterscheidet sich sehr von den kritisch-intellektuellen Typen, die starke Vorlieben und Abneigungen haben; entweder deckt sich eine Kunstform mit ihren individuellen Präferenzen, oder sie tut es nicht. („Ich mag romantische Poesie, aber hasse moderne Gedichte", oder „Ich liebe Jazz, aber mit Country-Music können Sie mich jagen.") Wie sie sich der Stimmung anderer anpassen kann, hat Pulsatilla auch einen leichten Zugang zur Sichtweise jedes Künstlers.

Dadurch, dass sie keine harten und schnellen Urteile fällt, bleibt Pulsatilla flexibel in ihrer Beziehung mit anderen. In schwierigen oder sich verschlechternden Beziehungen, wenn sie sich nicht entscheiden kann, was sie tun soll, wartet sie ab und lässt die Dinge schleifen. Sie vertraut darauf, dass sie sich alle wieder einrenken werden und häufig tun sie das auch und rechtfertigen damit ihre Passivität. Auf diese Art fährt sie oft besser als andere, die schnell streiten und hitzig Beziehungen abbrechen, um es hinterher wieder zu bereuen. Gleiches gilt für andere anstrengende Situationen im Leben. Ihre Anpassungsfähigkeit erlaubt ihr, sich von den Gezeiten treiben zu lassen und sich Strömungen anzupassen – statt dagegen anzuschwimmen, wie es anspruchsvollere Naturen häufig tun.

Dies führt uns zu einem anderen auffallenden Merkmal von Pulsatilla – ihrer Geselligkeit. So wie die Küchenschelle stets in Gruppen wächst, so liebt es Pulsatilla, Menschen um sich herum zu haben. Sie liebt Gesellschaft aller Art – Junge, Alte, langweilige Menschen, amüsante, intensive und gelassene. Sie ist anderen gegenüber nicht nur freundlich, zugeneigt und von Natur aus wohlgesinnt, sondern pflegt auch, als einer der am wenigsten kritischen Konstitutionstypen, eine Offenheit gegenüber ihren Mitmenschen, die es ihr möglich macht, sich leicht in andere einzufühlen, sich mit jedem Detail ihres Lebens zu beschäftigen und sich ernsthaft für ihre Kinder, ihre Häuser, Gesundheit und Hobbys zu interessieren. Sie besitzt eine natürliche Herzensbildung, die sie in die Lage versetzt, Gefühlsnuancen wahrzunehmen und gedankliche Feinheiten zu erspüren, ohne dass man sie ihr erklären müsste. Außerdem hat sie ein instinktives Gefühl dafür, wann man redet und wann man zuhört, sodass sie sich nach anfänglicher Scheu völlig natürlich und mühelos verhält; und bei ihrer verständnisvollen Art fühlt man sich in ihrer Gegenwart vollkommen wohl.

Das Talent von Pulsatilla, sich auf andere zu beziehen, ist unbestreitbar ein Vorzug und eine Stärke. Ihre nachgiebige Art und ihre Weigerung sich zu streiten haben jedoch auch einen sehr pragmatischen Hintergrund. Sie bemüht sich, ein weit gespanntes Netz von Freunden aufzubauen, die stets da sein werden, um ihr zu helfen, wenn sie das entsprechende Signal gibt. Jede Missstimmung muss vermieden werden, weil sie einerseits von den Stimmungen anderer abhängig ist, und sie außerdem von einem Teil ihres Unterstützungsnetzwerkes abgeschnitten würde. Daher ist Abhängigkeit die andere Seite der Medaille ihrer Geselligkeit. Sie ist (wie oben schon erwähnt) an sich nicht zerbrechlich oder schwach, aber wie der Efeu die Unterstützung durch die Wand oder den Baum sucht, braucht Pulsatilla jemanden, an den sie sich anlehnen kann. Schon ihre Stimme hat einen leicht zu erkennenden bittenden oder flehentlichen Beiklang: „Wirst du mir helfen? *Bitte* sage mir, was ich tun soll!" – und tatsächlich rührt das Ansprechende oder Zarte dieses Typs zum Teil von diesem merklichen, fast greifbaren Bedürfnis nach Unterstützung her.

Pulsatilla ist attraktiv für Männer, besitzt sie doch jene Liebenswürdigkeit, die von Männern als Beweis für wahre Weiblichkeit so hoch geschätzt wird, wie auch ein Verhalten, das dem männlichen Ego schmeichelt. Sie wirkt nicht bedrohlich und gibt, da sie so offensichtlich eine Schulter zum Anlehnen sucht, dem Mann das Gefühl, stark, wichtig und unentbehrlich zu sein – der sich damit wiederum gut fühlt. Männer wollen sie instinktiv an der Hand nehmen, halten und beschützen. Es kann gelegentlich auch passieren, dass mehrere Männer gleichzeitig die Verantwortung auf sich nehmen wollen, sie ihr Leben lang mit ihrem Schutz zu umgeben. Als „Windblume" neigt sie sich hier- und dorthin, weiß nicht, welchen sie wählen soll, und wünscht, sie könnte nicht nur einen heiraten. Wenn sie aber einmal Stabilität im Familienleben gefunden hat, lässt sie sich vollkommen davon erfüllen und bleibt eine treue, liebevolle und zufriedene Ehefrau. So manche glückliche Ehe kommt daher, dass einer der Ehegatten viel von Pulsatilla in seinem Wesen hat.

Eine solche Abhängigkeit vom anderen Geschlecht ist kein weibliches Monopol. Wenn ein Mann die Unterstützung einer oder manchmal auch von zwei starke Frauen braucht, um im Leben zurechtzukommen, ist er häufig Pulsatilla. Frauen haben im Allgemeinen nichts gegen ein solches Angewiesensein auf andere. Nicht nur lässt das liebenswürdige Wesen des Sohnes, Bruders, Mannes oder Liebhabers ihre beschützenden und mütterlichen Instinkte stärker hervortreten, sondern der Pulsatilla-Mann gibt auch etwas als Gegenleistung für die Unterstützung, die er sucht. Wie die Frau ist er liebevoll und ermöglicht dadurch eine warme, wohltuende, enge Beziehung.

Der Komponist Felix Mendelssohn beispielsweise hatte viel von diesem Mittel. Hineingeboren in ein leichtes, beschütztes und privilegiertes Leben, war er der Liebling seiner herzlichen Familie und selbst ein ungemein liebenswürdiger Mensch (was sich in der gefühlsbetonten Lyrik seiner Musik widerspiegelt), was ihn mit seiner Familie, seinen Freunden und selbst seinen Musikerkollegen außergewöhnlich gut auskommen ließ. Zeitgenössische Memoiren bezeugen seine stets gleichbleibende Freundlichkeit und die Abwesenheit jeglicher Egozentrik – was bei einem Komponisten seines Ranges überrascht und in der Tat einzigartig unter den großen Komponisten ist. Überdies sorgten sein Leben lang *drei* gütige Frauen für ihn: Mutter, Schwester und später seine Frau. Er hatte eine so enge Bindung zu ihnen, dass der Tod seiner Mutter ihn ernsthaft erkranken ließ und die Nachricht vom Tode seiner Schwester, die kurze Zeit später starb, als er achtunddreißig Jahre alt war, einen Rückfall verursachte und ihm einen Schlag versetzte, von dem sich seine zarte Konstitution nie wieder erholen sollte.

Pulsatilla fühlt sich also wohl in Situationen, in denen sie ihr Leben und ihre Verantwortung mit anderen teilt. Weil sie fügsam ist, hält sie sich an die Regeln und ist ein verlässliches, gut mitarbeitendes Mitglied der Gemeinschaft, die sie gewählt hat. Weil sie instinktiv die Notwendigkeit von Toleranz und von Geben und Nehmen erkennt, schließt sie sich den Plänen anderer an und arbeitet harmonisch mit ihnen zusammen.

Pulsatilla ist nicht nur empfänglich für Beeinflussung und Anleitung, sie braucht auch jemanden, der ihren Kümmernissen in Zeiten der Not zuhört, wie auch eine freundliche Schulter, an der sie sich ausheulen kann. Sobald sie sich einem anderen anvertraut hat, oder ihre Probleme in langen, vertraulichen Gesprächen mit einem halben Dutzend Mitgliedern ihres Unterstützungsnetzwerks ausgebreitet hat, findet sie emotional wieder zu ihrem Gleichgewicht zurück. Voller Vertrauen glaubt sie wirklich daran, dass andere Trost bieten und ihr helfen können – und daher tun sie das natürlich auch.

In ihrer Abhängigkeit kann Pulsatilla jedoch auch hohe Anforderungen an Zeit, Besorgtheit und emotionale Reserven derer stellen, die gewillt sind, ihr zu helfen. In der Familie, in Liebes- und sogar freundschaftlichen Beziehungen sucht sie immer mehr Unterstützung, immer wieder die Versicherung, dass man sie auch liebt, bis andere sich nach einer Weile festgehalten fühlen. Zuerst möchte man sie mitleidig an der Hand nehmen und hat den Impuls zu sagen „Ach du armes Ding, ich helfe dir" – was sie auch gerne zulässt –, mit der Zeit jedoch kann diese Abhängigkeit auch zur Bürde werden. In ihrer zärtlichen Zuneigung umwindet sie andere mit sanften Ranken, was jedoch nichts daran ändert, dass klammernde Ranken dennoch wie Ketten sind. Wer sie nicht mehr stützen will, bekommt Schuldgefühle. Sie fürchten, dass der Efeu nicht mehr von der unterstützenden Mauer genommen werden kann, ohne zerstört zu werden.

Pulsatilla ist auch anfällig für Selbstmitleid. Auch hier weist ihr bloßer Tonfall, dieses liebliche und leicht vorwurfsvolle „Du verletzt meine Gefühle – weißt du nicht, wie empfindlich ich bin?" auf diesen Zug hin. Als empfindsame Pflanze ist sie auch leicht verletzt, und ihr Selbstmitleid kann sie in Situationen beleidigt reagieren lassen, in denen andere lachen würden. Das folgende Beispiel ist bezeichnend. Ein Mann beschrieb die Neigung seiner Frau, ihren Gästen bei Essenseinladungen eine verwirrend vielfältige Auswahl anzubieten: „Möchten Sie Ihr Gemüse jetzt oder erst später? Und wie wäre es mit Salat – auf einem Extrateller oder auf dem gleichen wie das Fleisch? Soll ich Soße über Ihre Kartoffeln geben, oder möchten Sie das selber tun?" Der Vorfall wurde mit viel Humor und nicht unfreundlich erzählt, die Frau war jedoch verletzt und protestierte beleidigt: „Ich habe doch bloß versucht, es allen recht zu machen, ihnen genau das zu geben, was sie wollten. Du weißt doch, wie empfindsam ich bin, was andere Menschen angeht ..." – „Die Leute *wollen* aber gar nicht so viel Auswahl", unterbrach sie der Ehemann, „sie haben es lieber, wenn sie einen Teller voll mit Essen bekommen, und möchten nicht endlos entscheiden müssen, ob sie nun Vollkorn- oder Weißmehlbrötchen nehmen, ihren Salat jetzt oder später nehmen, Schwarzen oder Kräutertee trinken. Gib ihnen halt irgendetwas, und die meisten werden zufrieden sein – oder *sollten* es zumindest!"

„Oh", jammerte die Frau voller Selbstmitleid, „ich glaube ich werde es nie richtig machen. Aber ich gebe mir doch *solche* Mühe! Und du würdest mir besser helfen, statt mich ständig zu kritisieren, das würde alles so viel einfacher machen. Und wäre ich bloß nicht wegen allem und jedem so sensibel ...", verfiel sie in ihre altbekannte Pulsatilla-Klage über ihre Empfindlichkeit.

Das Selbstmitleid, das zunächst nur ein Hilfsmittel war, um Sympathie und Unterstützung zu heischen, kann schließlich unmerklich ihre Moral untergraben und Pulsatilla daran hindern, sich erwachsen den Widrigkeiten des Lebens zu stellen.

Pulsatilla ist von ihrem Wesen her nicht intellektuell. Sie lässt sich von ihren Empfindungen und Gefühlen beherrschen. Sie ist daher eher verständnisvoll als autoritär und fühlt sich wohler, wenn sie mit den typischen Kleinigkeiten des Alltags und zwischenmenschlichen Beziehungen zu tun hat, als mit intellektuellen Theorien und Abstraktionen. In einer Unterhaltung versucht sie vor allem, einen angenehmen Kontakt herzustellen, übergreifende Konzepte oder Sachinformationen sind eher zweitrangig für sie. Folgt man der Einteilung von C.G. Jung, der vier Kategorien menschlicher Persönlichkeitsstrukturen unterscheidet, nämlich sensorisch, intellektuell, emotional und intuitiv, dann fällt Pulsatilla eindeutig unter die Kategorie emotional. Daher bringt sie systematisch Verallgemeinerungen auf die persönliche Ebene und interpretiert Abstraktionen im Licht ihrer eigenen Gefühle, Vorlieben oder Erfahrungen. Beispielsweise kann sie, wenn jemand beklagt, dass die Gewalt auf der ganzen Welt zunimmt, dazu bemerken, dass ihre kleine Jenny auch dauernd auf dem Spielplatz von ihren Kameraden gepiesackt wird. Oder sie sagt in einer allgemeinen Diskussion über die Vorzüge von Internaten im Vergleich zu Tagesschulen: „Ich würde *meinen* Sohn niemals auf ein Internat schicken. Ich habe das Gefühl, dass wir ihm eine ganze Menge zu Hause bieten können."

Eine typische Pulsatilla-Studentin – hübsch, reizend, sanfte Stimme – hob während einer Diskussion im Verlauf eines College-Seminars über den Charakter von Ophelia in Shakespeares *Hamlet* die Hand und bekannte: „Ich habe einen *echten* Bezug zu Ophelia."

„Ach", sagte der Dozent ermutigend, der neugierig war, zu erfahren, was das bis dahin stille, scheue junge Mädchen dachte, „und in welcher Hinsicht?"

„Nun, mein letzter Freund war *genau* wie Hamlet! Wissen Sie, er hat ...". Sie fuhr fort, die Beziehung in so intimen Details zu beschreiben, dass der Dozent wünschte, er hätte nie gefragt.

Zum Schluss noch eine weitere Beobachtung: Wie auch immer ihre angeborenen Fähigkeiten sein mögen (und sie können beträchtlich sein), kann Pulsatilla dennoch wenig Vertrauen in ihre intellektuellen Fähigkeiten besitzen. Da sie nur unter ständigem Lob und steter Ermutigung anderer gedeiht und ihre Gefühlslage laufend wechselt, braucht sie die Überzeugungen anderer, um ihre eigenen Ideen zu formen.

Ein glänzendes literarisches Beispiel für das höchst vertrauliche, nicht intellektuelle Wesen von Pulsatilla ist Clarissa Dalloway in Virginia Woolfs Novelle *Mrs. Dalloway*. Der ganze Fluss der Assoziationen in diesem homogenen Werk (in dem der Leser hautnah die Gedanken und Gefühle eines Tages in London erlebt) hat etwas von Pulsatilla. Zu allererst hat Mrs. Dalloway das Bedürfnis, von Menschen umgeben zu sein, von deren guter Meinung sie abhängt oder in deren Gegenwart sie aufblüht. Sie hat eine feine Empfindung für das, was andere denken oder fühlen und reagiert auf jeden mit Sympathie und Liebenswürdigkeit: auf ihre Familie, Bekannte, Diener und sogar auf die Verkäuferin in einem Blumenladen. Sie möchte, dass alle glücklich sind, damit sie selbst auch glücklich sein kann. Gleichzeitig verweigert sie sich jeder Not, die sich ihr aufzudrängen sucht (wie in der Person der reizbaren und mitleiderregend unattraktiven Erzieherin ihrer Tochter), und die ihr komfortables, zivilisiertes Leben – und vor allem ihre sorgfältig kultivierte Gelassenheit – bedrohen könnte. Die wenig verstandesbetonte Reaktion von Pulsatilla auf die Probleme dieser Welt spiegelt sich darin, dass Mrs. Dalloway nicht in der Lage ist, sich zu entsinnen, ob ihr Mann in einem Komitee zur Unterstützung von Albanien oder von Armenien mitarbeitete – für sie war das alles ein und dasselbe. Sie erinnert damit an die Pulsatilla-Frau von Disraeli, die behauptete, sie können sich absolut nicht merken, welches Volk zuerst dagewesen sei, die Griechen oder die Römer. Ihrem Pulsatilla-Wesen entsprechend schätzt sie die leidenschaftlichen Impulse, die sprunghafte Natur und die Ironie des Mannes, der vergeblich um sie gefreit hatte, Peter Walsh, nicht weniger als die emotionale Feinheit, Integrität und Hilfsbereitschaft ihres zurückhaltenden Gatten. So ist sie stets auf Liebe und Zustimmung beider angewiesen. In ihren ständig sich leicht verändernden Stimmungen reagiert Mrs. Dalloway sensibel auf alle äußeren Eindrücke: den Himmel, die Blumen, den Klang der Glocke, die die Stunde schlägt, den Anblick eines sich bauschenden Vorhangs – während sie zwischen den Gefühlen und Gedanken der kleinen Gruppe von Charakteren, um die die Novelle sich dreht, hin und her schwingt.

Alles in allem besitzt Pulsatilla ein gewinnendes, angenehmes Wesen: Sie ist sanft, geschmeidig, freundlich, nicht aggressiv, hat den ernsthaften Wunsch, anderen gefällig zu sein, nimmt echte Rücksicht auf ihre Gefühle und ist eher nachsichtig als streng mit den Menschen. Ihre Stärke liegt in ihrer geselligen und empfindsamen (wenn auch gelegentlich selbstmitleidigen) Art, in ihrem nachgiebigen, anpassungsfähigen Wesen. Schließlich war es die gewaltige Eiche, die vom Sturmwind gefällt wurde, und nicht das zarte, aber unverwüstliche Schilfrohr. Und wenn man die eben besprochenen Charakteristika im Auge behält – Liebenswürdigkeit, Flexibilität, Geselligkeit, Abhängigkeit, sowie eine sanfte Gefühlsbetontheit, kann man das Bild der zarten, schönen Küchenschelle, vor allem bei Frauen, eigentlich nur selten verfehlen.

Pulsatilla

Bevorzugte Körperregionen

Kopf	Kopfschmerzen durch Überarbeitung; wandernde Stiche im Kopf, neuralgische Schmerzen; Schmerzen strahlen aus auf Gesicht und Zähne; Augenlider verklebt, **Konjunktivitis**, Blepharitis; **reichlicher Tränenfluss** (durch Wind, Kälte); **Ohrschmerzen**, Ohrverstopfung, Schärfe des Gehörs herabgesetzt, Absonderungen aus dem Ohr
Verdauung	Schweres Gefühl im Magen, Unwohlsein oder Schmerz (eine Stunde nach dem Essen); Durchfall; **kein Stuhl gleicht dem anderen**
Männliche Genitalien	Schwellung und Entzündung der Organe; vergrößerte Prostata
Weibliche Genitalien	**Zystitis**: Probleme mit dem Urinieren; Urinstrahl unterbrochen; Urin nur tropfenweise, mit Brennen; Stressinkontinenz; kremige, wundmachende Absonderungen aus der Vagina; **prämenstruelle Symptome**; Menstruation schmerzhaft, mit Kopfschmerzen, Rückenschmerzen; Blutung ist klumpig, wechselnd, Fluss aussetzend; Durchfall vorher, während, danach; Menstruation unterdrückt, verspätet; verspätete Menarche; in der Menopause Hitzewallungen, Herzklopfen, Nachtschweiß; **Beschwerden der Schwangerschaft, Geburt, Stillzeit**: Morgenübelkeit; Neigung zum Erbrechen; falsche, verspätete oder schwache Wehen; Plazentaretention; Milch spärlich oder zu reichlich; Probleme mit dem Entwöhnen
Extremitäten	Geschwollene und schmerzhafte Gelenke (vor allem untere Extremität); **Krampfadern**

Allgemeinsymptome

- **Symptome wechseln ständig: von einer Seite zur anderen, oder wandern von Ort zu Ort**
- **Körpertemperatur wechselnd; errötet schnell, leicht erhitzt; ebenso leicht fröstelnd**
- Schmerzen und Symptome pulsierend, pochend oder zuckend
- **Dicke, blande, gelbe oder grüngelbe Absonderungen** (von Augen oder Nase; Auswurf oder Ausfluss)
- Fester Schlaf morgens, schwer zu wecken; **erwacht müde und unerfrischt;** Taubheit von Körperteilen, auf denen er im Schlaf gelegen hat
- **Probleme beim Einschlafen, verursacht von Rastlosigkeit oder einem hartnäckigen Gedanken, der ihm durch den Kopf geht**
- Lebhafte Träume von Problemen des Tages, oder erschreckende (z. B. von einem schwarzen Tier verfolgt zu werden); aber auch angenehme Träume
- Wenn die erste ernsthafte Störung der Gesundheit auf das Pubertätsalter zurückzuführen ist

Pulsatilla (*Fortsetzung*)

Modalitäten (< verschlimmert; > gebessert)

Zeit	< Morgens, beim Erwachen; abends; **jeden zweiten Tag**
Temperatur	< **Sonnenhitze**; stickige Räume, warmes Bett und warme Kleidung (auch wenn fröstelig) > **Kühle Brise**, kalt baden, kalte Anwendungen, frische Luft
Körperhaltung	< Sitzen oder still stehen; zu Beginn der Bewegung; **Liegen auf der linken oder der schmerzhaften Seite** > **Leichte, kontinuierliche Bewegung (gehen)**; Liegen mit erhöhtem Kopf, die Arme um den Kopf herum gelegt
Essen/ Trinken	< **Reichhaltiges, fettes Essen, Schweinefleisch; Essen spät am Abend** > Kalte Getränke Verlangen nach Nachtisch, Gebäck, Butter (auch wenn sie nicht bekommt) Im Allgemeinen **durstlos**
Andere	> **Durch Erzählen ihrer Probleme; nachdem sie sich ausgeweint hat; durch Sympathie und Trost**

Führende Geistessymptome

- **Lieb, zärtlich, nachgiebig, empfindsam für die Gefühle anderer**
- Scheu, schüchtern
- **Fügsam und abhängig; möchte beeinflusst werden**; vertraut anderen
- Sehr emotional; **wechselhafte Stimmungen; emotionaler „Wetterhahn"**; Entscheidungen fallen schwer
- **Tränenreich, bemitleidet sich selbst, weinerlich, schnell wieder fröhlich**
- **Furcht vor dem Alleinsein, abends**; vor der Dunkelheit; vor Gespenstern; Entscheidungen zu treffen, vor Unabhängigkeit; vor dem anderen Geschlecht oder Menschen allgemein (Schüchternheit); **emotional verletzt zu werden**

Arsenicum album

> *Alles, was es wert ist, getan zu werden,*
> *ist es auch wert, übertrieben zu werden.*
> Anonym

Dieser Aphorismus zielt genau ins Zentrum von Arsenicum album und ist ein Thema, das sich durch das gesamte Mittelbild dieser starken, auffallenden, getriebenen Persönlichkeit zieht.

Was ist die Quelle seines Antriebs? Wonach strebt Arsenicum? Die Antwort lautet: *Perfektion*. Er ist der Perfektionist par excellence; das gibt er selbst zu. Perfektion ist jedoch nur selten zu erreichen in dieser Welt, nicht einmal von Arsenicum selbst. Das Resultat ist unaufhörliches, nie nachlassendes Getriebensein.

Das Streben nach Perfektion beginnt früh im Leben und kann bereits beim Kind beobachtet werden, das ungewöhnlich beharrlich und gewissenhaft ist. Dieses Bild findet sich weiter beim bleichen, erschöpften Musterschüler, der sich nicht damit zufrieden gibt, mit mäßiger Anstrengung gute Noten zu bekommen, sondern die besten Noten durch außergewöhnliche Leistung erringen muss. Ein College-Student erklärte, dass er sich auf jede Prüfung übergenau vorbereiten müsse, da, wenn er auch nur eine von zehn Fragen nicht beantworten könne, sein Denken so gelähmt sei, dass er sich auf die anderen neun nicht mehr konzentrieren könne. Nebenbei gesagt, seien die physischen Konsequenzen einer solchen Strapaze immer noch angenehmer als die Angst oder das Gefühl, nicht vollkommen vorbereitet zu sein.

Das gleiche Streben nach Perfektion findet sich beim Erwachsenen, der unermüdlich danach strebt, ein neues Sachgebiet zu meistern oder wie besessen an einem Projekt arbeitet, das er sich in den Kopf gesetzt hat – er fügt etwas hinzu, nimmt es auseinander, baut es dann wieder zusammen und ist nie vollkommen zufrieden mit dem, was er gemacht hat. Als Folge davon schläft er schlecht, und andere Lebensbereiche müssen sich diesem Projekt unterordnen, das ihn gerade beschäftigt, aber er ist dennoch unfähig, langsamer zu arbeiten oder sich der nächsten Sache zu widmen, weil er mit einem unbeendeten Produkt oder einer Aufgabe, die er nicht gemeistert hat, nicht leben kann.

Ebenfalls zu diesem Bild gehört, dass Arsenicum, wenngleich ihn seine Suche nach Perfektion in die Erschöpfung treibt, er dennoch immense

Befriedigung aus seiner harten Arbeit zieht. Schließlich gehört er nicht zu denen, die sich verausgaben, ohne sich selbst dafür entschieden zu haben, und er weiß genau, wie er für sein eigenes Wohlergehen, seine eigenen Interessen sorgen kann. „Ich bin einfach höllisch fleißig", sagt er fröhlich über sich selbst. Je mehr Verantwortung auf ihm lastet, umso glücklicher ist er – womit er beispielhaft für die alte Businessregel steht, dass man eine Arbeit, die schnell erledigt werden muss, am besten demjenigen gibt, der am meisten zu tun hat (also einem Arsenicum). Der übereifrige, übergewissenhafte und unerbittliche Geschäftsmann, Anwalt, Arzt oder Makler, der stundenlang ohne Unterbrechung arbeitet und danach nicht abschalten kann – der, auch wenn er so viel leistet wie zwei andere, dennoch unzufrieden mit sich ist, weil er meint, er habe nicht genug getan –, ist häufig Arsenicum. Andere Konstitutionstypen können ähnliche Fähigkeiten und viel Freude an der Arbeit haben, aber es ist die getriebene, geradezu zwanghafte Art von Arsenicum, die ihn so einzigartig macht.

Obwohl dieser kolossale innere Antrieb ihn ungeheuer stark erscheinen lässt und er so kraftvoll und aktiv wie *Sulfur* oder *Lachesis* wirken kann, handelt es sich bei ihm jedoch mehr um eine nervöse Art der Energie als um echtes Durchhaltevermögen. „Ich habe häufig das Gefühl, dass ich noch mit Vollgas fahre, obwohl der Tank schon auf ‚Reserve' steht", wie sich ein Arsenicum einmal bildhaft ausdrückte. So pendelt er zwischen größtem Fleiß und vollkommener Erschöpfung hin und her. Und wenn er sich gerade von einem Kollaps erholt hat, fängt er gleich wieder an mit voller Kraft zu arbeiten. In Wahrheit ist der überaus ehrgeizige Überflieger nur glücklich, wenn er sich bis an die Grenzen seiner Leistungsfähigkeit antreibt.

Er kann tatsächlich an Wochenendkopfschmerzen leiden – wenn er nicht ins Büro zur Arbeit gehen kann. Manche werden in den Ferien krank oder werden unruhig und reizbar, während sie sich am Strand erholen; sie können es offenbar nicht erwarten, wieder in die tägliche Tretmühle zu kommen. Steht er unter Stress, ist er an einem Tiefpunkt in seinem Leben angelangt, oder befindet sich in einem Zustand der Verzweiflung, dann ist für ihn die zuverlässigste und effektivste Therapie – sein Allheilmittel –, sich in Arbeit zu stürzen. Bei gewissen Menschen nimmt die Arbeit sogar den Platz des Gefühlslebens ein. Sie finden darin das Vergnügen und die Befriedigung, die andere Konstitutionstypen nur in zwischenmenschlichen Beziehungen finden.

Sein innerer Antrieb kann Arsenicum daran hindern, sich auf seinen Lorbeeren auszuruhen und Erreichtes zu genießen. Er ist überaus selbstkritisch und richtet sein Augenmerk stets auf ein Ziel in weiter Ferne. Ein Triumph oder ein Erfolg ist dabei lediglich ein Schritt mehr in einer endlosen Reihe von (weitgehend selbst auferlegten) pflichtgemäß erbrachten Leistungen. Nichts, das er je vollbringt, kann ihn befriedigen, weil sein Antrieb von innen her kommt und durch Anerkennung von außen nicht gestillt wird. Natürlich sucht er ebenso Anerkennung wie andere und wehrt sie nicht ab, wenn er sie bekommt, aber dies ist weder sein wichtigstes Motiv noch seine hauptsächliche Quelle der Befriedigung. Stets vorwärts strebend, hält er bereits Ausschau nach der nächsten Herausforderung.

Ein solchermaßen getriebener Perfektionismus kann beim weiblichen Arsenicum auch in familiären Situationen beobachtet werden. Im besten Falle ist sie eine „Supermutter", die die Bedürfnisse ihres Ehemanns, der Kinder, ihrer Karriere wie auch die des Haushalts ausbalanciert, ohne irgendein Interesse zu vernachlässigen. In ihrem gut organisierten Tagesablauf findet sie die Zeit, alles zu tun (einschließlich ihres Engagements als Elternsprecherin der Schule oder in einem Komitee zur Nachbarschaftshilfe), und jede Minute ihres Tages ist verplant. Obwohl dies bedeuten kann, dass sie nur geringe zeitliche Spielräume besitzt und sich ganz genau an ihre Zeitpläne halten muss, die sie mit ihrer rastlosen Energie aufstellt und auch einhält, nutzt sie ihre Zeit effizient, und alles wird bestens erledigt, ohne irgendetwas zu versäumen. Sie ist streng aber gerecht, eine Mutter, die auf kluge Weise Rückhalt gibt, und ihre Kinder sind dabei glücklich, kreativ und ausgeglichen.

Manchmal jedoch karikiert sich die „Arsenicum-Mutter" selbst. In ihrem Eifer, das Wohl ihrer Kinder zu fördern, überfällt sie Ärzte, Lehrer, Freunde und Verwandte mit hartnäckigen Forderungen. Ihr unablässiges Streben nach Perfektion kann sie dazu bringen, ihr Kind mitten im Schuljahr die Schule wechseln zu lassen, es von einer seiner außerschulischen Aktivitäten, mit der es vollkommen zufrieden ist, wegzureißen und es zu einer anderen anzumelden, ständig Privatlehrer, Ärzte und Babysitter zu wechseln, während sie freimütig jeden auf seine Unzulänglichkeiten und die Gründe für den Wechsel hinweist. Wie ein Bulldozer walzt sie alle Hindernisse nieder und bahnt so den Weg für ihre Kinder. Und wehe dem, der ihr dabei im Weg steht!

Manchmal können die übertrieben hohen Erwartungen dieses geradezu penetranten Mutter-Typs sich zum Schaden für das Kind auswirken oder dazu führen, dass die Mutter-Kind-Beziehung darunter leidet. Solches findet sich bei Müttern, die dauernd schimpfen, unzufrieden mit ihren Kindern sind, schnell dabei sind, sie anzutreiben oder ihre Enttäuschung zu zeigen, und wenn sie unzufrieden sind mit ihrer Leistung, sie in dieser für Arsenicum eigentümlichen Weise wie ein „Zahnarztbohrer" unablässig missbilligend auszuschelten. Als Erwachsene sagen diese Kinder dann häufig über einen solchen Elternteil: „Inzwischen ist mir klar geworden, dass nichts, was ich jemals hätte tun – oder sein – können, sie [oder ihn] je zufrieden gestellt hätte."

Das gleiche unablässige Streben nach Perfektion prägt die Haltung mancher Arsenicum-Menschen ihrer Gesundheit gegenüber. Sie streben nach absoluter Gesundheit, unternehmen alles, um sie zu erlangen (wobei sie darauf bestehen, von allen in ihrer Umgebung darin unterstützt zu werden), und kultivieren sie mit so viel Eifer und Begeisterung, dass andere geradezu ratlos darauf reagieren. Nicht vollkommen gesund zu sein, erscheint Arsenicum unlogisch, unverständlich und absolut ungerecht.

Diese Neigung, eine an sich gute Sache ins Extreme zu treiben, richtet sich häufig auf verschiedene Diätformen. Fast jeder Arsenicum-Mensch hegt ausgeprägte Überzeugungen bezüglich der rechten Art und Menge an Essen, die er braucht, um optimale Gesundheit zu erreichen. Er hält sich gewissenhaft an die spartanischsten Essvorschriften und folgt den neuesten Diätmoden mit dem größten Vergnügen. Er kann sich längere Zeit rigorosen Fastenkuren unterziehen und ist blind gegenüber der Gefahr, sich essenzielle Nährstoffe vorzuenthalten. Er gehört zu denen, die nicht nur von Brot allein, sondern auch von ihren endlosen Ernährungstheorien leben können.

In seinem ungeheuren Ehrgeiz, perfekt und „der Beste" zu sein, kann er auch äußerst kompetitiv sein. Unterschwellig oder auch offen muss er stets beweisen, dass er besser ist als andere. Der Schüler, der von Schulnoten wie besessen ist und endlos über sie spricht, ist häufig Arsenicum, wie auch einer, der sich selbst dadurch erhöht, indem er andere kritisiert. An der Spitze ist nur Raum für eine Person – ihn selbst –, und er duldet keinen anderen neben sich. In keiner Situation, keinem Gespräch und keiner Beziehung kann er es sich verkneifen, anderen einen Schritt voraus zu sein. Selbst in der Familie kann der stolze Vater anlässlich eines guten Zeugnisses zu seinem Sohn sagen: „Alles Eins minus, das ist wunderbar. Aber als ich in Deinem Alter war, habe ich nur glatte Einsen nach Hause gebracht!" Wenn Eltern andere mit endlosen Erzählungen nerven und ihnen die zahllosen Talente ihrer Kinder in den leuchtendsten Farben schildern, bezeugen sie damit häufig das für Arsenicum typische Konkurrenzverhalten. Alles was ihr oder ihm „gehört" – Kinder, Ehegatte, berufliche Stellung, Haus und Garten –, muss überragend und besser sein als bei anderen. Selbst seine Krankheiten müssen interessanter oder ernster sein als die anderer Menschen.

Andererseits kann sich der ehrgeizige Arsenicum gelegentlich auch durch ein sympathisches Fehlen jeglichen Konkurrenzdenkens auszeichnen. Sie möchten lediglich ausgezeichnete Leistungen bringen und haben nichts dagegen, wenn andere sich gleichfalls hervortun. Ein Kind kann z. B. begeistert von der Schule nach Hause kommen, weil zwölf Mitschüler (es selbst eingeschlossen) eine Eins in Mathematik geschrieben haben. Oder eine Ballettlehrerin kann ihre eigene Tochter zu Höchstleistungen antreiben, ihre anderen Schülerinnen aber genauso behandelt. Sie möchte, dass sie alle große Tänzerinnen werden. Dieser Typus applaudiert aufrichtig und großzügig einer Vorstellung oder Leistung, die besser ist als seine eigene. Perfektion fasziniert ihn, wie oder wem auch immer sie gelingt.

Um Perfektion zu erreichen (und vor allem, sie zu erhalten), muss man die volle Kontrolle über seine Umgebung wie auch über sich selbst besitzen. Offensichtlich oder unauffällig kontrolliert Arsenicum, indem er die Führung in persönlichen Beziehungen übernimmt, ihr Ausmaß und ihre Färbung, ihr Gleichgewicht des Gebens und Nehmens bestimmt, und anderen keine Wahl lässt als sich dem anzupassen. Unter keinen Umständen kann es dieser dominierende Mensch ertragen, wenn andere die Verantwortung haben, und er besteht darauf, alle Entscheidungen selbst zu treffen. Er ist kaum in der Lage, sich einfach zurückzulehnen und den Dingen ihren natürlichen Lauf zu lassen, sondern muss alles selbst überwachen und erledigen.

Als Arbeitgeber kann sein Selbstantrieb ihn dazu zu bringen, auch andere anzutreiben – sie zu mehr, größeren, besseren Leistungen zu zwingen. Ungeduldig bei jeder Verspätung und schnell enttäuscht, will er oft „schneller tanzen als die Musik spielt", also den Lauf der Ereignisse und die Reaktion anderer auf sie beschleunigen. Er kann überängstlich, übervorsichtig und unfähig sein, Verantwortung zu delegieren. Immer und immer wieder überprüft er, was andere getan haben, sagt ihnen genau, wie sie etwas tun sollen, oder wenn sie es bereits getan haben, wie sie es anders hätten tun sollen. Auch zu Hause, sei es beim Zubereiten von Mahlzeiten oder wenn es etwa darum geht, die Fensterläden gegen Sturm abzusichern, erwartet er von anderen, dass sie einfach tun, was er ihnen vorschreibt. Seine Frau mag darüber klagen, dass sie sich wie eine Hausangestellte fühlt, die sich das Recht, in ihrem eigenen Haus zu leben, durch Gehorsam und hingebungsvolle Arbeit verdienen muss. Ähnlich kann die Arsenicum-Hausfrau in der Küche stehen und ihrem Gatten oder Kind, die pflichtbewusst versuchen ihr zu helfen, endlose Anweisungen erteilen. Sie kann zum Beispiel nicht damit einverstanden sein, wie das Geschirr im Geschirrspüler verstaut wird und fängt unmittelbar damit an, es „besser" zu ordnen. Sie ist bekannt dafür, dass sie die Wohnung blitzsauber macht, einen Tag, bevor die Zugehfrau kommt. Und statt sich an diesem Tag zu entspannen, zwingt sie sich zu zermürbender und reizbarer Hektik. Sie hat viele Rechtfertigungen für ihr Verhalten parat, der eigentliche Grund ist jedoch ihre Unfähigkeit, ihre Kontrolle zu lockern. Im Extremfall kann sie ihrer armen Zugehfrau durch das Haus folgen und sie auf Schritt und Tritt beaufsichtigen.

In der Regel ist Arsenicum stolz auf seine Fähigkeit, sich erfolgreich mit allen möglichen Problemen des Alltags herumzuschlagen und anderen gute Ratschläge zu erteilen. Er oder sie liebt es, das Haus anderer Menschen in Ordnung zu bringen – im wörtlichen (diese Menschen geben die besten Hauswirtschafter ab) wie auch im übertragenen Sinne. Der überaus effiziente jüngere Kollege oder Angestellte, der es stets besser weiß als seine Vorgesetzten und darauf besteht, den Laden auf seine Weise zu „schmeißen", ist Arsenicum, wie auch die Sekretärin, die die Akten ihres Chefs gründlicher organisiert, oder der Herausgeber, der vorzüglich darin ist, Artikel, Kurzgeschichten oder Romane, die andere geschrieben haben, mal eben kurz in Form zu bringen.

Gleichzeitig macht ihn diese Freude am Kontrollieren, zusammen mit seiner Neigung, die Leistung anderer überaus kritisch zu beurteilen, zu einem exzellenten Lehrer. Das Unterrichten gibt ihm nämlich die großartige Gelegenheit, anderen Vorschriften zu machen. Er gibt sich seiner Berufung vollkommen hin, wird niemals müde, andere zu formen und zu prägen, und scheut keine Mühe, seinen Schülern sein profundes Wissen und seine Begabung zur Kritik zu vermitteln. Im Privatunterricht (beispielsweise Sprachen oder Musik) kann Arsenicum der strengste aller Zuchtmeister sein: Gute Leistungen fördert er, auf mangelnde Vorbereitung reagiert er jedoch ungeduldig, und er spart mit Lob. „Du machst Fortschritte", mag er ein Musikstück kommentieren, das schön vorgetragen wurde; als höchste Auszeichnung gibt es vielleicht ein „Ganz gut!". Er zielt nicht darauf ab, jemanden zu entmutigen, und insgeheim ist er stolz auf den Schüler, der seinen guten Unterricht widerspiegelt, aber er schaut stets nach vorne und möchte ihn zu noch höheren Leistungen anspornen. Die beiden unvergleichlichen Lehrer Leopold Mozart (der Vater von Wolfgang Amadeus Mozart) und Annie Sullivan (die Lehrerin von Helen Keller), die ihre Schützlinge zur Genialität brachten (um nicht zu sagen trieben), waren unzweifelhaft Arsenicum. Gelegentlich versucht dieser Typus, nicht nur die Gegenwart, sondern auch die Zukunft unter seine Kontrolle zu bringen. Die ehrgeizige Mutter, die in dem bekannten Witz ihre drei Söhne im Alter von sieben, fünf und drei Jahren mit den Worten vorstellt: „Der älteste ist der Anwalt, der mittlere der Arzt und der jüngste der Bankier", ist Arsenicum.

Selbstsicher genug zu sein, um über andere zu bestimmen, setzt ein gewisses Maß an Stolz voraus – ein Charakteristikum, mit dem Arsenicum großzügig ausgestattet ist. „Ich bin stets im Recht" oder „Gewöhnlich weiß ich vor allen anderen, was vor sich geht", sind typische Gedanken, und häufig hat er in der Tat auch recht. Und obwohl er elitär in seinen Ansichten, seinem Geschmack, seinem Urteil ist, so ist er doch gewillt, die Verantwortung zu übernehmen, die eine solche Anmaßung der Überlegenheit mit sich bringt. Sein elitäres Denken lässt ihn andere Menschen weniger aufgrund ihrer Herkunft, ihres Reichtums oder ihrer Privilegien beurteilen, sondern vor allem aufgrund ihrer Leistung. Er erwartet von anderen, dass sie gute Leistungen erbringen und ist daher Fehlern oder Mittelmäßigkeit gegenüber nicht tolerant. Er vergisst dabei, dass andere vielleicht, anders als er, sich nicht auf diesem Gebiet hervortun wollen, und vor allem auch, dass er selbst nicht um seinen Anteil an Fehlern herumkommt. Beispielsweise hält Emma Woodhouse, die Heldin von Jane Austens Roman *Emma*, ihr Urteil für unfehlbar und liebt es, das Leben anderer in die Hand zu nehmen, bis hin zur Kuppelei. Ohne Zweifel ist sie äußerst intelligent und besitzt sowohl einen großzügigen Charakter als auch eine hohe Gesinnung. Ihr intellektueller Stolz und ihre Anmaßung der Überlegenheit lassen sie jedoch die Menschen in ihrer Umgebung falsch einschätzen und sich letztlich irren.

Schließlich zeigt sich das starke Kontrollbedürfnis von Arsenicum in voller Stärke bei dem gesundheitsbewussten Menschen, der sein Leben nach streng geregeltem Programm führt, das präzise auf seine körperlichen und emotionalen Bedürfnisse ausgerichtet ist. Der autoritär gesinnte Arsenicum liebt Regeln, Sachverstand und Disziplin so sehr, dass wenn andere sie ihm nicht auferlegen, er sich ihnen selbst unterwirft. Er kann sich erbarmungslos dazu zwingen, täglich viele Kilometer zu laufen, auch bei unfreundlichstem Wetter, oder sich andere Rituale auferlegen, um körperlich fit zu bleiben. Seine diätetischen Vorsichtsmaßnahmen sind sprichwörtlich. Ein unvergessliches Individuum pflegte nicht nur seinen eigenen Tee mitzubringen, wenn er jemanden besuchte, sondern sogar seine eigene Teetasse, die aus irgendeinem speziellen Ton hergestellt war, der – wie er behauptete – unerlässlich für sein Wohlbefinden war. Außerdem ist er der Patient, der sich bemüßigt fühlt, seinen zahlreichen Ärzten (für gewöhnlich lässt er sich von einer ganze Anzahl von ihnen behandeln) zu berichten, was jeder von ihnen hinsichtlich seiner Beschwerde gesagt oder nicht gesagt habe – und dabei darlegt, was sie alles falsch gemacht haben, und dem gerade behandelnden Arzt Ratschläge hinsichtlich des seiner Ansicht nach korrekten Vorgehens zu erteilen. Kurz, Arsenicum muss stets Herr der Situation sein: Er führt Regie, kontrolliert und gibt anderen Anweisungen, um schließlich ein perfektes Resultat zu erreichen.

Weil kein Mensch die vollkommene Kontrolle über sein Leben und seine Umgebung besitzen kann, leidet Arsenicum an vielerlei Ängsten. Er gehört zu den furchtsamsten Persönlichkeitstypen und wird verfolgt von Befürchtungen, die vernünftig oder auch unvernünftig, greifbar oder ungreifbar, größer oder kleiner, gegenwärtig oder zukunftsbezogen, sichtbar oder versteckt sein können. Auch wenn er behauptet, an Depressionen zu leiden (und dies tatsächlich tut), so wirkt er weniger traurig und niedergeschlagen, denn ängstlich und frustriert. Seine Ängste können sich in spezifischen Befürchtungen zeigen oder auch in allgemeiner Rastlosigkeit und Erwartungsängsten – , oder sie nehmen die Gestalt von Perfektionismus und autoritärem Gehabe beziehungsweise extrem übertriebenen Verhaltens an.

Sein Wunsch nach Ordnung, Disziplin und überragender Leistung lässt ihn beispielsweise völlig aus der Fassung geraten, wenn etwas Unerwartetes geschieht und er sich unvorhergesehenen Umständen anpassen muss. Auf ähnliche Weise kann er in Panik geraten, wenn andere seine wohldurchdachten Pläne nicht einhalten (einmal mehr hat sich die Perfektion nicht verwirklichen lassen!). Er klagt dann, dass heutzutage nichts mehr richtig gemacht wird, aber auch hier zieht er nicht in Betracht, dass andere vielleicht nicht mit seiner fanatischen Präzision handeln möchten; sie haben auch nicht so viel Freude daran, komplizierte Pläne mit Hilfe höchster Effizienz, Organisation und sekundengenauer zeitlichen Abstimmung zu vollziehen. Wie man sich denken kann, ist Pünktlichkeit eine dieser Ängste und Sorgen. Gehetzt von seiner Furcht, zu spät zu kommen, überlässt er nichts dem Zufall. Er bricht frühzeitig zu seinem Bestimmungsort auf und rechnet mit Verzögerungen auf dem Weg, und so kommt er oft viel zu früh zu seinen Verabredungen. („Ich bin pathologisch pünktlich", gibt er freiwillig zu.) Und natürlich fängt er schon Stunden vorher an zu packen, auch wenn er nur eine kurze Reise plant.

Eine der häufigsten Ängste von Arsenicum dreht sich um Sicherheit. Dies ist ein recht auffälliger Zug bei ihm. Eine Frau kann ständig in Sorge sein, ihrem Mann oder ihren Kindern könne etwas passieren, und gerät außer sich, wenn eines auch nur eine Viertelstunde länger wegbleibt als erwartet. Sie macht sich völlig fertig damit, sich vorzustellen, dass etwas Schreckliches passiert sein könnte und spielt die ganze Szene im Geiste durch, bis hin zu den kleinsten Details. Sie fährt ihre Kinder fünf Straßen weit zur Schule, wenn alle anderen Kinder zu Fuß gehen oder mit dem Rad fahren, weil dies immer noch besser ist, als zu Hause zu sitzen und sich Sorgen zu machen, ob sie auch sicher angekommen sind. Öffentliche Verkehrsmittel, um zu außerschulischen Aktivitäten zu gelangen, kommen überhaupt nicht in Frage. Nachts kann sie nicht einschlafen, bis ihre fast erwachsenen Kinder von einer Party nach Hause kommen; sie liegt wach und denkt sich aus, was alles passieren könnte. Der Arsenicum-Mann ist ebenso voller Ängste: Jedes Mal, wenn er ins Auto steigt, denkt er daran, dass es einen Unfall geben könnte. Auch wenn er nur eine kurze Reise unternimmt, fürchtet er, dass er vielleicht seine Frau und seine Kinder nicht mehr wiedersehen wird.

Geld ist für Arsenicum ein weiterer Grund zur Besorgnis. Ob er nun welches hat oder nicht, er denkt und spricht jedenfalls viel davon und klagt häufig, er sei arm, oder auch über die hohen Lebenshaltungskosten. Er kann jeden Cent umdrehen, jedem spontanen Impuls widerstehen, Geld zu verleihen, ungern etwas ausgeben, wenn er Geld hat, und behaupten, er könne sich etwas, das er sich selbstverständlich kaufen könnte, oder auch eine notwendige Ausgabe nicht leisten. Als gewissenhafter Arbeiter setzt er seine Begabung darin ein, sich in seiner Firma unentbehrlich zu machen. Er opfert gar Abende, Wochenenden und Ferien, um sich in etwas weiterzubilden, das als zweite Einkommensquelle dienen könnte, aus Angst vor zukünftigen Geldnöten. Er ist kein „Hansdampf in allen Gassen", wie es *Sulfur* häufig ist, sondern beherrscht eher ein paar Dinge, diese aber meisterhaft, und legt Wert darauf, noch mindestens einen weiteren Pfeil im Köcher zu haben.

Die bei weitem eindrucksvollste der Ängste von Arsenicum ist jedoch die um seine Gesundheit. Abgesehen von der Frustration des Perfektionisten über die Fehlfunktion irgendeines Teiles seiner Anatomie, jagt ihm die Vorstellung, die Kontrolle über seinen eigenen Körper zu verlieren, Angst und Schrecken ein. Er fürchtet Rückschläge, Rückfälle oder Verzögerungen des Heilungsprozesses und kämpft gegen seine Krankheit mit solcher Vehemenz, dass sich sein Zustand dadurch lediglich verschlimmert und er seiner Heilung selbst im Wege steht. Selbst bei kleineren Beschwerden gerät er außer sich bei dem Gedanken, dass sich irgendein Organ widersetzt, und klagt: „Ich mache doch alles, was ich sollte – ich esse richtig, bewege mich täglich und sorge gut für mich – und es geht mir immer noch nicht gut. Was *mache* ich bloß falsch?" Umgekehrt kann der gesunde Arsenicum stolz davon sprechen, seinen Körper voll „unter Kontrolle" zu haben.

Sein körperliches Wohlbefinden, oder der Mangel daran, ist daher Quelle endlosen und alles absorbierenden Interesses. Krank zu sein versetzt ihn in übertriebene Furcht (beispielsweise wird eine Schwellung unter den Augen morgens beim Erwachen über ihre wahre Bedeutung hinaus aufgebauscht), er gerät in Panik bei Symptomen, die andere ignorieren würden, und stellt sich natürlich vor, dass er jede Krankheit hat, von der er liest. In aufgeregtem Tonfall kann er zum Beispiel von einem neuen Buch berichten, von einem „wunderbar verständnisvollen Arzt, der mich auf eine Reihe von wichtigen Problemen aufmerksam gemacht hat, von denen ich gar nicht *wusste*, dass ich sie habe, bis ich dieses Buch gelesen habe. Was für einen unglaublichen medizinischen Sachverstand dieser Mann hat!"

Um seine Gesundheit zu schützen und seine Ängste unter Kontrolle zu halten, unterwirft sich Arsenicum Vorsorgeregeln und Vorsichtsmaßnahmen erstaunlichen Ausmaßes. Er kennt keine Ausnahmen oder Kompromisse, konsumiert täglich Dutzende Pillen und Vitamintabletten und vermeidet ganze Listen harmloser Lebensmittel, als wären sie pures Gift. Nicht überraschend angesichts der Tatsache, dass das Mittel aus Arsen hergestellt wird, weist Arsenicum eine außergewöhnliche Furcht vor einer Vergiftung durch vergiftete oder verdorbene Lebensmittel auf. Niemals lässt er Lebensmittel außerhalb des Kühlschranks herumliegen, und sei es auch nur für kurze Zeit, da er davon überzeugt ist, dass sie dann verderben. Wenn ein Stück Käse verschimmelt ist, wirft er es weg, statt den Schimmel einfach abzukratzen. Die Arsenicum-Hausfrau beargwöhnt etwas, das sie gerade gekocht hat, stellt fest, dass es komisch riecht, eigenartig schmeckt oder eine ungewöhnliche Farbe angenommen hat. Immer auf der Hut vor verdorbenem Essen droht sie das ganze Essen wegzuwerfen, zum Schrecken ihrer hungrigen Familie. Der Typus hat auch eine ungeheure Angst vor Krankheitserregern und Ansteckung. Überall wittert er Verunreinigung und drohenden Zerfall und bekämpft sie mit Putzen, Schrubben und antibakteriellen Sprays auf jede mögliche Weise.

Trotz seiner Furcht vor Krankheit ist der Typus fasziniert von der Medizin (es ist kein Zufall, dass Arsenicum außergewöhnlich häufig in medizinischen Berufen auftritt) und liebt Ärzte. Er wird nie müde, über seine

Gesundheit und seine Krankheiten zu sprechen, unterzieht sich freiwillig unzähligen medizinischen Untersuchungen und Labortests – von denen viele von fragwürdiger Notwendigkeit sind. Er reist viele Kilometer, von einem Arzt zum anderen, wobei er sowohl Bestätigung für die Ernsthaftigkeit seiner Beschwerde als auch die Beruhigung sucht, dass diese heilbar ist. Er liebt nichts mehr, als in eine Praxis für ganzheitliche Therapie zu gehen, wo er die Möglichkeit hat, regelmäßig sechs Therapeuten aufzusuchen (Ernährungsberater, Chiropraktiker, Masseur, Homöopath, Psychotherapeut und Akupunkteur) und sich praktisch gleichzeitig sechs verschiedenen Behandlungen unterziehen kann. Es mag ja berechtigt sein, so viel Verantwortung für sein Wohlergehen zu übernehmen, aber manchmal ist sein Bemühen schon überproportioniert. Statt seine Gesundheit zu erhalten, um ein produktives Leben führen zu können, lässt er es zu, dass sie zu einer fixen Idee wird, zu seiner Daseinsberechtigung.

Um ihm Gerechtigkeit angedeihen zu lassen, muss man jedoch sagen, dass seine Angst um die Gesundheit häufig ihre Berechtigung hat. Arsenicum kann mit der E-Saite einer Geige verglichen werden – die dünnste, gespannteste und am empfindlichsten gestimmte aller Saiten, die nicht nur feinste Schwingungen hervorbringen kann, sondern auch diejenige ist, die am ehesten verstimmt. Wenn sie etwas zu sehr gespannt ist, reißt sie leicht, und sie klingt, wenn sie auch nur den Bruchteil eines Millimeters zu lose ist, gleich zu tief. Genauso ist es auch mit Arsenicum: Er muss perfekt gestimmt sein, wenn er gut funktionieren soll. Dies bedeutet, dass die physischen Umweltbedingungen genau richtig sein müssen. Dieses Individuum, das für Allergien und/oder Asthma so anfällig ist, reagiert auf zahllose Faktoren empfindlich: verschiedene Lebensmittel; Staub, Schimmel, Federn oder Tierhaare; Gerüche; Geräusche (das leiseste Geräusch kann ihn am Schlafen hindern); Kälte (oder Schwankungen der Außentemperatur, die mehr als die von ihm tolerierten zwei bis drei Grad betragen). Sich eine Umgebung zu schaffen, in der er sich wohl fühlt, kann in der Tat viel Aufwand und Sorgfalt von seiner Seite bedeuten.

Insgesamt haben die Ängste von Arsenicum etwas rastloses und hartnäckiges an sich. Wie ein Terrier fürchtet er sich wegen allem und jedem zu Tode. Wenn er sich nicht um die Gegenwart sorgt, dann um die nahe oder ferne Zukunft. Er ist sich nicht sicher, wann oder wo das Damoklesschwert fallen wird, aber es wird fallen, und daher ist er jederzeit auf der Hut. Er kann so ausschließlich mit seinen verschiedenen Befürchtungen beschäftigt sein, dass der glückliche Ausgang eines Problems lediglich ein Vakuum hinterlässt, das vom nächsten gefüllt werden muss.

Um noch einmal auf das Thema Perfektion zurückzukommen: Menschen sind nicht perfekt, menschliche Leistung ist niemals perfekt, die Natur ist weit davon entfernt, perfekt zu sein, wissenschaftliche Theorien werden immer wieder neu interpretiert und durch neuere ersetzt, und ethische und moralische Werte in Politik oder Religion sind ständig Änderungen unterworfen. Was heute wahr ist, kann morgen falsch sein. Nur in der Kunst, schließt Arsenicum daraus, kann Perfektion erlangt werden – und, was fast noch wichtiger ist, auf Dauer bestehen. Es erstaunt daher nicht, dass Arsenicum sich häufig zu den kreativen Künsten hingezogen fühlt und auch eine wichtige Rolle in der Konstitution von Schriftstellern, Malern, Bildhauern und Komponisten spielt. Auch wenn sie primär einem anderen Konstitutionstyp zuzuordnen sind, werden sie unweigerlich gleichfalls stark ausgeprägte Arsenicum-Züge aufweisen. Das Mittel findet sich auch bei denen, die man „verkappte Künstler" nennen könnte: Näherinnen, Gärtner, Frisöre, Chirurgen, Gourmetköche und ähnliche Berufe, bei denen es auf Feingefühl und künstlerische Genauigkeit ankommt, um aus dem gegebenen Material etwas Perfektes zu schaffen.

Wichtige Faktoren, die dazu beitragen, dass Arsenicum in der Kunst so außergewöhnlich viel leisten kann, sind die ihm eigene Genauigkeit und seine Fähigkeit, grenzenlose Qualen ertragen zu können. Er liebt Präzision und Konzentration auf Details – und ist in der Lage, das vorliegende Thema so lange zu bearbeiten, bis das gewünschte Ziel erreicht ist, wie lange auch immer er dazu braucht. Daher findet man das Mittel häufig auch in den darstellenden Künsten. Obwohl er angespannt und nervös während der gesamten Vorstellung ist, lassen ihn sein Ehrgeiz, seine Bereitschaft, lange Stunden zu trainieren und zu üben, und vor allem sein unermüdlicher Drang zur Perfektion, Spitzenleistungen erbringen. Diese Eigenschaften lassen ihn die harte, manchmal versklavende Arbeit des darstellenden Künstlers durchstehen; und es ist denkbar, dass umgekehrt eine solche Karriere die Arsenicum-Seite in einem Menschen hervorbringt und weiterentwickelt.

Es ist jedoch mehr als persönlicher Ehrgeiz, der diesen Typus dazu antreibt, sich in solchem Ausmaß zu verausgaben, was immer er auch unternimmt. Er möchte diejenigen, die auf sein fachmännisches Können zählen und von ihm eine außergewöhnliche Leistung erwarten, nicht enttäuschen. Er ist es sich geradezu schuldig, den hohen Erwartungen anderer gerecht zu werden. Der Künstler in ihm sucht stets nach Möglichkeiten, nicht nur sein eigenes, sondern auch das Leben anderer zu bereichern. In der Tat schuldet er es der Kunst selbst – oder der Wissenschaft, der

Berufung, oder dem Wissenszweig, in dem er engagiert ist (seine intellektuelle Begabung wird natürlich mit gleichem Nachdruck und Fleiß kultiviert wie seine künstlerische Begabung). Man muss ihm nur eine neue Herausforderung auf seinem Gebiet bieten, und er stürzt sich auf sie – mit großer Begeisterung! –, überwindet sie und schaut sich dann erwartungsvoll nach einer neuen Herausforderung um. Es ist in der Tat diese Hingabe, über die Pflicht hinaus, die der Arbeit von Arsenicum ihre Signalkraft verleiht.

Ein Beispiel hierfür war einer von dreißig Bewerbern um die Stelle eines Professors für Musikgeschichte und Theorie an der hiesigen Universität. Als Teil des Auswahlprozesses hatte er eine einstündige Probevorlesung vor der Fakultät zu halten, und er entschloss sich, einen Satz aus einer Haydn-Sonate zu analysieren. Er kam mit einem Koffer, der folgendes enthielt: 1. eine Tonbandaufnahme des Werkes für die universitätseigene Musikanlage, 2. seinen eigenen Kassettenrekorder mit der entsprechenden Kassette, für den Fall, dass die universitätseigene Anlage nicht richtig funktionierte, 3. eine Zusammenfassung seiner Vorlesung und einen detaillierten Abriss seiner potenziellen Vorlesung für das gesamte Jahr – in ausreichend vielen Kopien für alle Anwesenden, und 4. eine zusätzliche Tonbandaufnahme, Kassette und kopierte Unterlagen für eine Vorlesung über ein Prélude von Chopin, für den Fall, dass die Fakultät dies der Haydn-Sonate vorziehen würde. Dann begann er mit einer klaren Analyse und eleganten Darstellung des Themas – jedes Wort war wohl erwogen, jeder Satz im Gleichgewicht. Dies war der überorganisierte Arsenicum, der auf alle Eventualitäten vorbereitet und ein Beispiel für gewissenhafte Vorbereitung ist. (Er war auch der Kandidat, der die Stelle erhielt.)

Ein weiteres Beispiel für die Geistesart von Arsenicum aus der Romanliteratur ist Conan Doyles *Sherlock Holmes*, der berühmte Detektiv, der zum Symbol für akribische Beobachtung, gewissenhafte Aufmerksamkeit für Details und präzise Folgerungen geworden ist. Er ist ein unbestrittener Künstler auf seinem Gebiet und, passend zum Typus, einer der Besten in seinem Beruf. Dazu ist er der gefestigte Arsenicum-Junggeselle, für den sein Beruf an allererster Stelle steht. Er ist der Überzeugung, dass Gefühle sich nur störend auf sein sorgfältig kultiviertes, mit der Präzision und Genauigkeit einer Maschine funktionierendes Denkvermögen auswirken würde. Auch seine Haltung Dr. Watson gegenüber ist charakteristisch: loyal, aber fordernd und zunehmend ungeduldig über die gelegentliche Langsamkeit und Unzulänglichkeit des Letzteren („Sie *schauen*, Watson, aber Sie *beobachten* nicht!", rügt er wiederholt seinen Freund) – wie auch seine Selbsteinschätzung: „Ich stimme nicht mit denen überein, die Bescheidenheit unter die Tugenden zählen. Die Logik gebietet, dass alles so gesehen werden muss, wie es ist, und sich zu unterschätzen ist ebenso eine Abweichung von der Wahrheit, als seine eigenen Fähigkeiten überzubewerten" (*The Greek Interpreter*). Schließlich schwankt Holmes in typischer Arsenicum-Manier zwischen einem Übermaß an nervöser Tatkraft während der Verfolgungsjagd (während der er tagelang ohne Essen oder Schlaf auskommen kann) und dem Zusammenbruch (in einen Zustand gelangweilter Mattigkeit), wenn der Fall gelöst ist. Selbst seine Erscheinung ist typgemäß: dünn, bleich, asketisch, mit einer vorspringenden, aristokratischen Nase in einem hageren Gesicht, mit langen, sensiblen Fingern, die so wunderbar zärtlich Violine spielen können, und besonders mit diesen blauen, stechenden Augen, deren durchdringender Blick nichts übersieht.

In der Tat ist Arsenicum in allen Gebieten peinlich genau und empfindlich gegen Unordnung. Es macht ihn nervös, wenn die Handtücher im Badezimmer nicht gerade und symmetrisch aufgehängt sind. Er erträgt es nicht, wenn ein Stuhl nicht parallel zum Tisch, ein Buch nicht am richtigen Platz im Bücherregal oder die Schuhe nicht in Reih' und Glied nach Farben geordnet im Schrank auf dem Boden stehen. Er ist ungehalten, wenn andere ihre Autos nicht exakt einparken („Wieso können die Leute das nicht richtig machen? Es ist doch so einfach, *in* den Parkfeldern zu parken"), und kann viele Stunden damit verbringen, einen Koffer immer und immer wieder zu packen, sodass alles ganz genau hineinpasst. Obwohl er es eilig hat, zum Flughafen zu fahren, bemüht er sich aufgeregt, seine Kleider sauber zusammenzulegen und die passenden Socken zusammenzusuchen. In bewundernswerter, aber gelegentlich übertriebener Sorge um tadellose Ordnung putzt und räumt die Hausfrau ständig im Haus herum, liest hier einen Fadenrest vom Teppich auf, wischt dort ein paar Stäubchen von den Möbeln; sonst kann sie den Anblick nicht ertragen. Der Schreibtisch des Geschäftsmannes ist der Inbegriff von Sauberkeit und Ordnung: Alles muss seinen rechten Platz haben und nach einem genauen System abgelegt sein; sonst ist er abgelenkt und nicht in der Lage zu arbeiten (natürlich können die Geschlechterrollen auch vertauscht sein).

Auch wenn er nicht allzu neurotisch oder exzessiv ist, hat Arsenicum dennoch stets hohe Ansprüche. Sowohl Männer als auch Frauen sind in der Regel gut angezogen und wirken wie aus dem Ei gepellt. Das Haus ist schön und stilvoll eingerichtet. Eleganz und guter Geschmack sind ein Kennzeichen dieser Menschen; selbst ihre Bewegungen, ihre Gestik sind häufig bemerkenswert zierlich und präzise. Egal, ob er einen Tisch schreinert oder einen Zaun repariert, den Hof kehrt oder das Haus streicht, einen Bericht schreibt oder eine Mahlzeit zubereitet, immer bekommt seine Arbeit diesen besonderen „letzten Schliff", der den Typus verrät.

Arsenicum verlangt viel vom Leben, kann der Welt aber auch viel geben. Er ist derjenige, der hohen Anforderungen gerecht wird, auf den man sich verlassen kann, wenn es darum geht, etwas kompetent zu erledigen. Seine Unduldsamkeit Mittelmaß und Fehlern gegenüber feuert andere (wie ihn selbst auch) zu höherer Leistung und großen Taten an. Wenn er entsprechend begabt ist, kann er der Menschheit viel an Schönheit und Freude bringen. Nicht jeder Arsenicum ist ein ängstlicher, dominierender, allzu kritischer oder anspruchsvoller Mensch. Er kann das völlige Gegenteil sein: unabhängig, angenehm im Umgang, ungeheuer rücksichtsvoll – seine hohe Intelligenz setzt ihn in die Lage, seinen sozialen und beruflichen Umgang mit erfreulicher Leichtigkeit zu gestalten.

Gelegentlich ist diese heitere Gelassenheit das Resultat einer beruhigenden Philosophie und spiegelt eine willentliche Kontrolle seiner Instinkte wider. Schließlich ist sein Verhalten großteils motiviert durch die ihm eigene Idee der Perfektion, die er anstrebt. Es gibt jedoch Situationen, in denen eine Behandlung mit dem potenzierten Arsenicum nötig ist, um seine extremen Befürchtungen und Ängste zu lindern, seine übertriebene Art, seine Umgebung und die Menschen um ihn herum zu kontrollieren, oder seine Neigung (in seinem Streben nach Perfektion) alles zu übertreiben, was auch immer er unternimmt. In jedem Fall kann man Arsenicum, wenn es ihm einmal gelungen ist, sich im Gleichgewicht zu halten, um die Leistungen zu erbringen, nach denen es ihn so sehr verlangt – und vor allem auch, wenn er einmal akzeptiert hat, dass in einer Beziehung ein bestimmtes Gleichgewicht zwischen Kontrolle und Nachgeben gegeben ist –, als freundliches, würdevolles Individuum erkennen, dessen spezielles, aristokratisches Wesen und Verhalten von einer vernunftgeprägten Lebensauffassung getragen wird.

Mit einem Wort, wenn die Umstände richtig sind, und er versteht, wie er sich verhalten muss, kann Arsenicum die Spitzenleistungen erbringen, für die er das Potenzial besitzt.

Arsenicum album

Bevorzugte Körperregionen

Kopf — Kopfhaut juckt unerträglich; Schuppen; Kopfhaut ist sehr empfindlich (Haarebürsten schmerzt) oder fühlt sich kalt an; **Heuschnupfen und allergische Symptome; Erkältungen mit Niesen und laufender Nase, Absonderungen sind wundmachend und wässrig;** tränende, brennende Augen

Brust — **Asthma** (vor allem nachts); verschiedene Hustenformen und Atemprobleme; brennende Schmerzen

Verdauung — Kann den Anblick oder den Geruch von Speisen nicht ertragen; **Übelkeit, Aufstoßen, Erbrechen; schmerzhafter oder schmerzloser Durchfall;** brennende Schmerzen im Magen nach dem Essen oder Trinken; **üble Folgen von Lebensmittelvergiftung; Mode-Diäten;** Anorexie

Haut — Jucken, Brennen; auch trocken, rau, schuppig; Fieberbläschen um den Mund und Aphthen im Mund; verschiedene Hautausschläge; Ekzem; Psoriasis; Nesselausschlag; Impetigo

Nervensystem — **Große Empfindlichkeit gegen äußere Einflüsse; äußerst nervös;** Ängste und/oder auf die Arbeit bezogene Sorgen hindern den Schlaf oder verursachen **häufiges Aufwachen; Schlaflosigkeit nach Mitternacht; muss aufstehen und umhergehen.** Träume von beschämenden Situationen, Sorgen und Ärgernisse des Tages; zu spät zu einer Verabredung zu kommen oder unvorbereitet zu einer Veranstaltung; von Räubern

Allgemeinsymptome

- **Extreme Unruhe;** muss sich bewegen
- **Kälte**, vor allem der Extremitäten, die eiskalt sein können
- Empfindlich gegen Hitze, fühlt sich nur wohl in einem um zwei bis drei Grad veränderlichen Temperaturbereich
- Erschöpfende kalte Schweiße; Nachtschweiß
- **Alles brennt: Schmerzen, viele andere Beschwerden**
- Plötzliche, starke, unerträgliche Schmerzen
- **Viel (nervöse) Energie für die Arbeit oder Berufung**
- Plötzliche Schwäche aufgrund Überschätzung der eigenen Kräfte

Arsenicum album

Modalitäten (< verschlimmert; > gebessert)

Zeit	< **Nachts** (vor allem Mitternacht bis 4.00 Uhr morgens); wöchentlich oder alle zwei Wochen; jährlich > Morgens
Temperatur	< **Kälte in jeder Form**, aber auch Hitze; feuchtes Wetter > **Wärme**: der Sonne, von Räumen, durch warme Kleidung; heiße Anwendungen; aber auch kalte Luft am Kopf
Position	< **Flach liegen** > **Liegen mit erhöhtem Kopf; aufsitzen**
Energie	< **Inaktivität** > **Arbeit** (Wochenendkopfschmerzen); **Bewegung** (Aktivitäten, Gehen)
Essen/Trinken	< **Kaltes Essen und Getränke**; wässrige Früchte (vor allem im Sommer); Nesselausschlag von Fisch oder Muscheln > **Warmes Essen und Getränke**; allgemein > durch Essen und kleine Schlucke heißer Getränke; liebt Fett

Führende Geistessymptome

- **Der Perfektionist par excellence;** anspruchsvoll, übergenau, extrem empfindlich auf Unordnung, schlechte Organisation, mangelnde Effektivität
- **Hart arbeitende, ehrgeizige, wettbewerbsorientierte, getriebene und antreibende Menschen**
- **Kontrollierender Persönlichkeitstyp:** fühlt sich nur sicher, wenn er jederzeit und alles bestimmen kann
- Reizbar, sucht nach Fehlern, kritisch und unduldsam bei schlechter Leistung anderer, aber auch extrem selbstkritisch
- **Zwangshandlungen;** aber auch starke Selbstkontrolle, wenn er sich Mühe gibt
- **Stark vertreten in der bildenden und darstellenden Kunst** bzw. jeder anderen Tätigkeit, die akribische Aufmerksamkeit für Details und Sorgfalt benötigt
- **Extreme Sorgen und Ängste;** fürchtet sich vor dem Alleinsein; vor Krankheit (hypochondrisch, verzweifelt an seiner Genesung), **Unfällen, dem Tod** (bildet sich ein, ihm oder seiner Familie würden Katastrophen drohen); **verdorbene Nahrung; Keime und Ansteckung; Armut; Räuber;** vor der **Zukunft** (ist der Überzeugung, dass ein Unglück geschehen wird)

Lachesis

Das homöopathische Arzneimittel Lachesis wird aus dem Gift der brasilianischen Buschmeisterschlange oder Surukuku hergestellt, einer der giftigsten und angriffslustigsten Schlangen der westlichen Hemisphäre. Schlangen sind bekannt für ihre gespaltene Zunge, ein Sinnbild für das alles beherrschende Thema dieses archetypischen Arzneimittelbildes, den *Dualismus*, also die Neigung dieses Typs, gegensätzliche Impulse, Gefühle oder Verhaltensweisen fast gleichzeitig zu hegen, sowie die Auswirkungen dieses Konfliktes auf die Psyche.

Bei Lachesis kämpfen stets zwei Kräfte gegeneinander: Maßlosigkeit und Zurückhaltung, Arroganz und Bescheidenheit, Vertrauen und Zynismus, Liebe und Hass – und jede kämpft darum, sich gegen die andere durchzusetzen. Die Spaltung seiner Psyche ist besonders verwirrend für den Betreffenden selbst, da er sich nie auf die Beständigkeit seiner Gefühle und seines Verhaltens verlassen kann. Er spürt, dass seine momentane Stimmung sich leicht in ihr darunter liegendes Gegenteil verkehren kann, und fürchtet sich vor Unbeständigkeit und Umschwüngen, die er nicht mehr unter Kontrolle hat.

Dieses Bild wird kompliziert durch den Kampf der drei Ebenen seines Wesens um die Vorherrschaft: der geistigen, der emotionalen und der sinnlichen. Lachesis kann höchst intellektuell sein und einen feinen, scharfen Verstand besitzen, mit dem er versucht, seine Gefühle und sein Verhalten zu beherrschen und seiner Lebensweise eine gewisse Rationalität zu verleihen. Gleichzeitig ist er jedoch auch überaus emotional, bis dahin, dass er gelegentlich nicht anders kann, als äußerst intensive Gefühle zu hegen – das Gefühl besitzt eher ihn, als umgekehrt. Schließlich kann der Typus auch stark zu sinnlichem Genuss geneigt sein. Auch wenn er diesen Impuls kontrolliert, macht sich diese Seite von ihm stets bemerkbar. Diese drei starken Kräfte kämpfen ständig miteinander um die Vorherrschaft, und der Körper des Patienten ist das vom Kampf zerrissene Schlachtfeld.

Vielleicht spielt sich der Konflikt von Lachesis hauptsächlich ab zwischen seinen niedrigen Instinkten und seinem höheren Ich. Der starke animalische Trieb sucht nach einem Ventil, Lachesis aber unterdrückt ihn um eines kultivierten Verhaltens und/oder spirituellen Wachstums willen. Ihres natürlichen Ausdrucks beraubt, fordern die unterdrückten Emotionen schließlich ihren Tribut von der Gesundheit dieses Menschen oder zeigen sich stellvertretend in labilen Stimmungen und unberechenbarem Verhalten. Jeder Konstitutionstyp kann mit seinem Triebleben in Konflikt geraten, wenn er seine persönliche Moral weiterentwickelt. Was Lachesis unterscheidet, ist 1. die Intensität dieses Konflikts, 2. seine Stetigkeit (der Konflikt kann unvermindert das gesamte Leben anhalten) und 3. ist Lachesis sich dieses Kampfes bewusst. Dieses ungewöhnlich klare Bewusstsein für seine unterliegenden Persönlichkeitsanteile (das Lachesis stets daran erinnert, dass er bloß einen winzigen Schritt von irgendeiner unerwarteten Wendung entfernt ist, und dass er, sollte er die Gelegenheit dazu haben, versucht sein könnte, etwas Verwerfliches zu tun) bedroht seinen Seelenfrieden. Scheinbar ausgeglichene Menschen gestehen, dass sie Sorge haben, ihr inneres Gleichgewicht zu verlieren, weil sie diese äußerste Selbstbeherrschung ungemein belastet, oder dass sie fürchten, diese Kräfte, einmal losgelassen, könnten in alle Richtungen hin explodieren. („Ich bin stets mit mir im Konflikt, beherrsche mich oder halte mich zurück; ich weiß nicht, wie lange ich das noch durchhalte.")

Das Wesen von Lachesis, das stets gegen sich selbst ankämpft, entzieht sich nicht nur der einfachen Analyse, sondern ist auch der Grund, weshalb sich zwei Beobachter nicht über ihn einigen können. Ein Mensch, der manchem wie ein Wirbelsturm voller Energie und Aufregung erscheint, gleicht einem anderen einer sanften, lauen Brise. Ganz sicher ist die Persönlichkeit von Lachesis von großen Gegensätzen geprägt. Einerseits kann Lachesis Hingabe und Selbstverleugnung in hohem Maße entfalten. Söhne und Töchter sorgen für ihre gebrechlichen, alt gewordenen Eltern, sind Betreuer für ihre Schützlinge mit so aufopfernder Selbsthingabe, dass es eine Freude ist, sie zu beobachten! Der Altruismus dieser großzügigen Seelen hat nur wenig unterschwelliges Selbstmitleid oder übelnehmerisches Pflichtbewusstsein an sich – und noch weniger promethische Effekthascherei; sie kommen ihren Verpflichtungen nach, offenbar ohne an Anerkennung zu denken. Oder sie lassen sich vollkommen von vornehmen Grundsätzen leiten und leisten noblen Verzicht in persönlichen Angelegenheiten. Eine Frau, die selbst materiell nur mäßig gut gestellt war, war der Überzeugung, dass das Erbe, das der verstorbene Ehemann ihr hinterlassen hatte, eigentlich seinen Kindern aus erster Ehe gehöre, und übertrug es auf sie. Wenn sie für ihre Rechtschaffenheit gelobt werden, können diese Menschen kaum verstehen, was damit gemeint ist. Sie gehen davon aus, dass jedes andere Verhalten ausgeschlossen ist.

Manchmal erscheint die Großzügigkeit von Lachesis anderen völlig sinnlos, irrational und extravagant. Tatsächlich ist sie jedoch völlig in Übereinstimmung mit den starken Impulsen des Typs, die häufig in völlig unvorhergesehene Richtungen gehen können. Ob er sich Klatsch aussetzt, um andere zu schützen, unvorsichtig Partei ergreift in einem bitteren Streit, der nicht direkt ihn selbst betrifft, oder sich kopfüber in ein scheinbar aussichtsloses altruistisches Unternehmen stürzt, oder auf andere Weise äußerste Hingabe an eine Person oder Sache zeigt, stets hat sein Handeln etwas Unberechenbares und Unverständliches an sich. Wenn ein wohlgesinnter Lachesis sich dabei austobt, irgendetwas an dieser schlechten Welt zu schützen, zu korrigieren, zu reformieren, zu bilden oder zu befreien, dann treten andere am besten beiseite und lassen ihn loslegen.

Diese Sichtweise wurde unwissentlich bestätigt durch den Leiter einer universitären Beratungsstelle, der eine außergewöhnlich motivierte Lachesis-Studentin dabei unterstützte, sich in zweieinhalb Jahren durch ein strenges, auf vier Jahre angelegtes Promotionsprogramm zu katapultieren. Die Frau wollte unbedingt die Position der Schulleiterin einer übel beleumundeten (mit Kriminalitätsproblemen belasteten) High School übernehmen, mit der Absicht, diese dadurch zu reformieren, dass Schauspiel und bildende Kunst gefördert werden; daher auch die erhöhte Geschwindigkeit. „Wenn ich für mich und meine Kollegen sprechen darf", sagte der Berater, „so denke ich, dass unsere Aufgabe einfach die ist, Ihnen nicht im Wege zu stehen".

Gelegentlich findet sich das Bild von Lachesis auch bei einem Menschen, der sich aufgrund seiner eigenen, endlosen intrapsychischen Kämpfe der Paradoxien und Schwächen der menschlichen Natur nur allzu bewusst ist. Er hat das Fegefeuer hinter sich und ist aus seinen inneren Kämpfen und Zweifeln heiter und gelassen hervorgegangen, und nun hat er ein Maß an Mitgefühl für die Menschheit erreicht, die echte Vornehmheit der Seele ist. Bezeichnenderweise ist dieser Konstitutionstyp jedoch, auch wenn er rücksichtsvoll, ehrenhaft und großzügig ist, niemals sanftmütig. „Eindrücklich" beschreibt ihn besser, und er wird sich zur Wehr setzen, wenn man ihn provoziert oder er sich bedroht fühlt. Die Schlange richtet sich auf und ist bereit zuzuschlagen.

Andererseits kann Lachesis auch intrigant und manipulativ sein, er ist in der Lage, Freunde oder Familienmitglieder gegeneinander auszuspielen. Abrupt schlägt die sonst so unterstützende Art eines Familienmitglieds um und es wird zum Intriganten, wenn die feindseligen Gefühle, die bis dahin unter der Oberfläche schlummerten, die Oberhand gewinnen. Eine Schülerin, die Stunden damit verbracht hat, einer langsameren Klassenkameradin bei ihren Hausaufgaben zu helfen, kann eines Tages völlig grundlos hinter ihrem Rücken gegen sie intrigieren. Ihr Verhalten ist dem Opfer, das nicht Lachesis ist, völlig unverständlich, es hat keine Ahnung, was das Motiv ihrer früher besten Freundin ist.

Außerdem überträgt Lachesis seine eigenen unvorhersehbaren Stimmungsschwankungen auf die Welt ganz allgemein und neigt daher dazu, den Motiven und der Integrität anderer zu misstrauen und sich vor Verrat zu fürchten. Eine begabte junge Frau, die darauf aus war, in ihrem Beruf eine große Karriere zu machen, konnte von nichts anderem sprechen als von den Intrigen, dem Konkurrieren, dem Neid ihrer Kollegen auf sie – Bedenken, die klar ihre eigenen Gefühle, ihr eigenes Verhalten widerspiegelten, und die sie, im Versuch sich zu rechtfertigen, auf andere projizierte.

Wie vorherzusehen, zeigt sich die Fähigkeit von Lachesis, widersprüchliche Gefühle zu vereinen, auch in Liebesbeziehungen. Er kann zwischen Liebe und Hass schwanken, und zwar plötzlicher und heftiger als jeder andere Persönlichkeitstyp – innerhalb von Minuten ändert er seine Haltung, um dann genauso plötzlich wieder zurückzuschalten. Man könnte sagen, dass diese gegensätzlichen Gefühle gleichzeitig vorhanden sind, nur dass die gerade vorherrschende Empfindung den Menschen so völlig beherrscht, dass nur wenig Raum für ambivalente Gefühle bleibt. Vielleicht stehen diese Emotionen nicht wirklich im Gegensatz zueinander, da sie beide aus dem gleichen intensiven Gefühl genährt werden. Viele kluge Menschen beharren darauf, dass Liebe und Hass sehr ähnlich, wenn nicht gar ein und dasselbe sind (da sie die beiden Seiten einer Münze darstellen).

Eine weitere Dichotomie wird in seiner Fähigkeit sichtbar, aufrichtig zu sein und gleichzeitig zu täuschen. Er kann ungeheuer aufrichtig sein; gelegentlich macht er den Eindruck, als kultiviere er eine übermäßig aggressive Aufrichtigkeit, um die unterschwellige Unaufrichtigkeit, die ständig an die Oberfläche zu kommen droht, zu überwinden. Er kann jedoch seine Aufrichtigkeit auch allzu sehr beteuern. Wenn einer behauptet: „Ich kann nicht lügen", „Ich sage immer die Wahrheit", „Ich betrüge nie", dann verbirgt dies eine gewisse Unaufrichtigkeit, die den Betreffenden gelegentlich selbst überrascht. Seine Psyche ist so kompliziert und gelegentlich so widersprüchlich, dass er plötzlich bemerkt, wie er dabei ist, heimlichtuerisch zu handeln, ohne dass er es beabsichtigt. Oder er stellt fest, dass er mit seiner lebhaften Phantasie die Wahrheit beschönigt oder eine völlig fiktive Geschichte erzählt (eine Geschichte, die es wert ist erzählt zu werden, ist es wert, *gut* erzählt zu werden).

Wenn Lachesis auch auf Heuchelei (indem er mit der gespaltenen Zunge der Schlange spricht), Übertreibung oder Lüge zurückgreifen kann, täuscht er selbst sich jedoch nicht. „Die Schlange erkennt sich selbst", wie ein altes Sprichwort sagt, und Lachesis, der eng mit seinen unbewussten Seiten in Kontakt steht, täuscht sich nur selten über sich hinweg. In der Tat wird er, konfrontiert man ihn mit unangenehmen Wahrheiten über sich selbst, sie überraschend bereitwillig akzeptieren. („Mir selbst mag ich widersprechen, der Wahrheit nicht." – Montaigne)

In weiterer Vereinigung von Gegensätzen kann der Typus ungehobelte Manieren mit scharfem Bewusstsein für die Gefühle und Motive anderer kombinieren, die ihn in die Lage versetzen, aufeinander folgende Gedanken und Handlungen von anderen mit großer Klarheit wahrzunehmen und die Ereignisse vorherzusehen, die daraus folgen. Dieses mangelnde Übereinstimmen zwischen Verhalten und Verstehen kann ihn brüsk oder unachtsam erscheinen lassen, da er eher seine eigenen Gedanken verfolgt als auf die anderer zu reagieren. Schließlich wird jedoch klar, dass er, während er scheinbar nicht zuhörte, sehr genau das Anliegen des anderen verstanden hat, da er wirksame Schritte unternommen hat, um zu helfen. („Ich brauche gar nicht zuzuhören, weil ich stets weiß, was der andere sagen wird.")

Schließlich kann Lachesis hitzköpfiges Ungestüm zusammen mit scharfsichtiger Überlegung, überhitzte Leidenschaft mit kühler, präziser Logik miteinander verbinden, oder auch diktatorische Entschiedenheit mit Anfällen schmerzlicher Unentschlossenheit. Ein historisches (und extremes) Beispiel war Königin Elisabeth I. von England, die sowohl zu politischer Härte als auch zu Großzügigkeit und aufrichtiger Liebe zu ihren Untertanen fähig war.

Ihre diktatorische Neigung wetteiferte stets mit ihrer Unentschiedenheit, und sie nutzte beides, um Macht auszuüben und ihre stets bedrohte Herrschaft aufrechtzuerhalten. Sie konnte sich nie entscheiden, ob sie heiraten sollte oder nicht, und wenn ja, wen. Ratgeber und Gefolgsleute stiegen und fielen regelmäßig in ihrer Gunst; sie zögerte nicht, ihre Favoriten, auch wenn sie Gegenstand ihrer romantischen Leidenschaft waren, in dem Moment enthaupten zu lassen, wenn sie zur Gefahr für den Staat wurden. Sie war unentschieden, ob sie gegen die römisch-katholische Kirche und Maria Stuart vorgehen sollte oder nicht, oder welche Haltung sie in dem religiösen Konflikt, der auf allen Seiten brodelte, einnehmen sollte; ob sie Verträge mit anderen Ländern schließen oder ihnen den Krieg erklären sollte. Schamlos und selbstherrlich brach sie bei persönlichen Übereinkünften und Verhandlungen mit anderen Staaten ihr Wort. Dieser Wankelmut trieb die Könige der Nachbarländer und ihre eigenen Ratgeber zur Verzweiflung. Im Nachhinein erwiesen sich nicht nur ihre launischen Eingebungen als klug und politisch richtig, sondern sie halfen ihr auch, die gefährlichen und von Streitigkeiten zerrissenen Zeiten, in denen sie lebte und regierte, sowohl als Person als auch als Regentin durchzustehen.

Insgesamt gleicht diese geteilte Persönlichkeit, mit ihren unberechenbaren Wechseln von Stimmung, Einstellung und Verhalten, einem kleinen Segelboot, das im Sturm umhergeworfen wird und gegen die Wellen ankämpft. Es wendet erst steuerbord, dann backbord in seinem Versuch, sich über Wasser zu halten und einen sicheren Hafen zu erreichen.

Welch gegensätzlichen und ambivalenten Eindruck Lachesis bei anderen auch hinterlassen mag, so würden doch nur wenige ihn eines Mangels an Energie bezichtigen. Ungeachtet seiner inneren Konflikte besitzt er eine so unerschöpfliche Vitalität, dass man ihn unwillkürlich als „intensiv", „überreizt", „zwanghaft" – und vor allem als „leidenschaftlich" bezeichnet; leidenschaftlich nicht bloß im romantischen Sinne, sondern auch hinsichtlich Erfahrung, Wissen – hinsichtlich des Lebens selbst!

Seine unvorstellbare Energie zeigt sich als erstes (auf der körperlichen Ebene) in seiner Fähigkeit, mit sehr wenig Schlaf auszukommen. Schlaf ist, wenn man ihn fragt, eine Zeitverschwendung. Er kann nicht nur mühelos bis in die frühen Morgenstunden wach bleiben, sondern ist auch noch, nachdem er die halbe Nacht mit Freunden zusammen war, sich angeregt unterhalten, gelesen, studiert oder gearbeitet hat, noch voller Energie für den folgenden Tag und zeigt keine Anzeichen von Müdigkeit.

In der Nacht ist Lachesis völlig in seinem Element. Sein Scharfsinn und seine kreativen Energien erreichen ihren Höhepunkt, seine Gedanken rasen mit höchster Geschwindigkeit und Originalität; kaum kommt ihm eine Idee, schon drängen sich ihm eine ganze Reihe anderer auf. Die Nacht ist traditionellerweise die Zeit, in der das Unbewusste am ehesten wacht und die Psyche am ehesten empfänglich ist für kosmische Inspiration. Einsichten treffen ihn mit der Macht der Offenbarung – und werden in einem Ausbruch an Kreativität dargestellt, über den er nur wenig Kontrolle hat. Dostojewski, der ein so reiner Lachesis-Mann war, wie er vielleicht nie wieder existierte, lebte nach dem inneren Rhythmus des Mittels. Er war die ganze Nacht wach und schrieb rasend schnell in fast dämonischer Inspiration, um seine Einfälle unmittelbar und in ihrer ganzen Intensität festzuhalten, bevor sie sich mit dem Tageslicht verflüchtigten. In dieser

Zeit mit ihren belebenden nächtlichen Sitzungen war er in der Lage, alle zwei Jahre eine neue große Novelle vorzulegen.

Selbst im Alltag kann man seine Vitalität sehen; Lachesis hat um so mehr Energie, je mehr er leistet. Er kann an seinem Arbeitsplatz so viel leisten, dass drei andere ihn ersetzen müssen, wenn er die Stelle wechselt oder pensioniert wird. Er ist niemals müde, tritt niemals langsam, und da er lange Zeit mit nur wenig Schlaf auskommen kann, scheint sein Tag mehr Stunden zu haben als der von anderen Menschen. Eine vertraute Figur ist beispielsweise die Lachesis-Lehrerin oder Universitätsdozentin, die nicht nur ihre Arbeit über alles liebt, sondern auch niemals müde wird, die immer gleichen Themen jedes Jahr wieder zu behandeln und sie mit immer neuer Frische darstellt, die sie aus ihrem unverminderten Enthusiasmus bezieht. Sie hat so viel zu sagen, dass sie nie rechtzeitig mit dem Unterricht fertig wird. Wenn sie dreißig Klassenarbeiten zu korrigieren hat, gibt sie sie alle am nächsten Morgen zurück. Referate werden mit gleicher Schnelle korrigiert, und die scharfsinnigen Kommentare auf jeder Seite beweisen, dass sie sie nicht nur oberflächlich gelesen hat. Die ganze Nacht ist sie auf geblieben, um sie zu lesen und zu korrigieren, wie auch ihren Unterricht vorzubereiten. Aber im Unterricht am nächsten Tag ist sie so voller Dynamik wie immer, zeigt keine Anzeichen von Schlafmangel und widmet ihre scheinbar unbegrenzte Aufmerksamkeit auch dem anspruchsvollsten Schüler. Wenn man Lachesis in voller Fahrt beobachtet, kann man sich nur wundern, woher er diese Energie wohl hernimmt.

Dieser Typus braucht nicht die Unterstützung durch seine Umgebung, um produktiv zu sein. Seine Vitalität bleibt von widrigen Umständen unbeeinträchtigt. („Ich war das ganze Jahr über am Kämpfen, aber irgendwie fühle ich mich großartig.") Gelegentlich scheint es, dass er, je widriger die Umstände sind, umso mehr aufdreht, in einer gleichsam manischen Reaktion auf Stress. Es ist bezeichnend, dass die Lachesis-Schriftstellerin Harriet Beecher Stove ihre berühmte, gegen die Sklaverei gerichtete Novelle *Onkel Toms Hütte* unter extrem harten Bedingungen schrieb – Krankheit, finanzielle Knappheit, emotionale Belastungen. Sie konnte nur nachts arbeiten, nachdem sie ihren vielfältigen familiären und Haushaltspflichten nachgekommen war. Sie behauptete, dass die Geschichte ihr als „fast greifbare Vision" erschienen sei, und dass sie nicht bloß inspiriert, sondern „von Gott geschrieben" sei (in einem für Lachesis typischen, tranceartigen Zustand?). Tatsache ist, dass die folgenden neun Bücher, die sie unter relativ guten Bedingungen schrieb, nachdem sie durch *Onkel Toms Hütte* zu Reichtum und Ansehen gekommen war, nicht sehr bemerkenswert waren.

Ähnlich bewies Dostojewski, der auf die Belastung durch Armut und Epilepsie reagierte und seine in Serie erscheinenden Romane unter Termindruck schreiben musste, dass er unter extremem Druck am besten arbeitete.

Dies ist natürlich ein Teil des Problems von Lachesis. Er hat so viel Energie, eine so starke Vitalität, dass er gelegentlich nicht in der Lage ist, sie konstruktiv zu handhaben, sie so zu lenken, dass er sich dabei nicht selbst schadet. Wenn seine Intensität, seine Energie und sein fruchtbarer Geist in die richtige Richtung gelenkt werden, ist seine kreative Leistung unübertroffen. Da sie aber gleichsam als Naturgewalt über ihn hereinbrechen, ist es nicht so einfach, sie zu kanalisieren. Gelegentlich verfehlt er auch sein Ziel, da es ihm an Unterscheidung mangelt. Seine Kreativität ist nämlich, wie seine Energie, von chaotischer Natur. Da seine Inspiration sich in sporadischen Ausbrüchen entlädt, ist die Qualität seiner Leistungen ungleichmäßig.

Die Vitalität von Lachesis weist noch ein weiteres, ganz einzigartiges Merkmal auf. Sie ist so reichlich, so mächtig, dass sie überfließt und die Fähigkeit hat, andere zu inspirieren. Man kann sich am Ende eines langen Tages müde, erschöpft oder entmutigt fühlen, aber nach einer kurzen Zeit in Gegenwart dieses Konstitutionstyps beginnt man aufzuleben und völlig wach vor Energie zu sprühen – man könnte gerade den Tag noch einmal neu beginnen.

Seine hohen Ansprüche an das Leben und seine Entschlossenheit, es in seiner ganzen Fülle zu erleben, führen dazu, dass Lachesis ständig auf der Suche ist nach einer Aufgabe, einer starken Überzeugung, einer intensiven Beziehung oder allumfassender Hingabe in der Kunst oder im Beruf. Wenn er kein Ventil in diesen Dingen findet, kann er mit seiner überschäumenden Vitalität auch Stimulation in einer Sucht finden: Alkohol, Kaffee, Spielen, Kaufen, Essen oder andere Formen.

Der Sexualtrieb ist gewöhnlich sowohl bei Männern als auch bei Frauen stark ausgeprägt und ohne den beruhigenden Einfluss eines ausgeglichenen Sexuallebens können sie sichtbar leiden. In der biblischen und mythischen Tradition steht die Schlange als Symbol sowohl für die Sexualität als auch für höheres Wissen (einschließlich des starken Wunsches, durch Lebenserfahrungen zu lernen und zu wachsen). So trägt Lachesis den Keim spiritueller Entwicklung in sich, und daher kann Sex für den dualistischen Lachesis religiöse Dimensionen annehmen. Er sucht in sexueller Leidenschaft das Mysterium und die Offenbarung, die sonst durch die Religion erfahrbar wird. Lachesis kann daher zwar ein Schürzenjäger sein, aber er kann auch der hingebungsvollste und loyalste aller Ehemänner sein und während seiner gesamten Ehe all seine sexuellen Bedürfnisse und Gefühle auf ein und dieselbe Frau richten. Ein Mann behauptete, dass er in all den Jahren seiner Ehe niemals auch nur für einen einzigen Moment bedauert habe, seine Frau geheiratet zu haben. Jeden Morgen und jeden Abend „danke [er] Gott für den Segen einer guten Ehe". Dies war sehr beeindruckend und offenbar wahr, weil er auf seine Frau absolut nichts kommen ließ. Er war ihr gegenüber jedoch auch sehr besitzergreifend und wollte noch nicht einmal, dass sie ein gutes Wort über einen anderen Mann sagte.

Dieses Bild aufrichtiger Hingabe findet sich fast noch häufiger bei der Frau. Sie kann ein Leben lang ihren Partner leidenschaftlich lieben, obwohl er ein Alkoholiker ist oder auf andere Weise fehlgeleitet. Es ist jedoch auch nicht immer einfach, mit ihr zu leben, da sie häufig unangemessen besitzergreifend und unbegründet eifersüchtig ist. Sie ist misstrauisch bei jedem Brief oder Telefonanruf, den ihr Partner bekommt, und fürchtet jedes Mal, dass er sie hintergeht, wenn er später nach Hause kommt. Auch wenn sie ihn nicht ins Kreuzverhör nimmt oder ihm eine Szene macht, so nagt doch unablässig die Furcht an ihr, er könne sie betrügen, und das lässt ihr keinen Frieden. Und wenn sie erfährt, dass sie abgewiesen oder betrogen wurde, schlagen Demut und Selbstlosigkeit ihrer Liebe schnell um ins Gegenteil – in unerträgliche Demütigung und verletzten Stolz. In diesem Zustand ist sie nicht voll verantwortlich für ihr Verhalten. Die verletzte Lachesis kann ihre heftigen Impulse ausagieren, ohne Rücksicht auf die Folgen. (Natürlich ist diese Eifersucht und ihr besitzergreifendes Verhalten keineswegs auf das Objekt romantischer oder sexueller Liebe beschränkt, sondern kann sich auch auf Freunde und Familie erstrecken.)

Abgesehen von der stets gegenwärtigen Möglichkeit einer unvorhersehbaren Kehrtwendung, wenn er sich bedroht fühlt, ist der Lachesis-Typ loyal und legt in persönlichen Beziehungen großen Wert auf diese Eigenschaft. Wenn er einmal einen Freund, Partner oder Schützling gewählt hat, ist er ungeheuer bemüht, diese Beziehung auch zu bewahren und dem anderen nützlich zu sein. Mit seiner Gabe, direkt das Herz eines anderen zu erreichen und dessen Gefühle zu durchdringen, weiß er genau, was er sagen, wie er sich verhalten muss, um eine starke Beziehung zu begründen. Auf solche Weise zieht er inbrünstige Freundschaften an und erweckt diese intensiven Loyalitäten, nach denen er stets sucht. Gelegentlich neigt er jedoch dazu, allzu große Forderungen zu stellen – bis dahin, dass er (weil andere vielleicht nicht seine intensiven Gefühle besitzen) die Beziehung gefährdet. Aus Furcht vor dem Verlust eines Freundes oder Geliebten, wickelt er sich eng um diese Person und zwingt sie so, nach einer Fluchtmöglichkeit vor den zu heftigen und einengenden Gefühlen von Lachesis zu suchen. So ruft er schließlich genau das hervor, was er am meisten fürchtet. Kurz, die Loyalität und Liebe von Lachesis ist im Grunde häufig ein Übermaß an Hingabe und Selbstaufopferung, das oft negative Konsequenzen nach sich zieht in einer Welt, die für so viel Intensität nicht gemacht ist.

Lachesis ist von seinem Wesen her ein zutiefst hingebungsvoller Mensch. Wenn er religiös geneigt ist, ist Gott für ihn fast greifbar präsent, er spricht mit ihm mit geradezu familiärer Vertrautheit. Wenn man ihn fragt, ob er seine Probleme anderen mitteilt oder sie für sich behält, wird er häufiger als andere Konstitutionstypen antworten: „Keines von beiden. Ich erzähle sie Gott und brauche keinen anderen", oder etwas, das in die gleiche Richtung zielt. Tatsächlich bezieht er seine innere Stärke bei Krankheit oder anderen Belastungen häufig aus seinem unerschütterlichen Glauben; die Überzeugung, dass Gott ihn mit der nötigen Stärke versehen wird, erhält ihn aufrecht.

Der springende Punkt ist, dass er ständig Wasser auf seine unter Hochdampf stehenden emotionalen Mühlen benötigt. Wenn es in seinem persönlichen Leben nicht genug religiöse Überzeugung gibt, findet er ein Ventil für sein Bedürfnis nach Hingabe in einem anderen Zusammenhang. Beispielsweise hatte Sigmund Freud eine heftige Abscheu gegen alles, was mit Religion auch nur ein bisschen zu tun hatte. In seinem Denken wurde ihr Platz jedoch von der Sexualität eingenommen, und er entwickelte seine Ansichten mit einem Dogmatismus, der keinerlei Abweichungen von der wahren Lehre erlaubte. Die stark von der Sexualität geprägte Psychologie Freuds, mit ihrer grundlegenden Prämisse, dass Religion, Spiritualität, kulturelles oder künstlerisches Schaffen größtenteils Sublimationen von Sexualneurosen oder unterdrückte Sexualität sind, hat in der Tat viel von Lachesis. Außerdem findet sich bei Freud das für Lachesis typische Beharren auf persönlicher Loyalität oder Solidarität und Ärger oder Entrüstung, wenn ein Schüler (vor allem dann Carl Gustav Jung) vom „wahren Weg" abwich und seinen eigenen ging.

Bemerkenswert in diesem Zusammenhang ist die Unwiderstehlichkeit, die der Weltanschauung von Lachesis eigen sein kann. Er kann so stark von einer Meinung überzeugt sein, dass er selbst die Möglichkeit einer abweichenden ablehnt. Er vergisst in Rechnung zu stellen, dass unterschiedliche

Menschen für unterschiedliche Wahrheiten zu unterschiedlichen Zeiten in ihrem Leben bereit sind, oder dass sie sich ihren eigenen Philosophien verschrieben haben können und daher weniger empfänglich sind für die anderer. Seine eigene Sicht *muss* wahr sein, ist es *immer* gewesen und, so sagt er voraus, *wird* immer wahr bleiben, und zwar für die gesamte Menschheit. Und so fährt er fort, die Menschheit in dieses Prokrustesbett zu zwingen. Dostojewski ist, wie Freud, bereits als typisch für die Lachesis-Mentalität genannt worden. Beide Männer wiesen die Intensität der Gefühle und Überzeugungen auf, die sich zu einer Offenbarung summierten; beide sahen sich selbst als Propheten, und in der Tat wagten sie sich auf bisher unerforschte Gebiete der Seele. Beider Werke besitzen den intellektuellen Zauber und den in seiner Klarheit zwingenden subjektiven Stil, die für Lachesis typisch sind – und führen den Leser dazu, zu glauben, dass die Theorien, die sie vortragen, die ganze Wahrheit sind und nicht nur ein Teil davon. Der Intellekt von Lachesis zeichnet sich daher nicht so sehr durch breite Visionen aus (wie bei Sulfur), sondern eher durch seine Tiefe und Intensität.

Mit seinem zweigeteilten Denken neigt Lachesis jedoch (manchmal simultan) zu Zweifeln und Unschlüssigkeit. Er spürt die einander entgegengesetzten Kräfte in sich selbst und ist sich daher der Dualität – und der daraus resultierenden Neutralität – aller Phänomene bewusst. Aufgrund seiner Neigung, immer wieder seine eigenen Motive zu hinterfragen, kann es vorkommen, dass seine Selbstanalyse im Kreis verläuft und ihn psychologisch schwächt. Motive, Handlungen und Gefühle können sich ins Gegenteil verkehren: Geschah ein Akt der Nächstenliebe aus wahrer Herzensgüte oder wurde er durch das Verlangen nach weltlicher Anerkennung motiviert? War ein Verzicht ernsthafter Ausdruck einer noblen Großzügigkeit oder steckte nicht insgeheim Stolz dahinter? Ein Sinnbild für diese im Kreis verlaufenden Analysen ist die Schlange, die ihren eigenen Schwanz verschlingt.

Seelischer Aufruhr, intellektuelle Konflikte und Glaubenskrisen sind wohl kaum spezifisch für einen bestimmten Konstitutionstyp. Aber wenn Menschen ihre Religion oder ihren Beruf in Frage stellen; wenn ihr Seelenfrieden durch Zweifel an ihren Idealen, ihrer Ehe oder ihrer persönlichen Entwicklung bedroht ist; wenn sie ihre inneren Konflikte auf die Welt insgesamt zu projizieren beginnen, kann man davon ausgehen, dass es sich um eine Situation handelt, in der das Schlangengift vonnöten ist. Auch Menschen, die vom Konstitutionstyp her nicht Lachesis sind, benötigen häufig dieses Mittel, wenn sie in der Mitte ihres Lebens einen Prozess gründlicher Ernüchterung, Selbstüberprüfung und neuer Beurteilung ihres Lebens durchmachen.

Die endlosen inneren Kämpfe von Lachesis sind vielleicht ein Grund dafür, weshalb das Auftreten von Absonderungen wie Tränen, Schnupfen, Nasenbluten, ja selbst Wasserlassen und Stuhlgang (die man sich als Ersatzventil für blockierte Triebe und Gefühle denken kann) so ausgeprägt eine ganze Anzahl von Beschwerden bessert. Diese charakteristische Modalität findet sich bei weitem am häufigsten bei Frauen, die durch ihre Menstruation Erleichterung finden. Weinerlichkeit, Empfindlichkeit, Verzweiflung, erhöhte Reizbarkeit oder unberechenbares Verhalten („Ich bin nicht mehr ich selbst vor meiner Periode", kann eine Frau zum Beispiel sagen. „Ich verhalte mich scheinbar verrückt und habe mich schlicht nicht mehr unter Kontrolle! Meine gesamte Persönlichkeit verändert sich. Ich schreie meinen Mann an, tyrannisiere die Kinder und werde ungeheuer ausfallend, wenn die Dinge nicht so laufen, wie ich will") – all dies verschwindet wie von Zauberhand, sobald die Blutung einsetzt. Sein natürliches Korrelat findet dieses von Besserung durch körperliche Absonderungen geprägte Bild in dem Auftreten von Beschwerden und lästigen körperlichen Symptomen, von heftigen Stimmungsschwankungen oder unvorhersehbarem Verhalten während der Menopause.

Genau wie Lachesis sich nach körperlichen Absonderungen besser fühlt, so findet er deutliche Erleichterung in seelischen Absonderungen – vor allem durch Reden. Triebkräfte und Gefühle, denen der physische Ausdruck verwehrt bleibt, finden häufig ein Ventil in exzessivem Wortreichtum. Ein endloser Strom von Worten ist eine der klassischen Anzeichen einer emotional unbefriedigten oder an ihrer Kreativität gehinderten Persönlichkeit. Dieses Charakteristikum findet sich vor allem bei Frauen, wahrscheinlich weil bis vor kurzem ihre sexuellen und kreativen Energien mehr unterdrückt worden sind als die von Männern. Sie kann sich buchstäblich ihren Ärger oder ihre Depression von der Seele reden (oder schreiben). Wenn einmal alles in Worte gefasst ist, kommen Ruhe und Hoffnung wieder zurück. So ist, obwohl das männliche Pronomen in dieser Analyse häufig verwendet worden ist, das Lachesis-Bild häufiger bei Frauen als bei Männern zu finden – vielleicht aus eben erwähntem Grund.

Die Bezeichnung „geschwätzig" passt auf Lachesis besser als auf jeden anderen Typus. Die Frau teilt ihre Gedanken in einem Schwall von Worten mit, als ob sie sie noch schnell einfangen wolle, bevor sie ihr entkommen. Wenn sie loslegt, kann sie die Geschwindigkeit nicht mehr kontrollieren;

sie kann nicht langsam sprechen – bis dahin, dass ihre Zunge sich schneller bewegt, als das Ohr hören kann. Wenn sie einmal angefangen hat, kann sie auch kaum wieder aufhören. Interessiert sie das Thema zudem, gibt es kein Halten mehr – Worte und dazugehörige Assoziationen strömen aus ihr heraus, eine Idee jagt die andere. Eine einfache Frage kann einen Schwall von Erklärungen und Abweichungen zur Antwort erhalten. Sie kann auch die Neigung haben, Sätze unvollendet zu lassen. Wie die Zunge der Schlange, die von einer Seite zur anderen schnellt, so springt sie in unzusammenhängenden Sätzen von Gedanke zu Gedanke. Ein Wort im vorhergehenden Satz erinnert sie an einen anderen Einfall, sie schweift ab und kommt dann wieder auf den anfänglichen Gedanken zurück – oder auch nicht. Gelegentlich verliert sich Lachesis in dem Gewirr ihrer verschiedenen Gedanken und dem Springen von einem Thema zum anderen, richtet sich auf und sagt: „Nun, wo war ich gerade? Was wollte ich eben sagen?"

Manchmal denkt und spricht dieser Typus, angeregt vom Gespräch, so schnell, dass er in einer Unterhaltung die Sätze des anderen vollendet und ihm buchstäblich die Worte aus dem Mund nimmt. Das eingeworfene Wort oder der Satz kann durchaus scharfsichtig und zutreffend sein, dennoch kann sein Gegenüber am liebsten ausrufen wollen: „Lassen Sie es mich doch um Himmels willen selbst sagen!" Außerdem kennzeichnet eine unkontrollierte Zunge, die nichts *un*gesagt lässt, den Typus. Die Frau kann jedoch geltend machen, dass sie es nicht absichtlich sagt, sondern dass die Worte ihr von selbst entschlüpfen. Sie kämpft gegen diese Tendenz an, aber dennoch können ihr grundlos taktlose oder schneidende Bemerkungen in unbedachten Momenten herausrutschen. („Irgendetwas *treibt* mich dazu. Ich kann nicht *nichts* sagen, wenn ich das Bedürfnis dazu habe. Ich kann mich einfach *nicht* kontrollieren!") Kontrollverlust auf irgendeinem Gebiet räumt Lachesis häufig ein.

Umgekehrt können beide Geschlechter Sprache mit äußerst dramatischer Wirkung gebrauchen. Lachesis ist der Redner, der sein Publikum mit emotionsgeladener Sprache aufwühlt, der Prediger, der geradewegs in das Innerste seiner Zuhörer zielt, der Vortragende, dessen Rede etwas Ekstatisches an sich hat – oder einfach jemand, der leidenschaftlich seinen Überzeugungen Ausdruck verleiht.

Schließlich existiert auch noch der wortkarge Typ, obwohl man ihn weniger einfach erkennt als den wortreichen. Häufig ist er derjenige (es handelt sich meist um Männer), der still alles um sich herum mit schneidendem Intellekt aufnimmt – und nur ab und zu ein paar scharfe oder spitze

Bemerkungen von sich gibt. Wie die stets wachsame Schlange liegt er ruhig zusammengerollt da, dabei stets bereit zum Angriff. Prägnanz und Knappheit kennzeichnen seinen Ausdruck, wie auch die Fähigkeit, wenige Worte scharfsinnig zu benutzen (mit der Schärfe der Zähne der Schlange). All dies ist Teil des Lachesis-Bildes.

Gelegentlich besitzt Lachesis eine eigenartig unpersönliche Ausstrahlung, als beträfen ihn Ereignisse auf eine Art nicht so emotional wie andere. Die Heimsuchungen und Widerwärtigkeiten, die er berichtet, können intellektuell faszinierend sein, aber nicht herzzerreißend. Er ruft kein Mitleid hervor, weil er nicht danach fragt. Er ist nicht unempfindlich emotionalen Verletzungen oder Leid gegenüber; im Gegenteil, er leidet zutiefst und zahlt oft einen schweren physischen oder mentalen Preis für die Wunden der Vergangenheit. Aber er scheint Abstand zwischen sich und seine Probleme zu legen und wirkt, als akzeptiere er die Rolle, die er in seiner irdischen Existenz mit ihren unvermeidlichen Höhen und Tiefen zu spielen hat. Eine solche Akzeptanz von Belastungen und Tragödien (als sei er lediglich Beobachter in einem größeren Schauspiel) trägt mit zu seiner Fähigkeit bei, Not und Elend mit ungewöhnlicher Tapferkeit zu ertragen.

Eine unpersönliche Haltung den eigenen Problemen gegenüber fördert eine humorvolle Betrachtungsweise, und ungeachtet einer unglücklichen Situation ist bei Lachesis der Kummer häufig vermischt mit einer gewissen Neigung, alles ins Lächerliche zu ziehen. Manchmal verstärkt er selbst diesen Eindruck und unterstreicht die komische Seite seines Elends. Schnell ist er dabei, das Lächerliche in schrecklichen Erfahrungen auszumachen – vielleicht um einen Abstand zwischen sich und sein Missgeschick zu legen, indem er es als eine Reihe absurder Unglücksfälle und bizarrer Katastrophen schildert, die sein Leben bei jeder Gelegenheit zu überschatten scheinen. Vielleicht ist es auch so, dass er mit seinem empfindlichen Stolz sicherstellen möchte, dass andere *mit* ihm, und nicht *über* ihn lachen. Der Humorist, dessen lakonische Schlagfertigkeit oder laufende Bonmots einen steten Kommentar zu den alltäglichen Ereignisse liefern, kann sehr wohl ein Lachesis sein. Häufig spürt man unter der Oberfläche, dass dieser Mensch auf eine Weise vom Leben geschlagen ist; dass das Schicksal ihm mehr als seinen Anteil an Leid erteilt hat, und dass für ihn Witze der einzige Ausweg aus seiner unerträglichen oder unabänderlich tragischen Situation sind. Es überrascht kaum, dass Lachesis auch die Schattenseite zu seiner ansteckenden Vitalität in sich trägt. Trotz seiner nach außen hin gezeigten Vorliebe für absurde Situationen, seiner schnell amüsierten Stimmung und seinem häufig exaltierten Zustand ist er derjenige, der sich gelegentlich vollkommen von der Welt zurückziehen kann, ohne jedes Bedürfnis nach Kontakt, und der die Hoffnungslosigkeit, Verzweiflung und den Lebensüberdruss eines tatsächlich manisch-depressiven Menschen aufweist. Und sind die humorvolle und die tragische Einstellung nicht sich einander ergänzender Ausdruck der Überzeugung, dass weltliche Dinge eitel und leer sind?

Ein Großteil der Disharmonie von Lachesis rührt also von dem Konflikt zwischen seinen unvereinbaren Anteilen her. In seinem gespaltenen Wesen kämpfen Übererregung und übertriebene Freude mit moralischer oder intellektueller Zurückhaltung, Skepsis kämpft mit Hingabe, Gefühl mit Verstand, Lachen mit Verzweiflung. Die einander bekämpfenden Fraktionen sind nicht leicht in Einklang zu bringen, und die zerrissene, widersprüchliche Persönlichkeit ringt sichtbar mit sich auf der Suche nach Einheit mit sich selbst – nach einer „Ganzheit", innerhalb derer die Widersprüche seiner Doppelnatur aufzulösen oder zumindest miteinander zu versöhnen sind. Wahre Harmonie wird für ihn jedoch so lange nicht zu leben sein, bis er festen Boden in Form eines starken Glaubens, eines würdigen Gegenstands seiner Hingabe findet, sei es eine Person oder eine Aufgabe oder auch eine künstlerische Disziplin, die seinem Bedürfnis nach spiritueller oder geistiger Integration Rechnung trägt. Erst dann werden die verschiedenen Seiten seiner Natur, die beide nach Vorherrschaft streben, nicht mehr gegeneinander kämpfen, sondern in friedlicherem, wenn auch gelegentlich immer noch gefährdetem Burgfrieden miteinander leben.

Lachesis

Bevorzugte Körperregionen

Kopf	Hämmernde, brennende, pulsierende Schmerzen, die sich in die Augen hinein erstrecken, kann den Fokus nicht aufrechterhalten; wellenförmige Schmerzen; Kopfschmerzen von der Sonne; Migräne meist linksseitig
Hals	Linksseitige Schmerzen, manchmal mit Stechen in Richtung Ohren und/oder Schmerzen beim Leer-Schlucken; Empfindung eines Kloßes im Hals; Spasmen, Engegefühl, Erstickungsgefühl
Herz, Kreislauf	Herzklopfen; zugeschnürtes Gefühl in der Brust; unregelmäßige Schläge; Sepsis; Krampfadern; ausgeprägte Blutungsneigung
Verdauung	Würgen, wenn er schnell isst, Fressanfälle
Weibliche Genitalien	Fibrome; ovarielle Schmerzen und/oder Zysten (linksseitig); starkes sexuelles Verlangen; verschiedene **Menstruationsbeschwerden: Prämenstruelle Symptome**, mit Traurigkeit, Reizbarkeit, Hitze (könnte sich die Kleider vom Leib reißen), **Kopfschmerzen; unterbrochene Menstruationsblutung**; starke Blutung; Verschlimmerung von Symptomen nach Ende der Blutung; **Beschwerden der Menopause: Hitzewallungen,** Herzklopfen (mit Ohnmachtsanfällen), starken Blutungen, unkontrollierten Emotionen
Haut	Straff und durchscheinend, oder **gefleckt, livide, bläulich-lila, oder blau-schwarze** Schwellungen; Geschwüre und Infektionen

Allgemeinsymptome

- Vor allem ein weibliches Mittel
- **Heißblütiger Mensch, erzeugt viel innere Hitze**
- Hitzewallungen zum Kopf oder über den gesamten Körper
- Instabile Temperaturen mit partiellem Frösteln und Schwitzen
- **So viel Energie, dass sie chaotisch, unkontrolliert wirkt – platzt vor Energie**
- Energie wechselt ab mit Kollaps und vollkommener Trägheit – selbst kompletter Rückzug von der Welt
- **Zusammenschnürendes Gefühl um den Nacken herum**
- **Erstickungsgefühl, das während des Schlafs auftritt**; erwacht durch Atemnot
- Plötzliches Zusammenfahren beim Einschlafen; schläfrig, kann jedoch nicht schlafen
- **Beschwerden sind häufig linksseitig oder gehen von links nach rechts**

Lachesis (*Fortsetzung*)

Modalitäten (< verschlimmert; > gebessert)

Zeit	< **Morgens, beim Erwachen; nach dem Schlaf** (zu jeder Tageszeit); jährlich, vor allem im Frühling > **Nachts**: hellwach zur Schlafenszeit; **geistige Arbeit kann am besten nachts geleistet werden**
Temperatur	< **Hitze**: Sonne, warmer Raum, heißes Bad; Frühling, Sommer; wolkiges Wetter > **Kälte**: Luft, Baden, Jahreszeiten
Essen/ Trinken	< Heiße Getränke (außer bei Halsweh); **Alkohol**; Kaffee > Kalte Getränke; **Schlucken von festen Speisen**; heiße Getränke (bei Halsweh); Früchte und Fruchtsäfte
Andere	< **Schlaf; schläft in die Verschlimmerung hinein, oder Beschwerden beginnen im Schlaf** > **Absonderungen, Sekretion**: Tränen, Urin, Stuhlgang, Schweiß; **Menstruation**: Besserung aller Symptome, sobald die Blutung einsetzt < Leichteste Berührung; **Druck der Kleidung, vor allem um den Hals herum, aber auch an anderen Körperteilen** > Harter Druck < **Unterdrückung von Gefühlen**

Führende Geistessymptome

- **Lebhaftes, intensives, leidenschaftliches Wesen**
- **Lebhafte Imagination**; geistreich, scharfzüngig
- **Geschwätzig**; springt von einem Thema zum anderen; lässt Sätze unbeendet
- **Stark gefühlsbetont; Misstrauen, Eifersucht, sprunghaftes Verhalten**
- **Innere Konflikte**; sein höheres Selbst kämpft gegen seine niedrigen Instinkte
- Hasst es unter Druck gesetzt zu werden, funktioniert jedoch bestens unter äußerstem Druck und erzeugt selbst Situationen, in denen er sich unter Druck setzt
- Folgen von schwerem Trauma: tragischen Verlusten, Leid, bizarren Katastrophen (und ganz allgemein wenig Glück im Leben)
- **Krise in der Lebensmitte bei Frauen**
- **Manisch-depressives Krankheitsbild**
- Furcht vor Schlangen, vergiftet zu werden, den Verstand zu verlieren; Verlust des Glaubens an einen Sinn des Lebens

Silicea

Das Arzneimittel Silicea wird aus Siliciumdioxid hergestellt, einem farblosen oder weißlich-gekörnten Mineral, das überall in der Erde reichlich vorhanden ist, und zwar entweder in seiner reinen, kristallinen Form, oder als Quarz, Feuerstein oder Sand.

Das archetypische Bild dieses Konstitutionstyps ist nicht so einfach zu erfassen. Wie ein Stück des geschliffenen Bergkristalls in zahllosen Facetten spiegelt, während es den Blick nach innen in seine Tiefen lenkt, so ist das häufig nach innen ausgerichtete Wesen von Silicea bei näherer Betrachtung voll zahlloser, sich subtil unterscheidender und gelegentlich kontrastierender Aspekte. Dennoch soll auf den folgenden Seiten eine klare und zusammenhängende Analyse der Silicea-Persönlichkeit versucht werden.

Stellen wir uns ein Sandkorn vor, und wie lange und langsam der Vorgang ist, der ihm seine jetzige (und sich nun nicht mehr verändernde) Form verliehen hat. Auf der körperlichen Ebene veranschaulicht dieser Vorgang die Neigung von Silicea zu langsamem Wachstum und Chronizität. Der Organismus neigt zu Zysten, Knoten, weichen und harten Geschwülsten, die langsam wachsen und, wenn sie einmal entstanden sind, nicht mehr weichen. Chronizität zeichnet seine Ohren- und Nebenhöhlenentzündungen aus, seine endlosen Erkrankungen des Respirationstrakts und seine verschiedenen Hautprobleme. Seine langsame Heilungstendenz zeigt sich exemplarisch in seinen nicht enden wollenden Eiterungen von kleinen Schnitten und Fisteln; den Entzündungen durch alte Spleiße; den alten Wunden, die nie richtig abgeheilt sind, und alten Narben, die immer noch schmerzen; den Geschwüren und Abszessen, die nicht aufbrechen wollen; den chronischen Nagelbettentzündungen, Niednägeln und Hautrissen; den Pickeln und krustigen Hautausschlägen, die nur verschwinden, um kurz danach wieder aufzutauchen, und so weiter. Weil er eine zarte Gesundheit hat, kann er schließlich auch eine geschwächte Lebenskraft besitzen. Zum Beispiel produziert er so wenig Lebenswärme, dass er nachts Socken im Bett tragen und tagsüber seinen Kopf gut einpacken muss, da jeder Luftzug und kühle Klimaanlagen, vor allem aber das Abkühlen, nachdem er sich überhitzt hat, praktisch tödlich für ihn sind. Er kann schließlich so viel Energie auf den Versuch verwenden, sich an seine physische Umgebung auf die eine oder andere Art und Weise anzupassen, dass nur wenig Zeit dafür übrig bleibt, ein volles, aktives Leben zu führen.

Dieses durch langsames Wachstum und Chronizität geprägte Muster findet sich in ähnlicher Art und Weise auch auf der geistig-emotionalen Ebene. Häufig reift und entwickelt sich Silicea nur langsam. Mit Verspätung passiert er die üblichen Rituale des menschlichen Werdens: sich sozial zu integrieren, einen ordentlichen Job zu finden, zu heiraten, die Verantwortung für Kinder zu übernehmen, seine wahre Berufung zu finden. Der ewige Student ist zum Beispiel häufig Silicea. Obwohl er auf seinem Fachgebiet Vorlesung auf Vorlesung belegt hat und weit mehr Scheine nachweisen kann, als er für den Studienabschluss benötigt, schiebt er die Abschlussprüfung oder die für den Studienabschluss benötigte Diplomarbeit hinaus, oder tut sonst etwas, um seinen Abschluss nicht zu machen. Stattdessen hängt er Jahr für Jahr in der Universitätsbibliothek herum, unfähig, die Energie aufzubringen und sich zum Schritt in das Berufsleben zu entschließen. Eine andere Variante des gleichen Themas ist der Universitäts- oder Fachhochschulabsolvent mit guten intellektuellen Fähigkeiten, der bei guten akademischen Leistungen und trotz jahrelanger Teilnahme an Fortbildungsseminaren, Konferenzen und anderen Maßnahmen, die ihn für das Berufsleben rüsten sollen, den Moment ständig hinausschiebt, an dem er seinen Platz unter denjenigen einnimmt, die die Welt verändern. Stattdessen kann er sich eine Auszeit nehmen (die jahrelang dauern kann), bevor er sich schließlich zu einem beruflichen Engagement entschließt, das seinen Fähigkeiten entspricht. In der Zwischenzeit verfolgt er seine eigenen, beschaulichen Interessen und gibt sich mit einer bescheidenen Existenz zufrieden, wobei er viel zufriedener sein kann als andere, die ein aktives und reiches Leben führen.

Gelegentlich drückt sich die langsame Regeneration von Silicea in Form von geistiger Erschöpfung aus. Er gehört zu denen, die seit einer schweren oder lang anhaltenden geistigen Anstrengung nicht mehr auf die Beine kommen – auch wenn diese schon viele Monate zurückliegt. Doch auch ohne die Rechtfertigung durch eine außergewöhnliche, von einem Kollaps gefolgte Anstrengung, kann sein geistiges Durchhaltevermögen gering sein; so ermüdet er leicht bei Gedächtnis- oder Konzentrationsleistungen. Ebenso auf diese „Langwierigkeit" zurückzuführen sind seine Schwierigkeiten, ein Projekt zu Ende zu bringen, ob nun der Bauunternehmer sein eigenes Haus, die Frau das Kleid, das sie näht, oder der Künstler sein Gemälde. Neunzig oder fünfundneunzig Prozent der Arbeit sind erledigt, er jedoch klammert sich an die letzten fünf Prozent und ist nicht fähig, sie endlich loszulassen. Ein Silicea-Wissenschaftler klagte bei seinem Homöopathen darüber, dass er nicht in der Lage sei, sein (längst schon überfälliges) Buch dem Verlag zu schicken. Nach dem Grund befragt, gab er zu, dass er Probleme damit habe, das letzte Kapitel zu beenden. „Ich schreibe nun schon länger als sechs Monate daran, aber es wird immer länger und länger. Ich bin schon auf Seite fünfundsiebzig, und es ist immer noch kein Ende in Sicht. Ich weiß, ich sollte nichts mehr verändern. Es ist perfekt so wie es ist, und ich wollte, ich könnte aufhören! Aber irgendetwas hält mich davon ab, es dabei bewenden zu lassen." Dies war ein zu lauter Schrei nach Silicea, als dass er überhört werden konnte, und so wurde das Mittel verschrieben. Kurz darauf war das Kapitel (nur achtzig Seiten lang!) fertig.

Das langsame Wachstum von Silicea, seine geringe geistige Widerstandskraft und Chronizität schließen nicht aus, dass er nicht doch kompetent und zielbewusst ist und die Fähigkeit besitzt, hart und gut zu arbeiten. Wie der Feuerstein jedoch – ein chemisch reaktionsträger Stein, der nur dann einen Funken erzeugt, wenn er geschlagen oder abgeschliffen wird – kann Silicea einen Katalysator benötigen (wie zum Beispiel das homöopathische Mittel), um schließlich den Funken zu entzünden, der die Vollendung bringt oder ein Projekt abschließt.

Da Ausdruck und Tempo von Silicea durch Langsamkeit geprägt ist, kann er ganz unabhängig vom Alter oder seinen intellektuellen Fähigkeiten auch unreif und etwas naiv wirken. Dieses Charakteristikum ist, zusammen mit seiner quietschvergnügten guten Laune, inneren Zufriedenheit und seinem ruhigen Charme von Charles Dickens in der Person von Herbert Pocket in den *Großen Erwartungen* eingefangen worden – der „bleiche junge Gentleman von schlanker Gestalt ... er sah aus, als würde er immer hell und jung bleiben ..., in all seiner Lebhaftigkeit und Frische [besaß er jedoch] eine gewisse Mattigkeit ..., die nicht auf natürliche Stärke hinzuweisen schien ... [und war erfüllt von einem] wunderbaren Optimismus, der mir gleichzeitig zuflüsterte, dass er niemals erfolgreich oder wohlhabend sein würde."

„Mangel an Mut" ist ein klassischer Satz für Silicea – und in Bezug auf bestimmte Aspekte ist er auch gerechtfertigt. Es kann ihm an Unternehmungsgeist fehlen, an Wagemut, Begeisterung und Schneid – mit einem Wort, es fehlt ihm der Mumm. In der amerikanischen Umgangssprache steht „sand" – aus dem das Mittel ja besteht – für „Mumm", und in Mark Twains Novelle *Huckleberry Finn* bewundert der vierzehnjährige Huck den Unternehmungsgeist und Schwung von Mary Jane Wilks mit den folgenden Worten: „Du lieber Himmel! Ich schätze, wenn sie mich gekannt hätte, hätte sie 'nen Job übernommen, der ihr mehr gepasst hätte. Aber ich wette, sie hätt's genauso gut gemacht ... Sie hat so'n Mumm, dass sie für Judas gebetet hätte, wenn sie auf die Idee gekommen wär' ... Du kannst sagen was du willst, aber meiner Meinung nach hat sie mehr Mumm („sand") in den Knochen gehabt als irgend'n Mädchen, das ich kenne; meiner Meinung war sie bis oben hin voll damit."

Aus Mangel an Mut kann sich Silicea weigern, etwas zu unternehmen, das sehr wohl im Bereich seiner Möglichkeiten liegt. Oder wenn er es wagt, probiert er jeden Schritt aus, bevor er den nächsten unternimmt, wobei er sorgfältig seine Energien einteilt und ganz genau darauf achtet, was er seiner Ansicht nach leisten kann und was nicht. Während er dies tut, gleicht er einem Menschen am Fuße einer hohen Leiter: Wenn er seinen Blick allzu sehr nach oben richtet, erschreckt ihn die Höhe und die Anstrengung, die es kostet, so hoch zu steigen, aber wenn er nur so weit nach oben schaut, dass er die nächste Sprosse erkennt (sich also erlaubt, in seinem eigenen Tempo zu gehen), wird er schließlich das Ende der Leiter erreichen. Ein diesbezüglicher Fall war der Silicea-Autor, der ein ausgezeichnetes Buch über ein bestimmtes soziales Problem schrieb. Es hatte mit einem fünfseitigen Artikel in einer unbedeutenden Zeitschrift begonnen, weitere kürzere Artikel folgten, die ihren Weg in ähnlich unbedeutende Journale fanden, bis es schließlich als umfangreiches Buch Form annahm. „Hätte ich gleich von Anfang an ein Buch schreiben sollen", räumte er ein, „hätte ich den Versuch niemals gewagt."

Eine weitere bekannte Manifestation des „Mangels an Mut" von Silicea ist die Angst vor öffentlichen Auftritten, mit all den damit verbundenen Erwartungsängsten. Der Geistliche fürchtet sich davor, seine Predigt zu halten, der Professor vor seiner Vorlesung, der Anwalt vor seinem Plädoyer, der Student davor, ein Referat zu halten, der erfahrene Schauspieler vor seinem Bühnenauftritt. Diese Ängste beginnen lange vor dem betreffenden Ereignis und müssen von dem „Bammel" kurz vor dem Auftritt, dem echten „Lampenfieber", unterschieden werden. Wenn er dann schließlich auf die Probe gestellt wird, macht er seine Sache anerkennenswert und liefert eine gute Vorstellung.

Eine logische Folge seiner allumfassenden Schüchternheit ist die Neigung von Silicea, seine Fähigkeiten zu unterschätzen. Ein bezeichnendes Beispiel hierfür fand sich bei einem von zwei Wissenschaftlern, die beide auf ihrem Fachgebiet wichtige Arbeiten veröffentlicht hatten. Da diese recht spezialisiert und nur für Eingeweihte verständlich waren, hatte keiner der beiden viel Anerkennung dafür gefunden. Der Silicea-Autor entschied sofort, dass sein Aufsatz, wenn auch nicht ohne Verdienst, jedoch unverdaulich war. „Es ist kaum verwunderlich, dass er keine Aufmerksamkeit erregte", bemerkte er, „wer möchte schon eine so bleischwere und langweilige Arbeit lesen?" Der *Sulfur-Lycopodium*-Autor blieb hingegen ungerührt, wenngleich er zugab, dass sein Artikel das Schicksal einer Flaschenpost erlitt, die in der Hoffnung im Atlantik schwamm, dass sie jemand finden möge (er verliebte sich so in diesen Vergleich, dass er ihn bei jeder Gelegenheit wiederholte). „Keine Sorge", sagte er, „dies ist eine erstklassige wissenschaftliche Arbeit, und wenn es den meisten Leuten zu hoch ist – nun, dann müssen sie sich halt ein wenig strecken. Die, die es zu würdigen wissen, werden es zu gegebener Zeit schon lesen."

Ganz allgemein gesprochen wird Silicea, wenn er mit einer neuen Aufgabe konfrontiert ist, erst einmal zögern, sich überfordert fühlen und über sein Unvermögen klagen. („Ich habe immer die Sorge, ich könnte versagen und die Leistung nicht erbringen; dennoch schaffe ich es immer wieder gerade noch. Die Tatsache jedoch, dass ich es immer wieder gerade noch schaffe, bewirkt, dass andere denken, meine Fähigkeiten seien größer als sie sind; und dies macht mich dann noch unsicherer.") Dennoch wird er sich ihr gewissenhaft widmen – und schließlich Resultate erbringen, wo andere, die scheinbar vielversprechender sind, nichts weiter als Ausreden und Rechtfertigungen produzieren und ihr Bedauern darüber zum Ausdruck bringen, dass es nun leider doch nicht geklappt hat. Dies ist ein mögliches Szenario. Es gibt jedoch auch eines, das im Gegensatz dazu steht. Da er von seiner (häufig nur eingebildeten) Unfähigkeit überzeugt bleibt und es ihm an Mut fehlt, kann er sich auch weigern, Verantwortung zu übernehmen, oder er versucht, sich nur in Tätigkeiten auszuzeichnen, die ganz sicher in Reichweite seiner Fähigkeiten liegen. Tatsächlich scheint er im selben Maße zu fürchten, man könnte ihn bemerken, wie andere fürchten ignoriert zu werden.

Vielleicht ist es eben diese Schüchternheit, zusammen mit seinem häufig nur geringen Durchsetzungsvermögen, die zu dem Eindruck beitragen, Silicea sei überhaupt nicht aggressiv. Konflikte, Streit, Zank und Konfrontation sind mühsam, und solche Anstrengungen würde er am liebsten vermeiden. In der Tat verwendet er einen großen Teil seines Lebens darauf, Ärgernissen oder Reibungen aus dem Weg zu gehen, und mit der Zeit wird er zum Experten darin, sich aus Situationen zurückzuziehen, die nicht völlig auf seine Empfindlichkeiten abgestimmt sind, und seinen eigenen, unabhängigen Weg zu gehen. Noch einen Schritt weiter gedacht, kann er eine solche Abneigung gegen Streit haben, dass er sich weigert, seine Position zu verteidigen und sich lieber ins Unrecht gesetzt sieht, als die Mühe auf sich zu nehmen, seine Ansicht als die richtige nachzuweisen. Im Berufsleben kann es ihm so sehr an unternehmerischen Qualitäten fehlen, dass er es anderen überlässt, günstige Gelegenheiten ausfindig zu machen und sich die interessanteren (und anstrengenderen) Aufgaben zu suchen – gelegentlich lässt er sogar zu, dass andere sich Positionen anmaßen, die von Rechts wegen ihm zustehen würden. Ein Silicea-Einzelgänger gestand, dass er deshalb in seinem Leben nichts von Bedeutung zustande gebracht hatte, weil er so viel Energie darauf verwendet hatte, mit seinen Ängsten und Befürchtungen fertig zu werden, dass keine Zeit für etwas anderes geblieben war. („Ich habe einen Großteil meines Lebens damit verbracht, mich zu verbergen.")

Silicea mag es an dem Feuer und Mumm von Mary Jane Wilks fehlen; er ist nicht derjenige, der die Fackel entzündet. Er besitzt jedoch eine eher subtile Form des Muts: eine ruhige, feingesponnene Courage, die sich zeigt, wenn es um grundlegende Dinge und Gewissensfragen geht. In solchen Momenten zeigt er eine unerwartete Festigkeit und moralische Entschlossenheit. Ralph Waldo Emerson, der aus Neuengland stammende Gelehrte des 19. Jahrhunderts, besaß nicht wenig „Mumm". Dennoch zeigt sich in seiner Konstitution ein deutliches Silicea-Bild. Vielleicht war er ein wenig dünnblütig in seinem asketischen Wesen und seinem Mangel an Vitalität – offenbar war er auch zu vergeistigt, um enge Fühlung mit der Welt aufzunehmen. Als unablässiger Verfechter der Selbstgenügsamkeit und der Unermesslichkeit des Individuums, artikulierte er seine einsiedlerischen Silicea-Tendenzen wie folgt: „Der Mensch ist wie eine Insel und kann letztlich nicht berührt werden. Jeder ist ein in sich ungeheuer geschlossenes Ganzes und erhält seine Individualität, indem er so bleibt … Die meisten, denen ich begegne, sehe ich wie über einen Meeresarm hinweg! Ich kann sie nicht erreichen, und sie mich auch nicht." Diese Distanziertheit wurde jedoch durch sein mutiges Eintreten für die Menschenrechte abgemildert, das ihn zu einem frühen und freimütigen Verfechter der Sklavenbefreiung machte, zu einem Zeitpunkt, als die restlichen Intellektuellen Neuenglands sich diesem Thema noch nicht klar gestellt hatten, was damals höchst kontrovers, bitter, ja sogar gefährlich war.

Weitere Eigenschaften des kristallinen Gesteins sind Härte und Unbiegsamkeit; nachdem es einmal Gestalt angenommen hat als Quarz, Feuerstein, Sand oder reiner Kristall, verändert es sich nicht mehr. Diese beiden Eigenschaften finden ihr geistiges Gegenstück in der Beharrlichkeit und Hartnäckigkeit des Konstitutionstyps. Silicea scheint sanft, ja gefügig zu sein; er gibt keine Widerrede, scheint sogar einzuwilligen, aber es gibt eine Seite in ihm, die unnachgiebig ist. Es gibt Dinge, große oder kleine, da ist er unbeeinflussbar – die Energie, Druck zu widerstehen und sein Recht auf seine eigenen Ideen zu verteidigen, bringt er allemal auf. Und da er hartnäckig ist, bringt er es oft fertig, dass andere ihn zu seinen Bedingungen behandeln.

Beharrlichkeit und Hartnäckigkeit führen manchmal dazu, dass Silicea rigide wird in seinen Ansichten. Er weiß was er weiß, und hat kein Bedürfnis etwas anderes zu denken. Es handelt sich weniger um eine begrenzte Sichtweise, noch hat er Vorurteile – und noch weniger ist er von seinem Wesen her intolerant; er weist schlicht von sich, was ihm nicht passt oder im Einklang mit seinem Wesen ist. Er gibt völlig zu, dass eine Idee an sich wertvoll ist und für andere wichtig sein mag, aber nicht für ihn – und daher braucht er sie auch nicht zu prüfen. Gelegentlich verhärtet sich seine ablehnende Haltung bis hin zu fixen Ideen. Ob es sich um die Überzeugung handelt, er werde einer Aufgabe nicht gerecht werden, um seine Ansichten bezüglich Diät und gesunde Lebensführung, sein Urteil über Bücher oder Menschen, er wird seine Ansicht nicht ändern – ungeachtet des Beweises des Gegenteils.

Die Unbeugsamkeit von Silicea ist jedoch auch eine ausgesprochene Stärke, wenn sie umgesetzt wird in Festigkeit bei prinzipiellen Themen und moralischen Problemstellungen. Hier (wie man an Emerson gut sehen konnte) geht er keine Kompromisse ein, und selbst die nachgiebigste Person lässt sich nicht zu Handlungen zwingen, die gegen ihre Überzeugungen und Glaubenssätze sind. Er mag schwach wirken, aber Silicea ist so unnachgiebig wie ein Kristall, der unter Druck eher bricht, als sich zu beugen.

Eine weitere Facette der Silicea-Mentalität, die als Härte angesehen werden könnte (im Sinne eines Mangels an Gefühl oder einer wenig freigiebigen Haltung), ist seine Fähigkeit, sich von Menschen und ihren Problemen zu distanzieren, wie auch seine gut entwickelten Selbstschutztechniken gegen Ausnutzung durch andere. Wenn seine innere Stärke oder sein Seelenfrieden bedroht ist, zieht er sich unauffällig aus der Situation zurück, indem er Krankheit oder Erschöpfung vorschiebt. Eine junge Frau, die sehr an ihrer kranken Großmutter hing, musste es aufgeben, für sie zu sorgen (und schien sich auf diese Weise gefühllos um ihren Anteil an der Verantwortung zu drücken), weil sie, nachdem sie alle ihre Energie in diese Aufgabe gesteckt hatte, unweigerlich Kopfschmerzen entwickelte. Ein anderer Silicea-Typ kann zusammenbrechen, nachdem er vergeblich versucht hat, sich in einer spannungsgeladenen familiären Situation zu behaupten. Daher kann er, obwohl er an seinem Zuhause hängt und sich fürchtet es zu verlassen, sich zwingen, seinem Elternhaus den Rücken zu kehren und eher alleine zu leben, als allzu tief in die Familiendynamik verstrickt zu werden. Während mancher dieses Sichdistanzieren als hartherzig betrachten mag, ist es in Wirklichkeit die Art und Weise, wie ein nicht aggressiver Mensch sich vor emotionalem Trauma und Ausbeutung schützt. Silicea vermeidet Herausforderungen, die ihn physisch und psychologisch erschöpfen, da er sich der Grenzen seiner Kräfte und Ausdauer bewusst ist und gelernt hat, sparsam mit seinen Energien umzugehen; auch deshalb, weil er weiß, dass er als äußerst zuverlässiger Mensch sich nicht schonen wird, wenn er einmal eine Aufgabe übernommen hat.

Silicea ist in der Tat ungeheuer gewissenhaft und kann in seinem Versuch, eine gute Leistung zu erbringen, extrem gewissenhaft sein. Wo *Arsenicum* einige Stunden damit verbringen kann, einen Koffer immer wieder zu packen, bis alles „genau richtig" ist, kann Silicea eine ganze Woche dazu brauchen. Ein Hobbybastler kann Tage damit verbringen, einen tropfenden Wasserhahn zu reparieren – während eine neue Tür zu setzen oder ein Holzregal in der Küche anzubringen Wochen in Anspruch nehmen kann. Diese übertriebene Gewissenhaftigkeit in kleinen Dingen findet sich in der *Peanuts*-Geschichte karikiert, in der Snoopy (der von allen Hunden am meisten *Phosphorus* und der geborene Schauspieler ist) in seiner momentanen Rolle als Silicea-Schriftsteller mit seiner Schreibmaschine auf dem Dach seiner Hundehütte sitzt, um die Einleitung zu seiner „großen amerikanischen Novelle" zu schreiben. Er beginnt den ersten Satz mit „Es"; denkt eine Weile nach, dann ändert er das Wort in „Als". Dann reißt er die Seite heraus und fängt wieder an mit „Der". Im letzten Bild sagt er mit strahlender Selbstzufriedenheit zu sich: „Ein guter Schriftsteller sucht manchmal stundenlang nach genau dem richtigen Wort."

Schließlich passt noch seine unbestreitbar kritische Haltung zur Unnachgiebigkeit und Härte von Silicea. Er ist nicht nur sehr selektiv in seinem Urteil über andere Menschen, er legt darüber hinaus auch hohe Maßstäbe an. Wenn andere nicht seinen Standards gerecht werden, lässt er sie fallen. Wenn er jedoch anderen gegenüber kritisch ist, so ist er es sich selbst gegenüber fast noch mehr. Seine kritische Selbstsicht und die Anforderungen, die er an sich stellt, führen uns zum letzten Aspekt des Kristalls, den wir untersuchen wollen: seiner reinen, klaren Transparenz – die den Gedanken an die Feinheit, Kultiviertheit und die spezielle Form der geistigen Klarheit von Silicea nahe legt.

Häufig ist der Typus von körperlicher Feinheit. Er neigt zu innerem oder äußerlichem Zittern, ja zum Zusammenfahren bei Lärm, Berührung oder im Schlaf, und reagiert empfindlich auf viele der rauen, physikalischen Erscheinungen dieser Welt. Die überzarte Prinzessin im Märchen, die wegen einer Erbse unter ihren sechs Matratzen nicht schlafen konnte („Ich habe kaum ein Auge zugemacht! Gott allein weiß, was in meinem Bette war! Ich lag auf etwas, das so hart war, dass ich überall schwarz und blau bin!"), muss Silicea gewesen sein.

Noch bezeichnender ist jedoch, dass sein Verhalten, sein Geschmack und seine Intelligenz verfeinert sind. In der Regel ist er bescheiden, frei von Selbstüberhebung oder dem Bedürfnis, sich aufzuspielen. Wenn er ehrgeizig ist, dann in aller Stille, er erbringt erst eine Leistung und spricht dann darüber – wenn überhaupt. Prahlerei ist ihm fremd, und er weigert sich, sich nach vorne zu drängen, sondern zieht es vor, im Hintergrund zu bleiben. Auch wenn man seinen Mangel an Selbstvertrauen in Rechnung stellt, ist dieses Verhalten zumindest teilweise in seinem verfeinerten Stil und seinen hohen Maßstäben begründet. Er ist sich völlig bewusst, was es bedeutet, eine überragende Ansprache zu halten, eine ebensolche schauspielerische Leistung zu erbringen, oder eine würdige wissenschaftliche oder künstlerische Arbeit zu schaffen – und fürchtet zu versagen. Schließlich spricht auch seine Rücksichtnahme auf die Gefühle anderer und sein unaufdringliches Verhalten von echtem Zartgefühl. In seinen familiären Beziehungen ist er beständig, zu seinen Freunden verlässlich, er nützt die, die ihn lieben, nicht aus, und nur selten charakterisiert Arroganz diesen Typus. Seine Rechtschaffenheit drückt sich darin aus, dass er die Wahrheit nicht ausschmückt, und dass er einer der wenigen Konstitutionstypen ist, die übertriebenes Lob nicht akzeptieren oder gar Lob ausschlagen, das sie nicht verdienen. Da er völlig ohne Arg ist, kann man sich darauf verlassen, dass er auch meint, was er sagt. Und was fast noch seltener ist, er hat Prinzipien, ohne selbstgerecht zu sein.

Der Bergkristall ist schon immer mit höchster geistiger Klarheit assoziiert worden. Man spricht ja auch von „kristallklaren Gedanken oder Ideen"; und auch in seiner Aufrichtigkeit spiegelt sich das klare Denken von Silicea wider – vor allem (und trotz der ihm eigenen kritischen Natur), wenn es um andere Menschen geht. Es mag ihm die Wärme von *Phosphorus* oder die unkritische Sympathie von *Pulsatilla* fehlen, aber er urteilt über andere mit Scharfblick, wie auch mit Unterscheidungsvermögen. Er erkennt korrekt die intellektuellen Fähigkeiten und das moralische Potenzial anderer, entdeckt ohne Mühe bloßen Schein und durchschaut Schmeichelei, er ist sich im Klaren über das Ausmaß seines Einflusses auf andere. Silicea ist der Wächter, der, wenngleich in seinen eigenen Gedanken weitgehend gefangen, dennoch der Welt ein vorsichtiges, kritisches Auge zuwendet. Da er spürt, dass Kritik jedoch bloß mit den Schattenseiten zu tun hat, und weil er am Lichte der Großzügigkeit teilhaben möchte – und vor allem auch, weil er weiß, wie hart es für jedes menschliche Wesen ist, ein wahrhaft von moralischen Grundsätzen geprägtes Leben zu führen –, setzt er alles daran, nicht nur fair, sondern auch großzügig in seinem Urteil zu sein.

Eine letzte Besonderheit, die mit dieser geistigen Klarheit zu tun hat, und mit der der Bergkristall besonders assoziiert worden ist, ist Hellsichtigkeit (man erinnere sich an die fast obligatorische Kristallkugel der wahrsagenden Zigeunerin). Wie ein Stück des geschliffenen Kristalls dem Auge mehr als nur eine Dimension enthüllt, so hat Silicea ein Gespür für andere Dimensionen als die, die wir gewöhnlich unserer Welt zuschreiben. Wie *Phosphorus* sind diesem Typus Wesenheiten aus der geistigen Welt nicht fremd, ebenso wenig wie Visionen oder prophetische Träume oder außerkörperliche und paranormale Wahrnehmungen.

Zusammenfassend lässt sich sagen, dass der Typus sich davor fürchtet, sich in die große, weite Welt zu wagen; er kann sich dazu entscheiden, auf relativ begrenztem, engem Raum zu leben und zu wirken. Innerhalb dieser teilweise konstitutionell bedingten, teilweise selbst auferlegten Grenzen kann man jedoch darauf zählen, dass faire Grundsätze und Wahrheitsliebe seine Taten und Reaktionen prägen. Genau hierin liegt die Stärke der häufig unauffälligen und zurückhaltenden Silicea-Persönlichkeit.

Silicea

Bevorzugte Körperregionen

Kopf	Schmerz beginnt im Hinterkopf, breitet sich über den Kopf aus, und setzt sich über den Augen fest; übermäßiger Kopfschweiß, vor allem nachts; Erkrankungen der **Eustachischen Röhren**, Tränenkanäle, des Nasenseptums und der **Nebenhöhlen**
Hals	Erkältungen setzen sich im Hals fest, mit stechenden, splitterartigen Schmerzen
Verdauung	**Unterernährung, Abmagerung durch Mangel an Appetit oder schlechte Assimilation der Nahrung**; Verstopfung, Stuhl schlüpft zurück, nachdem er teilweise schon vorgetrieben wurde; Rektalfisteln
Drüsen	Drüsen, wie Lymphknoten (zervikal, axillär, inguinal), Speicheldrüse etc. **hart, geschwollen oder vergrößert**
Weibliche Genitalien	Brustabszesse und Fisteln, auch harte Knoten; Brustentzündung bei stillenden Müttern; Verstopfung um die Menstruation herum; ätzende, juckende vaginale Absonderungen; Abszesse und Zysten im Genitalbereich
Haut	**Langsame Heilungstendenz; jede Verletzung schwärt und eitert oder ergibt ein Geschwür**; Neigung zu Eiterbeulen, Zysten, Fettgeschwülsten, Abszessen an allen Teilen des Körpers; fördert die Austreibung von Fremdkörpern, z. B. Spleiße, aus den Geweben; übermäßige, sauer riechende (und gelegentlich stinkende) Nachtschweiße; stinkende Fußschweiße; eingewachsene Zehennägel

Allgemeinsymptome

- **Langsame Heilungstendenz, verzögerte Rekonvaleszenz**
- Wenig Energie, schnell erschöpft; jede Anstrengung ist gefolgt von einem Zusammenbruch
- **Kältegefühl vor dem Ausbruch einer Krankheit**
- Empfindlich gegen nervliche Erregung, Licht, Geräusche, Misstöne, Schmerz, körperliches Unwohlsein
- Schlaflosigkeit mit heißem Kopf und plötzlichem Auffahren im Schlaf, Schlafwandeln
- Träume von Überschwemmungen, Feuer, Erdbeben und anderen Katastrophen
- **Schlimme Folgen von Impfungen**

Silicea (*Fortsetzung*)

Modalitäten (< verschlimmert; > gebessert)

Zeit	< **Neumond**, auch: Vollmond
Temperatur	< **Kälte in jeder Form**: Kalte Luft, **Luftzug**, Abdecken von Körperteilen; kalte Bäder, nasskalte Witterung, Klimaanlagen; **unterdrückte Schweiße** (z. B. kaltes Bad nach Erhitzen) > **Wärme**: warme Anwendungen, Kleidung (**vor allem durch warme Kopfbedeckung und Warmhalten der Nebenhöhlen**)
Essen/ Trinken	< Milch (kann Bauchkrämpfe und Durchfall verursachen), Alkohol

Führende Geistessymptome

- **Zartgefühl, kultiviertes Wesen**
- **Aufrichtig, unvoreingenommen**; versucht rechtschaffen und emotional ausgeglichen zu bleiben
- **Bescheiden, freundlich, schüchtern**, oder **zurückhaltend, aber darunter unnachgiebig, störrisch**
- **Feste Überzeugungen**, mit fixen Ideen
- Beharrt darauf, in seinem eigenen Tempo durchs Leben zu gehen
- **Furcht zu versagen, in der Öffentlichkeit aufzutreten**, Risiken einzugehen; in die Welt hinauszugehen, um sein Glück zu versuchen

Nux vomica

Dieses homöopathische Arzneimittel, das aus den Samen von Strychnos Nux vomica oder Brechnuss hergestellt wird (also aus Strychnin besteht) und das sich auf jeden Teil, jeden Aspekt des menschlichen Organismus auswirkt, illustriert das alte Wort, dass die stärksten Gifte die besten Heilmittel ergeben (*Ubi virus, ibi virtus*). Hinzu kommt, dass die Art der körperlichen und geistigen Symptome, die während der homöopathischen Arzneimittelprüfung hervorgebracht und in der klinischen Praxis als geheilt registriert worden sind, nahe legen, dass das zivilisierte Leben unserer Tage mit seiner Geschwindigkeit und seinen Belastungen, wie auch die damit verbundenen Reize, zur Nux-vomica-Diathese beitragen. Nur wenige Menschen können vermeiden, nicht wenigstens Spuren dieses Persönlichkeitsbildes aufzuweisen und das Mittel zu irgendeinem Zeitpunkt ihres Erwachsenenlebens zu benötigen, ungeachtet ihres eigentlichen Konstitutionstyps. Daraus folgt, dass Hinweise auf früher diskutierte Arzneimittel für ein tiefes Verständnis von Nux vomica wesentlich sind, und so wird auf den folgenden Seiten der Vergleich seines Persönlichkeitsbildes und die Abgrenzung zu anderen Konstitutionstypen breiten Raum einnehmen – vor allem zu *Sulfur*, *Arsenicum* und *Lycopodium*.

Nux vomica findet, wie *Sulfur*, häufig als erstes Mittel in Fällen Anwendung, wo der Patient von den schädlichen Auswirkungen früher eingenommener allopathischer Drogen entgiftet werden muss. Eine noch spezifischere Rolle spielt es bei Menschen, die zu viele pflanzliche Hausmittel oder homöopathische Arzneien eingenommen haben und die daher noch nicht einmal die geringste Gabe eines „ähnlichen" Mittels vertragen.[*] Nux vomica stabilisiert die überempfindliche, überreagierende Konstitution, sodass ein Patient wieder eine heilsame Reaktion auf sein Konstitutionsmittel oder ein wohlgewähltes Mittel erfährt.

Als „Reiniger" hat sich Nux vomica unschätzbare Verdienste in Fällen von Überempfindlichkeit auf chemische Produkte und heftigen Reaktionen auf Toxine und Umweltgifte erworben. Es reinigt auch den Organismus von den Nachwirkungen übermäßigen Genusses so alltäglicher Drogen wie Alkohol, Tabak, Kaffee und anderer Stimulanzien in jüngerer Zeit (länger zurückliegender Missbrauch von Stimulanzien ist eher eine Domäne von *Sulfur*). In Fällen unmittelbar vorliegender Abhängigkeit hilft Nux vomica,

---

[*] Wegen weiterer Informationen siehe Einleitung, s. S. XI ff.

das Verlangen zu mäßigen, die Abhängigkeit zu mindern und die Entzugserscheinungen zu erleichtern. Es ist auch häufig das bevorzugte Mittel für die Verdauungsstörungen und Beschwerden (einschließlich Leberfunktionsstörungen) von Personen, die für ihre Maßlosigkeit in Bezug auf Essen den Preis bezahlen – vor allem wenn zu fett oder zu stark gewürzt gegessen wurde. „Meine Freude am Essen ist erbärmlich eingeschränkt!", klagte ein früherer Liebhaber von guten Weinen und scharf gewürztem Essen; ein anderer Gourmet bedauerte seinen „ungeselligen Magen", der ihn daran hinderte, zum Essen ins Restaurant zu gehen, und ihn zwang, sein Leben bei reizarmer Schonkost zu fristen.

In seinen allergischen Reaktionen auf die Umwelt gleicht Nux vomica jedoch am ehesten *Arsenicum album*. Mit seinem überaus empfindlichen Geruchssinn reagiert er sensibel auf Parfüm, Tabak, bestimmte Pflanzen, tierische Gerüche, Staub und Schimmelpilze. Ebenso empfindlich ist er auf helles Licht, das zu Photophobie führen kann; auf Kälte (es ist durchaus denkbar, dass das scharf gewürzte Essen, wie auch der Alkohol, sein ständiges Verlangen nach Wärme befriedigen); und er ist sehr auf der Hut vor Lärm. Jedes Geräusch, und sei es im Stockwerk über ihm oder in der Nachbarwohnung, auch wenn es sich nur um eine Unterhaltung oder Tritte auf dem Fußboden handelt, stört ihn – und Schlaf ist dann natürlich völlig unmöglich. Er ist unfähig zu arbeiten, wenn auch nur das geringste Geräusch in Hörweite ist. Im Gegensatz zu *Sulfur*, der es genießt, wenn es laut und lebendig um ihn herum ist, wenn er arbeitet, oder *Lycopodium*, der dies gleichfalls liebt, wenn das Ganze nicht zu nahe ist (zum Beispiel im Raum nebenan), braucht Nux vomica die absolute Ruhe, um sich zu konzentrieren. Insgesamt beweist dieser Typus eine nur geringe Toleranz gegenüber allen Umständen, die sein Nervenkostüm strapazieren oder gegen seine körperliche Beschaffenheit gerichtet sind, einschließlich Schmerz.

So wie er physisch ungemein empfindlich reagiert, so fühlt Nux vomica auf der emotionalen Ebene überaus stark. Er hegt nicht nur leidenschaftlich seine Vorlieben und Abneigungen, sondern unterliegt auch schnell Befürchtungen, ist von Ängsten besetzt. Wie *Arsenicum* kann er maßlos besorgt sein um die Zukunft, seine finanzielle Sicherheit, um den Schutz seiner Familie, seine eigene Unversehrtheit (ein Wall-Street-Börsenmakler gab zu, in seinem Vorortzug stets in der Mitte zu sitzen, für den Fall einer Kollision von vorne oder hinten). Allerdings betet er nicht ganz so hingebungsvoll am Altar der Gesundheitsvorsorge wie *Arsenicum*, der den Eindruck macht, als gehörten Arztbesuche zu seinen Lieblingsbeschäftigungen. Er ist auch nicht so beeinflussbar, dass er das Gefühl hat, jede Krankheit haben zu müssen, von der er in der Zeitung gelesen hat.

Darüber hinaus ist er auch nicht der frustrierte Möchtegern-Arzt, der *Arsenicum* so häufig zu sein scheint. Als Patient gibt er sich damit zufrieden, einfach „Patient" zu sein und versucht nicht, mehr zu wissen als der Arzt. Wenn er am Ende der Konsultation gefragt wird: „Haben Sie mir alle ihre Symptome erzählt?", kann es sein, dass der Patient antwortet: „Sicher nicht, aber ich weiß genau, dass Sie nicht mehr hören wollen, und deswegen höre ich jetzt auf." (*Arsenicum* würde seine Symptome unbedingt zu Ende berichten wollen.) Nux vomica kann sogar, eher wie *Lycopodium*, dem behandelnden Homöopathen trotzig verkünden: „Damit Sie es gleich wissen, ich vertraue oder glaube Ihnen nicht. Daher kann es sein, dass Ihre Medizin bei mir nicht wirkt." (Das beunruhigt diesen keineswegs. Wie die Sonne gleichermaßen auf Gute und Böse scheint, so wirken die homöopathischen Arzneimittel bei Gläubigen und Skeptikern.)

Man kann sich natürlich denken, dass ein Individuum, das so sensibel auf Störungen in seiner Umwelt ist, dessen Nerven so schnell bloßliegen, ähnlich sensibel auf jede Form von Disharmonie in seinem Leben reagiert.

In der Tat ist Nux vomica überaus anspruchsvoll. Ordnung, Sauberkeit, Pünktlichkeit und Effizienz sind so wichtig für ihn wie für *Arsenicum*, und er erweist sich als ebensolcher Perfektionist, mit der gleichen Aufmerksamkeit für Kleinigkeiten und der gleichen Genauigkeit bei allem, was er sich zu tun vornimmt. Mit seinem überkritischen Wesen ist er nur sehr schwer zufriedenzustellen mit seiner Umgebung. Eine typische Klage ist: „Mein Haus (Büro/Garten) ist eine Quelle ständiger Irritation. Wo auch immer ich hinsehe, ist irgendetwas nicht in Ordnung." Seine Reizbarkeit entlädt sich, wenn andere seine besondere Vorstellung von Ordnung missachten oder stören, und er möchte, dass etwas auf bestimmte Art und Weise, nämlich „richtig", gemacht wird. Daher kann er auch nur dann eine halbe Grapefruit genießen, wenn sie vorher ordnungsgemäß in Schnitze zerteilt wurde, oder er ärgert sich, wenn jemand den Gartenzaun mit einem zu schmalen Pinsel streicht. („Wie kann man das nur so umständlich machen!", grummelt er.)

„Jede Arbeit, die es wert ist, gemacht zu werden, ist es auch wert, gut gemacht zu werden", ist sein Glaubensbekenntnis, das sich von dem Motto von *Arsenicum*: „Alles, was es wert ist getan zu werden, ist es auch wert, übertrieben zu werden" nur graduell unterscheidet. Ein Bild, das schief an der Wand hängt, kann er zwar gerade noch ertragen (im Gegensatz zu *Arsenicum*, der dazu nicht in der Lage ist), nicht jedoch offene Schubladen oder Schranktüren. Die Kollegen und Studenten eines Nux-vomica-Professors für Englische Literatur behaupteten, dass sie jedes Buch in seinem Regal mit verbundenen Augen finden würden, so peinlich genau waren sie nach Sachgebieten und Jahrhundert geordnet – und natürlich in alphabetischer Reihenfolge. („Alles in meinem Büro hat seinen festen Platz, und wenn jemand es verstellt, stelle ich es zurück!") Einiges von seinem Streben nach Vortrefflichkeit ist bewundernswert, nicht zu sprechen von der unendlichen Sorgfalt, die er jeder seiner Unternehmungen angedeihen lässt. Gelegentlich wird jedoch diese anspruchsvolle Haltung, wie bei *Arsenicum*, zu viel des Guten – zu einer fixen Idee, statt eine Tugend zu sein. In dieser unvollkommenen Welt ist er niemals zufrieden, und so wird er zum Ärgernis für andere, die sich von Herzen nach etwas Schmutz, Unordnung oder Ineffizienz sehnen und dies als befreiend empfinden.

Die übergroße Sensibilität kann sich auch als emotionale Empfindlichkeit äußern. Er fühlt sich schnell missverstanden und steigert sich dabei in einen Groll hinein. Wenn andere nicht entsprechend seinen Wünschen reagieren, wird er übellaunig. („Kein Mensch hört auf mich! So schnell werde ich in meinem Haus zur bloßen Randfigur!") Er ist schnell beleidigt, wie ein Stachelschwein richtet er seine Stacheln auf, um sich unmittelbar zu verteidigen. („Wer ist gereizt? Ich bin's jedenfalls nicht. Du bist derjenige, der hier gereizt ist!", schnappt er.) So gestimmt kann er ein zu wenig oder zu sehr durchgebratenes Stück Fleisch, das ihm zu Hause oder im Restaurant vorgesetzt wird, als persönliche Beleidigung auffassen, und es mag ihn zu einer Szene veranlassen. Nux vomica versteht sich in der Tat darauf, heftige Auftritte zu inszenieren, sowohl in der Öffentlichkeit als auch privat; er ist berüchtigt für sein hitziges Temperament. Auch wenn er diese Seite seines Wesens unter Kontrolle hat, kann er angespannt, gereizt und launenhaft sein. Jeden Tag fragen sich seine Arbeitskollegen, wie er wohl gelaunt sein wird, und seine Frau fragt sich das Gleiche, wenn er auf dem Weg nach Hause ist, um ihr Verhalten darauf einzustellen. Ob er glücklich oder unzufrieden, borstig oder freundlich ist, immer muss seine Umgebung seiner Stimmung Rechnung tragen, und er kann ständig verlangen, dass die anderen sich anpassen oder ihn beschwichtigen. Die ganze Zeit jedoch klagt er darüber, dass er schikaniert wird, und spricht von seiner Sehnsucht nach Frieden und Ruhe.

Ungeduld ist ein weiterer wichtiger Aspekt des Persönlichkeitsbildes. Nux vomica ist stets in Eile, stets unter Zeitdruck, und wehklagt darüber, wie wenig Zeit er hat. Er kann furchtbar ungeduldig mit sich sein, wenn etwas nicht gleich beim ersten Mal klappt. Das Kind stampft mit den Füßen auf den Boden und schreit, wenn es irgendetwas nicht sofort fertig bringt. Der Erwachsene wirft wütend seine Arbeit zu Boden, oder er kämpft zornig mit den physischen Hindernissen, die ihn bei seiner Aufgabe aufhalten. Und da er völlige Ruhe braucht, um sich konzentrieren zu können, reagiert er mit völlig unangemessener Ungeduld bei jeder Unterbrechung seiner Arbeit („Raus hier, und lass mich in Ruhe!"). Er ist auch ungeduldig, wenn sich wegen äußerer Faktoren Verspätungen seiner Pläne ergeben oder sich seine Vorstellungen nicht verwirklichen lassen. Er hat dann das Gefühl, dass er *sofort* etwas tun und etwas erzwingen muss, statt den Ereignissen ihren Lauf zu lassen. Wenn er Hilfe braucht, ist er ebenfalls ungeduldig; er will sie sofort – sonst kommt er lieber ohne aus. Hilfe, die sich verzögert, ist für ihn Hilfe, die ihm verweigert wird. Und ganz sicher regt ihn auf, wenn andere langsam lernen oder verstehen, und wie *Arsenicum* liebt er es, Fehler bei anderen zu finden, die nicht so gut sind wie er selbst. Ebenfalls wie *Arsenicum* treibt er andere genauso hart an wie sich selbst.

Ein weiterer Schlüsselbegriff für Nux vomica ist *Spasmus*. Bei einer Strychnin-Vergiftung sind die auffälligsten Kennzeichen Krämpfe und Konvulsionen, und das Nux-vomica-Bild beinhaltet Zuckungen unterschiedlichster Art, Zittern, Schaudern und Spasmen – entweder des gesamten Körpers oder einzelner Teile (wie Dickdarm, Gliedmaßen, Rücken), Husten- oder Niesanfälle, Wehenkrämpfe bei der Frau, und so weiter. Auf der emotionalen Ebene finden sich dementsprechend kurzlebige, aber ungezügelte Ausbrüche von Reizbarkeit und schlechter Laune, wie auch die Tendenz, sofort in die Luft zu gehen, wenn man ihn provoziert.

Ein Beispiel für diese Krampfhaftigkeit findet sich beim Nux-vomica-Autofahrer. Beim Autofahren und auf Reisen zeigen sich all die aggressiven, streitlustigen und sarkastischen Wesenszüge des sonst so ungemein freundlichen Menschen. Er ist bekannt dafür, im Verkehr gereizt zu reagieren, wütend zu schimpfen, wenn sich ein Auto vor das seine drängelt (während er selbst ständig auf der Überholspur fährt), und andere Autofahrer zu beleidigen. Er kommt in Rage, wenn man wagt, ihn darauf hinzuweisen, dass er vielleicht falsch abgebogen sein könnte, und sich verfahren zu haben ist für ihn die schlimmste Erniedrigung. Nux vomica ist das vorherrschende Mittel bei dem angespannten, reizbaren Vater der Familie in Ring Lardners Kurzgeschichte *The Young Immigrants*, die mit dem Auto durch den Mittleren Westen der USA fährt (die Geschichte ist aus Sicht des Kindes geschrieben):

„Himmel", sagte meine Mutter, „Ypsilanti muss ja eine irre Uni sein, wenn sie so ein riesiges Fußballfeld haben".

Mein Vater warf ihr einen komischen Blick zu. „Das ist nicht Ypsilanti, das ist Ann Arbor", schrie er.

„Ich dachte, du hättest gesagt, dass wir südlich an Ann Arbor vorbei und direkt nach Ypsilanti fahren", sagte meine Mutter und grinste blöd. „Das hab ich auch gesagt, aber ich dachte, ich könnte dir eine Überraschung machen, wenn wir durch Ann Arbor fahren", antwortete mein Vater mit verzerrtem Gesicht.

Ich persönlich glaube, dass die Überraschung beidseitig war.

„Nun, ich glaube, du bleibst besser auf der Hauptstraße", sagte meine Mutter unbestimmt.

„Nun, ich glaube, du bleibst besser bei den Dingen, die dich was angehen", antwortete mein Vater mit stechendem Blick.

„Hast du dich verfahren, Papi?", fragte ich zärtlich.

„Halts Maul", erklärte er …

Typisch in diesem Beispiel aus der Literatur ist die Weigerung von Nux vomica, auch nur den Versuch zu unternehmen, sein Temperament zu zügeln. Der geschickte und erfolgreiche Geschäftsmann kann sich völlig vergessen und sich wegen einer Kleinigkeit zu einem solchen Wutausbruch hinreißen lassen, dass er völlig kopflos oder ungeachtet des Eindrucks handelt, den er bei anderen hinterlässt und sämtlichen Regeln zivilisierten Verhaltens spottet. Der Arbeitgeber, der keine Unterhaltung ohne zu brüllen beenden, nicht telefonieren kann, ohne den Hörer gereizt auf die Gabel zu knallen, noch bevor sein Gegenüber zu Ende gesprochen hat, und der in jeder Situation maßlos und unbeherrscht reagiert, wird mit großer Wahrscheinlichkeit Nux vomica benötigen. Nur Minuten nach einer solchen Zurschaustellung seines Ärgers verhält er sich, als wäre nichts gewesen. „Ich kriege keine Magengeschwüre, ich *mache* sie", war eine markige Selbsteinschätzung eines solchen Menschen. Aber irgendwann kann er doch selbst Magengeschwüre entwickeln. Er ist nicht so robust wie *Sulfur*, der seine Ausbrüche wirklich vergisst und jeden Ärger hinter sich lässt. Nux vomica kann so tun, als habe er alles vergessen, aber er spürt nach wie vor die atmosphärischen Missklänge, und dies setzt ihm ziemlich zu.

Ein Nux-vomica-Bankier suchte homöopathische Hilfe wegen seiner Magengeschwüre. Als er über sein Gedächtnis und seine Konzentrationsfähigkeit befragt wurde, antwortete er: „Damit gibt es keine Probleme. Es sind nicht meine geistigen Fähigkeiten, die der Reparatur bedürfen, sondern meine Gereiztheit. Ich bin mit dem besten Gedächtnis, aber der schlechtesten Laune der Welt gesegnet. Es ist sogar so, dass mir die Leute sagen, ich sei der *unangenehmste* Verhandlungspartner, mit dem sie je zu tun hatten. Ich würde mich damit begnügen, wenigstens der *zweit*unangenehmste zu sein. Das Leben wäre so wohl einfacher für mich."

Das Mittel hat wiederholt dazu beigetragen, diese äußerst reizbaren Menschen so weit zu beruhigen, dass erst einmal ein paar Sekunden verstreichen dürfen. So ist der Betreffende in der Lage, ein wenig abzukühlen, um nachzudenken und zu realisieren, dass Zurückhaltung manchmal besser ist als das, was er als unerschrockene Direktheit ansieht, und sich für eine etwas moderatere Reaktion entscheiden.

Die Nux-vomica-Frau ist insgesamt weniger heftig als der Mann – sie ist nicht so leicht gereizt, streitsüchtig oder aus der Fassung zu bringen. Aber die Überempfindlichkeit ist da – die gleiche Überreiztheit, die gleiche Überreaktion auf die Umgebung. Und sicher gehören eine instabile Stimmung, nervöse Reizbarkeit, laufendes Kritisieren der Unzulänglichkeiten anderer, das an *Arsenicum album*, oder märtyrerhaftes Nörgeln, das an *Sepia* erinnert („Keiner merkt, wie sehr ich leide. Aber weil ich mich nicht beklage, nimmt auch kein Mensch Anteil ..."), zu den Schwächen der weiblichen Nux vomica, die sie entweder an sich bekämpft oder denen sie freien Lauf lässt.

Da jedes Konstitutionsmittel seine zwei Seiten hat, kann Nux vomica auch das genaue Gegenteil dieses traditionellen Bildes, das von einem strapazierten Nervenkostüm, von Zügellosigkeit oder aufgeregter Ängstlichkeit geprägt ist, aufweisen. Obwohl er offensichtlich angespannt ist, zeigt er, wie *Lycopodium*, nach außen Ruhe, Sammlung und Understatement. Er kann sich sogar so verhalten, als sei er sich seiner anziehenden Qualitäten gar nicht bewusst. Bezeichnenderweise kommt diese selbstbeherrschte Person häufig aus einer Familie, in der es sehr gefühlsbetont, laut und aufgeregt zugeht; *er* verhält sich bewusst anders. Er erhebt seine Stimme nicht, verrät nicht, was ihm nicht gefällt, und lässt nicht zu, dass er sich wegen Kleinigkeiten aufregt; jederzeit hat er seine Gefühle unter Kontrolle. Da außerdem die Gefühle von Nux vomica nahe an der Oberfläche sind und er gleichzeitig äußerst sensibel ist, kann ihm, auch wenn er ausgeglichen ist, mehr „Sanftheit" eigen sein als dem Durchschnittsmenschen (dieses Wort hört sich vielleicht etwas eigenartig an im Zusammenhang mit Nux vomica, ist aber dennoch angemessen). Er kann ungemein mitfühlend sein, ja selbst mit *Pulsatilla*-ähnlicher Sentimentalität bei Ereignissen weinen, die ihn berühren, und vom Leiden anderer sichtlich betroffen sein. Er gehört zu den wenigen Typen, denen es beim Anblick von Blut schwindelig wird oder die dabei tatsächlich in Ohnmacht fallen. Da sein eigener Stolz außerdem schnell verletzt ist, achtet er sorgsam darauf, andere nicht zu demütigen.

Ein weiteres Charakteristikum des ausgeglichenen Typs ist sein Streben nach Selbstverbesserung. Freiwillig und gewissenhaft gibt er sich große Mühe, im Umgang mit anderen Menschen tolerant und selbstlos zu sein. Ein Nux-vomica-Geschäftsmann kam irgendwann zu der Einsicht, dass der Mensch, dem diese Welt anvertraut ist, auch Verantwortung dafür trägt, dass *alle* verletzliche Formen des Lebens geschützt werden. Er scheute keine Kosten und begann, sein Unternehmen so zu organisieren und restrukturieren, dass Rücksicht auf die Umwelt genommen, der Missbrauch von Tieren für Test- und Herstellungszwecke beendet wurde und schließlich, wann immer möglich, Behinderte als Mitarbeiter angestellt wurden. Um diese Ziele zu erreichen, strengte er sich unermüdlich an. In der Tat verleiht sein stetes Bemühen um Selbstverbesserung manchem Nux vomica eine seltene moralische Unbestechlichkeit. Vor zweihundert Jahren schrieb Hahnemann über den Typ: „Helles Bewusstsein seiner Existenz; feines, starkes, richtiges Gefühl für Recht und Unrecht."

Manchmal besitzt er auch beides: Reizbarkeit, wie auch schroffe und reizbare Manieren, abwechselnd mit Liebenswürdigkeit, Rücksichtnahme und echter Güte. Wie sehr er auch kurz angebunden sein mag, wie ätzend seine Bemerkungen, wie zügellos sein Temperament, unter Nux vomicas rauer Schale findet sich häufig ein weiches Herz und eine unaufdringliche Rechtschaffenheit (das Nebeneinander von Stärken und Schwächen bei Nux vomica unterscheidet sich jedoch von dem des dualistischen *Lachesis* darin, dass er seine eigenen zwei Seiten eher akzeptiert, oder sich ihrer auch weniger bewusst ist – daher liegt er nicht so im Widerstreit mit sich und wirkt weniger konfliktbeladen). Sicherlich werden Frau und Familie eines Nux-vomica-Menschen häufig sagen, dass sie bei ihm echte Sorge und Zuneigung verspüren, die viel von seiner rauen oder schroffen Oberfläche wieder wettmachen. Die Frau von *Lycopodium* kann, wie wir uns erinnern, obwohl sie offenbar nur wenig Grund zur Klage über das untadelige Verhalten ihres Gatten in der Öffentlichkeit hat, eine unmerkliche Interesselosigkeit, eine undurchdringliche Distanziertheit im Privaten beklagen. Dies kann schlicht daher rühren, dass *Lycopodium* weniger Leidenschaft besitzt, weniger emotionale Unterstützung zu geben hat als der temperamentvollere Nux vomica. In glücklichen Ehen kann der liebende Nux-vomica-Mann von seiner Frau hochherzig sprechen und etwas rührend und sentimental gestehen: „Sie weiß gar nicht, wie viel sie mir bedeutet und wie sie mir hilft! Ich kann mir mein Leben einfach nicht ohne sie vorstellen!", oder: „Jeder Moment, in dem ich nicht mit ihr zusammen bin, ist für mich verloren." *Sulfur*, *Lycopodium* und *Arsenicum* würden sich nur selten so ausdrücken, auch wenn sie ähnlich fühlen.

Es ist auch denkbar, dass eben diese überaus starke Empfänglichkeit die Ursache dafür ist, dass er so blindwütig rast, wenn seine romantische Leidenschaft scheitert oder er Enttäuschungen erleidet. Ein ausgezeichnetes, wenn auch etwas romantisiertes literarisches Portrait der zwei Gesichter der Liebe von Nux vomica findet sich in Rhett Butler, dem Helden aus *Vom Winde verweht*. Die Enttäuschung seiner aufrichtigen und leidenschaftlichen Liebe zu Scarlett O'Hara intensiviert den ihm eigenen Zynismus, seine Schroffheit und seinen Alkoholismus – während er gleichzeitig unerwartet liebenswürdig und verständnisvoll im Umgang mit Kindern ist, und die feine Art von Melanie Wilkes auf sensible, zartfühlende Art zu schätzen weiß.

Das klassische Bild von Nux vomica ist jedoch nicht das des Liebhabers, sondern des angespannten, getriebenen, ungeheuer konkurrierenden, überarbeiteten Geschäftsmannes oder Freiberuflers, der von dem schnellen Tempo des modernen Lebens getrieben ist. Die homöopathische Literatur beschreibt ihn als den übermüdeten, überarbeiteten Stadtbewohner, der viele Stunden an seinem Schreibtisch sitzt, manchmal bis spät in die Nacht. Er bekommt viele Briefe, Telefonanrufe, und hat viele Eisen im Feuer. So wird er von einer wichtigen Angelegenheit zur nächsten getrieben; und wenn er schließlich nach Hause kommt, ist er zu aufgedreht, um abschalten zu können, und so grübelt er und sorgt sich weiter wegen seiner Arbeit. Seine Sorgen hindern ihn am Einschlafen, und auch wenn er einschläft, dann schläft er nur anfallsweise und erwacht morgens unerfrischt – und schlecht gelaunt. Da er seine acht Stunden Schlaf als sein „unveräußerliches Recht" betrachtet, klagt er über kosmische Ungerechtigkeit, wenn er um sie gebracht wird. („Ich dachte, dass jedes Geschöpf Gottes zumindest schlafen können sollte!")

Er ist sehr auf seine Karriere ausgerichtet und verfügt, wie *Arsenicum*, über eine hohe Arbeitsmoral. So heißt er neue Herausforderungen willkommen und neigt dazu, mit Alltagsstress oder Ängsten so umzugehen, dass er noch *mehr* Arbeit übernimmt. Da er auch auf diesem Gebiet so leidenschaftlich ist wie auf anderen, fällt es ihm schwer, hier Grenzen zu setzen – vor allem auch deshalb, weil das Gefühl, eine sinnvolle Arbeit zu tun, wesentlich für sein Selbstwertgefühl ist. Er ist davon überzeugt, dass er durch seine Arbeit der Welt gegenüber seinen Wert beweisen kann. Wenn einer durch eigene Kraft hochgekommen ist, hart für seinen Erfolg gearbeitet hat und das gleiche Engagement von anderen erwartet – und gleichzeitig jedoch davon überzeugt ist (häufig nicht ohne Grund), dass er alles am besten selbst macht und sich damit schwer tut, Verantwortung abzugeben, sondern darauf besteht, überall seine Finger darin zu haben – braucht er häufig Nux vomica.

Der Typus wird allgemein und mit Recht für clever gehalten. Er ist einfallsreich, schlagfertig und flexibel, und da er in der Lage ist, planmäßig und methodisch zu denken, wird alles, was er unternimmt oder erreichen möchte, systematisch durchgeführt. Sein Grundsatz lautet, dass die meisten Probleme mit Fleiß und Hingabe gelöst werden können, und dass harte Arbeit immer zum Erfolg führt, daher arbeitet er sorgfältig und ist sich dann seiner Sache sicher. So hat er Erfolg, wo andere nur davon reden mögen. Und weil er unter Druck schnell zu denken in der Lage ist, findet sich Nux vomica häufig unter Geschäftsleuten, Journalisten, Chirurgen und Anwälten. Auch wenn er Künstler oder Wissenschaftler ist, denkt er praktisch und geht pragmatisch an Dinge heran. Anders als der *Sulfur*-Träumer oder Idealist, der sich in seinen Abstraktionen und leerem Theoretisieren verliert, sieht Nux vomica die Situation klar und beurteilt sie realistisch. Mit seinem logischen Denken ist er in der Lage, aus früheren Erfahrungen zu lernen und sie auf zukünftige Unternehmungen anzuwenden (eine Fähigkeit, die nicht allzu weit verbreitet ist).

Da er für Ideen sehr empfänglich ist und sie leicht auffasst, kann er danach streben, ein möglichst vielseitiger Mensch zu sein – ausgeglichen, vielseitig in seinen Interessen und Begabungen, im Vollbesitz seines Intellekts, mit der Überzeugung, dass Bildung adelt. Goethe, der als „der letzte Renaissance-Mann" bezeichnet wurde, steht stellvertretend für diesen Typ. Im Gegensatz zu der vor allem von *Sulfur* geprägten Geistesart seiner berühmten Landsleute Kant, Marx und Hegel, deren Werk auf eine einzige, allumfassende, alles einschließende Vision zurückgeführt werden kann, beschäftigte sich der vielseitige Goethe mit unterschiedlichen Disziplinen – Dichtung, Dramaturgie, Prosa, Physiologie, Botanik, Ökonomie und Politik –, wobei er in jeder Disziplin mit großem Fachwissen eigene Standpunkte bezog. Aber auch wenn er bemüht ist, sein Wissen zu mehren, bleibt Nux vomica äußerst anspruchsvoll. Sein Sinn für Schönheit (eine Form der Harmonie, die er ungemein schätzt) lässt ihn sich ebenso an den kleinen Dingen in der Natur wie an ihrer Erhabenheit freuen. Die Haltung oder Färbung einer Blume am Wegrand oder die geschnitzten Verzierungen an einem Möbelstück können ihn ebenso tief berühren wie die überwältigende, allumfassende Größe eines sulfurischen Philosophiesystems.

Er hat ein gutes Gefühl für Sprache und handhabt sie geschickt. Seine Worte wählt er passend, und mit jeder Faser seines Wesens reagiert er auf einen treffend gewählten oder prägnanten Ausdruck. Wenn er eine fremde Sprache spricht, greift er eine interessante Redewendung schnell auf und benutzt sie bei jeder Gelegenheit. Auch in seiner Muttersprache ist er wach für neue Ausdrucksmöglichkeiten. Intellektuelle und verbale Beweglichkeit lassen ihn häufig ein guter Unterhalter sein: klar, prägnant, schlagfertig – und nur selten langweilig. Er ist in der Lage, sich präzise auszudrücken und hält keine Monologe wie *Sulfur* oder spricht *zu* anderen. Eher sucht er den verbalen Austausch und versucht, seinem Gesprächspartner eine Reaktion zu entlocken, damit es zu einer lebendigen Diskussion kommt. Seine Schwäche im Gespräch ist eher, dass er zu herb, sarkastisch oder scharfzüngig ist.

Zentral für jede Analyse von Nux vomica ist seine Beziehung zur Macht. Zunächst einmal kann er sein autoritäres Wesen aufgrund seiner unbestreitbaren Kompetenz behaupten, die ihn auf jedem Gebiet in Führungspositionen bringt. Einmal in einer solchen Position, kann er seine ausgeprägten organisatorischen und strategischen Fähigkeiten offen anwenden. Genauso begabt ist er jedoch, wenn es darum geht, Machtverhältnisse subtil und indirekt zu manipulieren. Er verwendet Taktiken wie den Angriff zur vorgetäuschten (oder eingebildeten) Selbstverteidigung und ist ein Meister des Guerilla-Kriegs – er unternimmt Ausfälle in das Gebiet des Gegners und zieht sich wieder in sicheres Gebiet zurück, nur um auf die nächste günstige Gelegenheit zu warten. *Sulfur* ist auch ein guter Stratege und Großorganisator, gelegentlich hat er jedoch Probleme damit, die praktischen Details zu beachten, und zeigt daher Schwächen in der systematischen Umsetzung seiner Vision. Die Nux-vomica-Mentalität, die sich sowohl durch ihre Strategie als auch durch Aufmerksamkeit für die Einzelheiten der jeweiligen taktischen Manöver auszeichnet, gleicht hier eher *Arsenicum*.

Daher versteht es sich fast von selbst, dass Nux vomica gerne Entscheidungen trifft und es liebt, Verantwortung auf jeder Ebene zu übernehmen. Sein Gesicht wird von einem ganz bestimmten erzieherischen Ausdruck erleuchtet, wenn er die Kontrolle über eine Situation übernimmt und anderen praktisch nur noch die Wahl lässt, sich zu fügen. Wenn er dann einmal die Bedingungen festgelegt hat, erwartet er blinden Gehorsam und hat keine Vorliebe, wie einige andere Typen (vor allen Dingen *Natrium muriaticum*), endlos über unterschiedliche Meinungen zu diskutieren. Ein Mann bestand darauf, wenn er seine Familie zum Essen ins Restaurant ausführte, zu bestimmen, was jeder essen sollte. „Du solltest keine Seezunge bestellen", konnte er zu seiner Frau sagen. „Du weißt, dass man in diesem Restaurant nicht gut Fisch isst. Bestelle statt dessen das Lamm!" Oder zu seinem Sohn: „Wie kannst du schon wieder Hamburger mit Pommes bestellen! Das hast du doch schon das letzte Mal bestellt, und überhaupt, ich nehme dich doch nicht mit ins Restaurant, damit du so etwas Ordinäres isst wie Hamburger mit Pommes!" Und er schickte sich an, für beide etwas anderes zu bestellen.

Obwohl die Frau von Nux vomica nicht ganz das „Lehrmädchen" ist, wie es die von *Sulfur* oder *Arsenicum* gelegentlich sein kann, die sich durch Arbeit und Gehorsam das Recht verdienen muss, in ihrem eigenen Haus zu leben, ist ihre Stellung häufig die eines vertrauten Faktotums. Eine Frau stellte fest, dass sie eines am meisten in ihrer Ehe störe, und zwar die Art, wie ihr Mann sie erst zu verschiedenen häuslichen Entscheidungen zu Rate zu ziehen pflegte, *nachdem* er die Entscheidung schon längst getroffen hatte – wer zum Abendessen eingeladen, ob die Bäume im Garten geschnitten oder was für ein Lehnsessel für einen bestimmten Platz im Wohnzimmer gekauft werden sollte. „Ich bin zunächst auf diese vorgeblich gemeinsamen Entscheidungen im Haushalt hereingefallen, bis ich erkannte, dass es keinen Sinn hatte, wenn ich eine eigene Meinung äußerte, da die Frage rein rhetorisch gestellt war. Der Gast war bereits eingeladen, der Baum geschnitten, der Sessel ausgesucht, und er hatte nicht die Absicht, zurückzustecken oder seine Meinung zu ändern." (Natürlich können, ebenso wie bei *Arsenicum*, die Geschlechterrollen auch vertauscht sein.) Nux vomica kann auch unbillige Forderungen geltend machen. Obwohl er selbst gerne streitet und widerspricht, kann *er selbst* keinen Widerspruch ertragen.

Nux vomica kann sich, wenn nötig, auch einer höheren Autorität beugen. Eine Person beschrieb sich selbst folgendermaßen: „Bei der Arbeit bin ich äußerst hilfsbereit. Es ist sogar so, dass ich wie ein guter Soldat stupide und gehorsam tue, was man mir sagt. Zu Hause jedoch verhalte ich mich wie ein Diktator." Es fällt ihm gelegentlich schwer, gleichrangige Beziehungen zu unterhalten.

Die Bereitschaft von Nux vomica, Macht und Verantwortung zu übernehmen, zeigt sich deutlich sowohl in seinem Beruf wie auch in seinem Privatleben. Ehe man es sich versieht, hat Nux vomica das Management einer Firma übernommen und trifft alle wichtigen Entscheidungen; und wenn er sich einmal etabliert hat, wird er immer stärker. Mit *Sulfur* und *Arsenicum* hat er eine starke unternehmerische Haltung gemeinsam. Es besteht jedoch immer die Gefahr, dass ihm Macht und Erfolg zu Kopfe steigen und er schließlich untergräbt, wofür er so unablässig gekämpft hat und was er so beharrlich aufgebaut hat. Erfolg längerfristig zu handhaben ist für Nux vomica oft eine größere Herausforderung, als ihn zu erzielen.

Aufgrund der eben erwähnten Eigenschaften und auch weil er als Sinnbild für das „gemischte" Wesen von Nux vomica steht, soll kein Geringerer als Napoleon Bonaparte als repräsentativ für die fähige, autoritäre Nux-vomica-Persönlichkeit analysiert werden. Die Intensität des Wesens von Napoleon, seine Größe und eklatanten Fehler zeigen deutlich die Stärken und Schwächen des Konstitutionstyps.

Zunächst und vor allem verkörpert Napoleon die in hohem Maße praktische und pragmatische Denkart von Nux vomica („Gott ist auf der Seite der stärksten Bataillone!"), die ihn mühelos Konzepte in die Praxis umsetzen ließ. Er besaß die Fähigkeit, eine Situation realistisch einzuschätzen, die Maßnahmen zu erkennen, die getroffen werden mussten, und sie genau zum günstigsten Zeitpunkt zu treffen. („Eine Sache kann nur ein einziges Mal in hundert Jahren getan werden.") Er gab auch die altmodischen Formen der Kriegsführung mit ihren schwerfälligen Schlachtplänen auf und führte den neuartigen Faktor Geschwindigkeit ein („Activité! Vitesse!" [„Beweglichkeit! Schnelligkeit!"] pflegte er seinen Generälen wiederholt einzuschärfen), was in Einklang mit der beschleunigten Gangart von Nux vomica steht. Durch dieses *Tempo* war er in der Lage, selbst gegen überwältigende zahlenmäßige Überlegenheit siegreich zu bleiben, und dies blieb nicht auf das Schlachtfeld beschränkt. In ganz Europa bewirkte er eine Beschleunigung sozialer Prozesse, durch die die Gesellschaft fundamental verändert wurde. Es war Napoleon, der die schnelle Gangart modernen Lebens einleitete, mit der Nux vomica so eng verbunden ist.

Außergewöhnlich an Napoleon war sowohl die Breite seiner Errungenschaften (ein ausgeprägter Intellekt und lebhafte Neugier halfen ihm, breite Kenntnisse in Mathematik, Geologie, Geschichte und Rechtswissenschaften zu erwerben) als auch seine Nux-vomica-Fähigkeit, seine Visionen und Ideen in die Tat umzusetzen, sobald er Fuß gefasst hatte. Die bloße Aufzählung seiner positiven Beiträge vermittelt einen Eindruck seiner umfangreichen Begabung. Er führte Frankreich mit atemberaubender

Geschwindigkeit aus dem post-revolutionären Chaos und leitete durch seine sozialen, ökonomischen, politischen und religiösen Reformen ein Stadium des Wohlstandes ein. Er garantierte die Freiheit der Religion und des Handels für das gesamte Volk und dehnte gerichtliches Recht und zivile Sicherheit auf alle Bürger aus. Er ergriff Maßnahmen, um den ökonomischen Druck auf die Armen zu lindern – für die er echte Anteilnahme zeigte (er selbst kam aus einer relativ armen Familie und war voll und ganz ein Selfmademann). Der Verwaltung leistete er einen richtungsweisenden Dienst, indem er den Staatsapparat zentralisierte und ihm die Form gab, die er heute noch besitzt.

Der *Code Napoléon*, der von Juristen und Wissenschaftlern unter seiner Leitung entworfen wurde, ist bis heute das grundlegende Gesetzeswerk Frankreichs.

Seine „Renaissance"-Eigenschaften umfassten auch ein tiefes (wenn auch etwas zynisches) Verständnis der menschlichen Natur und Psychologie. Er verstand seine Landsleute zutiefst und bewies unbeirrbaren Instinkt für das, was die Massen wollten. Selbst seine eigene Denkweise beurteilte er völlig korrekt, als er sagte: „Mein größtes Talent besteht aus meiner klaren Einsicht in alles ... Verschiedene Angelegenheiten sind in meinem Kopf wie in einem Schreibtisch geordnet. Wenn ich die Arbeit an einer Sache unterbrechen möchte, schließe ich die entsprechende Schublade und öffne eine andere. Sie geraten niemals durcheinander. Ihre Mannigfaltigkeit verwirrt oder ermüdet mich nie." (Die Großartigkeit seiner Ideen, seine umfassenden Visionen und die Fähigkeit, das Schicksal anderer zu formen, legen nahe, dass ein Teil von ihm auch durch *Sulfur* geprägt war.)

Napoleon besaß jedoch auch die negativen Seiten von Nux vomica in gesteigertem Ausmaß. Eitelkeit, Machthunger und Erfolgstrunkenheit waren die Gründe für seinen Niedergang. („In drei Jahren werde ich Herr über die gesamte Welt sein", sagte er Anfang 1812 – drei Jahre vor der Schlacht von Waterloo.) Er hatte sich selbst zum Kaiser von Frankreich gekrönt, obwohl er im Grunde demokratisch und republikanisch dachte. Und trotz anders lautendem Rat fuhr er fort, Krieg um Krieg zu führen, als Frankreich und ganz Europa sich verzweifelt nach Frieden sehnten.

Selbst die körperliche Erscheinung von Napoleon, sein Verhalten und seine Symptome passen zum konstitutionellen Bild von Nux vomica – die dunkle Haut, die scharf gezeichneten Gesichtszüge und sein nervöses, herrisches, reizbares und ungeduldiges Verhalten. (Typisch ist seine Antwort auf die Bitte einer seiner Generäle um einen Gefallen: „Sie dürfen mich alles bitten, Sire, aber nicht um mehr Zeit!") Selbst seine Beschwerden passen zum Typus. Seine Niederlage in der Schlacht bei Waterloo ist zu einem Teil einem schweren Anfall von Hämorrhoiden (mit Verschlimmerung durch die geringste Bewegung und besser durch Sitzen) zugeschrieben worden, wodurch er gezwungen war, während der grausamen, vier Tage langen Schlacht in einem Zelt sitzen zu bleiben, statt seine Truppen auf dem Feld zu kommandieren. Er war nicht in der Lage, den Kampf direkt zu beobachten, und so beging er untypische Fehler.

Nux vomica macht sich also häufig als verantwortungsbewusster und hoch gesinnter Mensch auf den Lebensweg, er besitzt jedoch nicht allzu viel an innerem Gleichmut. Er ist stark, aber es handelt sich eher um eine unzuverlässige Stärke. Die harten Lektionen, die das Leben mit sich bringt, Enttäuschungen, oder ein disharmonisches Umfeld, können die reizbare, unbeherrschte und streitsüchtige Seite seines Charakters herausbringen. Der glücklichere Nux-vomica-Mensch, der nicht allzu viel an Härte und emotionalen Belastungen durchmachen musste (einschließlich eines zu schnellen erfolgreichen Aufstiegs), oder der sich selbst bewusst Mäßigung, Toleranz und Gelassenheit auferlegt, wird häufig Güte und Rechtschaffenheit aufweisen, die, wenn sie mit der natürlichen Klugheit und den starken Gefühlen dieses Typs kombiniert sind, eine wirklich interessante und angenehme Persönlichkeit aus ihm machen.

Nux vomica

Bevorzugte Körperregionen

Kopf Kopfschmerzen im Hinterkopf und über den Augen; **Schwindel**, alles scheint sich im Kreis zu drehen (wie betrunken); Schmerz, als würde ein Nagel hineingetrieben – z.T. mit Lichtempfindlichkeit; **Migräne, z.T. mit Übelkeit und Erbrechen; Erkältung des Kopfes mit verstopfter Nase und viel Niesen**

Atmung Seine **Überempfindlichkeit auf die Umgebung** lässt den Typus zu Allergien, Heuschnupfen, Asthma neigen; Erkältungen des Kopfes mit viel Niesen; Erkältungen der Brust mit Hustenanfällen und beengter Atmung

Verdauung **Verschiedene Erkrankungen von Leber, Gallenblase und Darm** verursachen Krämpfe, Schwindel, Erbrechen; Aufstoßen, Gereiztheit, Gefühl eines Gewichtes im Magen, oder Druck wie von einem Stein für mehrere Stunden nach dem Essen; Sodbrennen; **Verstopfung mit vergeblichem Drang, oder unvollständigem, unbefriedigendem Stuhlgang**; Durchfall; Hämorrhoiden

Harn-entleerung Reizblase; häufiger Harndrang, vergeblich und unvollständig

Männliche Genitalien Starkes sexuelles Verlangen; **leicht sexuell erregbar**; Beschwerden durch sexuelle Exzesse, einschließlich Impotenz

Weibliche Genitalien Weinerlich vor der Menstruation; Migränekopfschmerz vor oder während der Menstruation; schwere Krämpfe mit Schmerzen im Kreuzbein; Übelkeit und Erbrechen, oder ständiger Stuhldrang; starke Blutungen in der Menopause; wirkungslose Wehen

Rücken Rückenbeschwerden (überall entlang der Wirbelsäule); Krämpfe; Muskelverspannungen; muss sich aufsetzen, um sich im Bett umdrehen zu können

Nerven-system **Schnell gereizt: erhöhte Empfindlichkeit gegen Lärm, Geruch, Licht; Unverträglichkeit von Schmerz; Schlaflosigkeit durch ängstliche Gedanken an die Probleme des Tages,** durch Gedankenfülle; erwacht zwischen 3.00 und 4.00 Uhr morgens, mit Gedanken an seine Arbeit, und kann nicht wieder einschlafen bis zum Morgen; erwacht danach missmutig und unerfrischt; Träume sind ängstlich, voller Eile, Verwirrung, oder von unerfreulichen Ereignissen des vorangegangenen Tages

Allgemeinsymptome

- **Ein Schlüsselsymptom ist das unvollständige und unbefriedigende Gefühl, das den vergeblichen Drang zur Ausscheidung begleitet**: Stuhl, Urin, Auswurf, unverdautes Essen (möchte, aber kann nicht erbrechen); während der Wehen, etc.

Allgemeinsymptome (Fortsetzung)

- **Heftige Natur vieler Beschwerden; krampfartige Beschwerden,** mit Zucken und Zittern
- **Viel körperliche und geistige Energie (nervös), der Typus neigt dazu, sich zu übernehmen,** zu Überarbeitung oder ungesunder Lebensführung
- **Schlimme Folgen von Alkohol, Kaffee oder anderen Stimulanzien, Drogen, allopathischer oder anderer Formen der Medikation**

Modalitäten (< verschlimmert; > gebessert)

Zeit	< Am frühen Morgen; 4.00 Uhr nachts, monatlich > **Abends** (nächtliche Energie)
Temperatur	< **Kälte:** frische Luft, Luftzug, Wind, Aufdecken > **Wärme** in jeder Form: Sonne, Kleidung, Essen und Trinken
Position	< Sitzen > Aktiv sein; auf etwas Hartem Liegen (bei Rückenproblemen); sich zum Ruhen hinlegen
Essen/ Trinken	< **Fettes, scharf gewürztes Essen** (nach dem er verlangt); **Alkohol, Kaffee oder andere Stimulanzien (nach denen er verlangt)** > Warme Getränke (wie Milch); Fett (das er gut verträgt)
Andere	< **Zurückhalten** (trotz Drang) von allem, das der Organismus auszuscheiden versucht > **Ausscheidung** von allem, was der Organismus zurückhält

Führende Geistessymptome

- **Passt besonders auf Männer, die in ihrem Beruf Karriere machen und die gestresst und dadurch angespannt, reizbar und aufbrausend sind**
- **Ehrgeizige, hart arbeitende, wettbewerbsorientierte, gebieterische Persönlichkeit** – der Erfolg kann ihm jedoch zu Kopfe steigen
- **Ausgeprägter Intellekt, aber nörglerisch;** auch **selbstkritisch;** verträgt keinen Widerspruch, keine schlechten Leistungen anderer; **ungeduldig**
- **Kompetent, klar denkend, gut organisiert,** gelegentlich jedoch **übergenau;** schnell frustriert bei Kleinigkeiten
- Emotionale Sensibilität: Beschwerden durch Ärger, Aufregung, starke Gefühle
- **Instabiles Temperament** mit geringer Selbstkontrolle – leicht verärgert und verletzt; oder umgekehrt, **außergewöhnlich kontrolliert und geistig verfeinert**
- Furcht vor Krankheiten, drohenden Unfällen; Armut

Natrium muriaticum

Ihr seid das Salz der Erde.
Matthäus 5:13

Natrium muriaticum ist Natriumchlorid oder gewöhnliches Tafelsalz, eine ganz alltägliche Substanz, die eine Anzahl einzigartiger Eigenschaften besitzt. Salz absorbiert, bindet und kondensiert, es kristallisiert und konserviert, und es betont den Eigengeschmack von Speisen. Diese Eigenschaften zeigen sich auch klar bei dem Persönlichkeitstypus.

Von Kind an nimmt der Natrium-muriaticum-Mensch Eindrücke tief in sich auf und hält sie hartnäckig fest. Positiv daran ist, dass ihn dies mitfühlend und feinfühlig für die Bedürfnisse und Wünsche anderer, treu zugeneigt und dankbar macht. Nur allzu häufig jedoch neigt er dazu, negative Eindrücke zu absorbieren und zu bewahren, und erlaubt ihnen so, an ihm zu nagen. Er erinnert sich allzu lebhaft an vergangene Kümmernisse und hält seinen Groll fest. Wo andere schon längst über eine unerfreuliche Erfahrung hinweggegangen wären und sich anderen Dingen zugewendet hätten, fährt sich Natrium muriaticum fest und kommt nicht darüber hinweg. Für ihn heilt die Zeit nicht alle Wunden. Im Gegenteil, sie trägt lediglich dazu bei, die schmerzliche Vergangenheit zu konsolidieren, sie zu kristallisieren. So wird sie unverhältnismäßig aufgebauscht und lässt ihn nicht mehr los. Wie ein Geizhals, der sein Gold hortet und in Abständen immer wieder an den Tresor geht, um es zu zählen, hortet Natrium muriaticum seine Erinnerungen an Kränkungen und Verluste, und holt sie regelmäßig wieder heraus, um sie nochmals zu untersuchen.

Häufig liegt die Quelle des Problems in der Familie. Häufiger als jeder andere Typus leidet er unter den Folgen einer schlechten Beziehung zu einem oder beiden Elternteilen. Ein Teil seiner Schwierigkeiten liegt in seiner eigenen Unfähigkeit, sein Bedürfnis nach Anerkennung oder Unterstützung ihnen gegenüber auszudrücken. Von Natur aus introvertiert, ist er weder auffallend zärtlich noch ist er einfach im Umgang, aber dennoch möchte er verstanden werden, ohne sich erklären zu müssen. Die Narben, die er von der Unfähigkeit seiner Eltern behalten hat, angemessen auf seine emotionalen Bedürfnisse zu reagieren („Sie haben niemals auch nur *versucht*, mich zu verstehen!"), von ihren unerwünschten Ratschlägen oder ihrer offenen oder versteckten Missbilligung, können dazu führen, dass er sein Leben lang an seinem Groll festhält. Ein Natrium muriaticum erklärte allen Ernstes, er habe im Alter von sieben Jahren den Glauben an die Menschheit verloren, nachdem er entdeckte, dass es keinen Nikolaus gab. „Meine Eltern haben mich *angelogen*", rief er aufgebracht. „Wie hätte ich ihnen oder jemand anderem da noch einmal trauen können?" Ein geringer Anlass genügt, um alle Enttäuschungen der Kindheit und den damit verbundenen Groll wieder zu erwecken.

Sein Beharren auf völliges Verstehen könnte als allzu große Forderung seinerseits verstanden werden. Paradoxerweise ist es jedoch häufig Natrium muriaticum, der trotz seiner Komplexe und seines Gefühls, er falle allen zur Last, als Kind seinen Eltern ungeheuer viel Zuneigung entgegenbringen kann und als Erwachsener darauf besteht, Tür an Tür mit ihnen zu wohnen, um im Alter für sie sorgen zu können. Auch die Beziehung zu seinen eigenen Kindern ist generell gut; da er selbst unter der Beziehung zu seinen Eltern so gelitten hat, ist er ungemein empfänglich für ihre Bedürfnisse.

Wenn die Beziehung zu den Eltern keinen Anlass zur Kränkung bietet, kann Natrium muriaticum auf andere Beziehungen in seiner frühen Vergangenheit zurückgreifen, um verletzt zu sein: Es kann sich um Freunde, Lehrer, Geschwister oder andere Familienmitglieder handeln, die sich seiner Ansicht nach ihrem Anteil an ihren Verpflichtungen entzogen haben. Seine Verstimmung zeigt er nicht unbedingt zum Zeitpunkt der Verletzung, aber als der Elefant, der er ist, vergisst er nie – und überträgt seine schlechte Erfahrung auf die Welt als solche. Tatsächlich hat er etwas an sich, das einen den Verdacht hegen lässt, er suche geradezu die Verletzung; oder, um es genauer zu formulieren, als bringe er sich selbst in Situationen, in denen Verletzungen mit hoher Wahrscheinlichkeit eintreten.

Es ist jedoch wichtig, die Tatsache im Gedächtnis zu behalten, dass sich eine Kochsalz-Konstitution nicht nur dann entwickelt, wenn ein Mensch nicht in der Lage ist, alltägliche Enttäuschungen zu überwinden – nicht nur, wenn er sinnlos schmerzhafte Erinnerungen hortet und über Vergangenem grübelt (und sich dabei, wie Lots Weib in der Bibel, durch dieses Zurückschauen in eine Salzsäule verwandelt) –, sondern dass sie auch als Folge von schweren emotionalen Traumata entsteht: durch den Verlust von geliebten Menschen durch Tod oder Verlassen, schmerzliche Demütigungen oder Verrat, Misshandlung durch Eltern oder Partner, eine schmerzliche Scheidung oder enttäuschende Kinder. Das Arzneimittelbild kann sich auch bei jenen unglücklichen Menschen zeigen, die in schwierigen, ausweglosen Ehen gefangen sind, oder die sich praktisch unlösbaren familiären Problemen gegenübersehen, oder auch bei den Pflichtbewussten, die die Last selbstsüchtigen oder unverantwortlichen Verhaltens anderer tragen. Schließlich findet es sich auch bei denjenigen, die sich in der undankbaren, von Schuldgefühlen geprägten Situation befinden, fürchten zu müssen, nicht genug für andere zu tun, während sie weit mehr leisten als sie möchten – und mehr als irgendein anderer.

Häufig hat Natrium muriaticum eine Ausstrahlung von Schwere: Seine Augenlider sind schwer, die Linien, die von der Nase zu den Mundwinkeln führen sind ausgeprägt, und seine Armesündermiene verstärkt diesen Eindruck. Er kann die Angewohnheit haben, seinen Kopf auf die Hand zu stützen, als wolle er seinem Nacken helfen ihn zu tragen, oder er geht mit schweren Schritten und mit gebeugten Schultern, als trage er die Last der ganzen Welt auf ihnen. Auf diese typische Weise manifestiert sich sein inneres Wesen nach außen – als einer, der sich ständig fragt: „Weshalb muss der Mensch so viel leiden, warum gibt es so viel Ungerechtigkeit und Einsamkeit?" Es ist Natrium muriaticum, dessen Persönlichkeit an die unabänderliche Tragik menschlichen Lebens gemahnt. Und gleichzeitig ist er zutiefst davon überzeugt, dass er eine wichtige Lektion mit Hilfe dieser Bürde zu lernen hat, und dass es daher sein Gutes hat, wenn er stoisch die Schwierigkeiten erträgt.

Auch wenn andere die Legitimität seiner Verletzungen und Kümmernisse anerkennen, wird Natrium muriaticum häufig zu seinem eigenen schlimmsten Feind auf seinem Weg durch das Leben, indem er es zulässt, dass die sorgenvollen Aspekte der menschlichen Existenz zu der Brille werden, durch die er die Realität betrachtet. Eine passende Bezeichnung für diese verzerrte Sicht ist *Trostlosigkeit*, ein Begriff, der sein Eingestimmtsein auf die dunklen Kräfte andeutet, die in dieser Welt wirken. Im Folgenden ein paar Beispiele für die „trostlose" körperliche oder emotionale Reaktion von Natrium muriaticum auf Dinge, die üblicherweise Symbole des Lebens, der Schönheit und der Freude sind:

Der belebende, farbenfrohe, liebliche Frühling, die Jahreszeit der Regeneration und der Wiedergeburt, ist nicht nur eine Zeit, in der er eine körperliche Verschlimmerung erfährt, sondern wird auch von ihm als trügerisch empfunden – seine kurzlebige Heiterkeit dient nur dazu, den Menschen an die Vergänglichkeit von Schönheit, die Kürze des Lebens und an die auflösenden Kräfte der Natur zu erinnern. Darüber hinaus verträgt er den hellen, wärmenden Sonnenschein, der ja den wichtigsten Stimulus für Wachstum und Leben auf der Erde darstellt, nur schlecht. Weil er sich durch direktes Sonnenlicht geschwächt oder erschöpft fühlt oder zu Kopfschmerzen neigt, assoziiert er es mit Brennen, Müdigkeit, Schmerz und Erschöpfung. Und da Salz Wasser absorbiert und zurückhält, wirkt sich auch Feuchtigkeit auf ihn so nachteilig aus wie auf wenige andere Typen. Andererseits ist er morgens, trotz der kühlen Frische, beim Erwachen müde, niedergeschlagen. Er weigert sich aufzustehen und einen weiteren bedrückenden Tag zu beginnen („Wie soll ich den nur überleben?"). Umgekehrt ist er abends, wenn die Sonne untergegangen ist, gut gelaunt, und er seufzt erleichtert: „Puh! Wieder einmal ein Tag überstanden! Nun kann ich mich ausruhen."

Schönheit in Kunst und Natur bedrückt ihn eher. Aufgrund ihrer Fähigkeit, Erinnerungen zu wecken, die besser nicht angerührt werden sollten, macht ihn schöne Musik traurig. Umgeben von majestätischen Bergen wird er klaustrophobisch, während ihre belebende Höhe in ihm die Furcht vor einem unkontrollierbaren Drang wecken mag, sich hinabzustürzen. Der Ozean, der salzhaltige Ursprung allen Lebens, mit all seinen symbolischen Bezügen zur Urgeschichte, ruft zwangsläufig eine komplexe Reaktion hervor und verschlimmert sein Befinden genauso, wie er ihn anzieht. („Ich weiß auch nicht, weshalb ich immer wieder an die See fahre. Ich fühle mich nie gut dort, aber aus irgendeinem Grund kann ich auch nicht wegbleiben!") Letzteres ist übrigens ein wichtiger Aspekt von Natrium muriaticum: durch das verletzt zu werden, was er am meisten liebt. Jemand, der leidenschaftlich gerne Blumen mag, ist allergisch auf ihren Duft; ein anderer, der Tiere liebt, stellt fest, dass er zunehmend allergisch auf ihre Haare reagiert; wieder ein anderer wird jedes Mal krank, sobald er plant, einen bestimmten Ort oder Menschen zu besuchen, nach dem er sich sehnt, und so weiter.

Schließlich fällt es Natrium muriaticum, der im Wesentlichen ein ernsthafter Mensch ist, schwer, Spaß zu haben. Er fühlt sich selten sorglos und wohl bei sozialen Zusammenkünften, Partys oder Familienfesten – zum Teil weil er es ungemein schwierig findet, mit Menschen umzugehen, deren Denken nicht völlig mit dem seinen übereinstimmt und das er nicht vollkommen gut heißt. Ferien, vor allem zur Weihnachtszeit, können die schlimmste Zeit des Jahres für ihn sein. Während alles in Ferienstimmung ist und viele sich wirklich wohl fühlen, fühlt er sich niedergeschlagen und grämlich, und er wird sich mehr denn je bewusst, dass der Mensch letztlich alleine ist. Glücklich zu sein ist für ihn ein flüchtiger Zustand. Wie kann jemand dauerhaft glücklich sein, wenn der Verlust schon an der nächsten Ecke lauert und man bei jeder Wendung zu leiden droht? Glück ist bloß eine kurze Pause im wahren Lauf der Welt. Selbst ein Lächeln ist für ihn, wie ein Natrium muriaticum es ausdrückte, nichts anderes als ein „tapferer Versuch, die Tränen zu verdecken". Er selbst kann jedoch das lieblichste aller Lächeln besitzen, das buchstäblich sein Gesicht verwandelt, und alle Spuren von Schwere und Niedergeschlagenheit verschwinden lässt.

Vor allem aber gibt es da noch die Liebe! Mit ihren enormen Möglichkeiten, Schmerzen, Enttäuschungen und Sorgen zu verursachen, ist Natrium muriaticum dazu bestimmt, hier an seiner empfindlichsten Stelle gepackt zu werden. Viel von seinem Kummer verursacht er selbst, indem er die Gesellschaft eines Menschen sucht, in dessen Gegenwart er leidet – wie eine Motte, die sich immer wieder verbrennt, der Flamme jedoch nicht fern bleiben kann. Ähnlich kann dieser Typus eine Liebe, die aus und vorbei ist, nicht einfach hinter sich lassen. („Man hört nicht auf, einen Menschen zu lieben, nur weil er einen verletzt hat. Man kann einen Menschen doch nicht vergessen, bloß weil er weggegangen ist." Oder: „Ich trenne mich nicht so einfach von einem Menschen, den ich einst geliebt habe." Oder: „Wie kann ich aufhören, sie zu lieben? Sie war ein Teil von mir – und wird nie aufhören, ein Teil von mir zu sein – auch wenn sie nicht mehr bei mir ist.") Auch wenn die Liebe nicht erwidert wird, kann er sich in eine unauflösbare Situation bringen, indem er eine Liebesbeziehung eingeht, die unvermeidlich dazu führen wird, dass er leidet. Er verliebt sich in eine verheiratete Frau oder träumt von einer, die so unpassend wie unerreichbar ist. Dieser Zug ist in dem Bild von der Dame eingefangen worden, die sich in ihren Kutscher verliebt. Für Natrium muriaticum ist die Liebe eine komplizierte, quälende Emotion – und nur zu häufig die Quelle tiefer Trauer, unstillbaren Verlangens und lang anhaltender körperlicher Leiden.

Es ist in der Tat seine trostlose Sichtweise, die zu der „Einsamkeit" von Natrium muriaticum führt – zu diesem fast unauslöschlichen Gefühl, nirgendwo hinzugehören in dieser Welt. Auch wenn er in einer Gruppe ist, fühlt er sich übergangen oder unwohl. In Zusammenkünften von mehr Menschen als ein paar wenigen, nahen, ähnlich gesinnten Freunden, fühlt er sich überflüssig. Und da er zudem fest an seiner Überzeugung festhält, dass ihm niemand in seiner Einsamkeit helfen kann, erlaubt er sich auch nicht den Trost von Freunden oder der Familie. Mehr als jeder andere Typus weist Natrium muriaticum Trost und jeden Versuch von außen zurück, ihn aus seiner Isolation zu holen. Und so hängt er an seinen Eigenarten und Komplexen, die ihn von anderen entfernen, als wären sie seine einzige Sicherheit in dieser unsicheren Welt. Ein Mann drückte es einmal so aus: „Neurosen sind wie ein Federbett; sie geben Schutz, können aber auch schrecklich bedrückend sein. Nachdem ich sie überwunden hatte, fühlte ich mich nicht nur leichter, sondern auch ungeschützter." Natrium muriaticum fühlt sich schon vom bloßen Gedanken bedroht, seine schützende Decke preiszugeben oder auch nur ein wenig zu verändern (schließlich schützt Salz ja auch vor dem Verderb).

Der Jung'sche Psychoanalytiker Edward Whitmont hat die These aufgestellt, dass dieser Konstitutionstyp den Menschen auf der Suche nach seinem Selbst repräsentiert. Dies bedeutet, dass er in einer Phase seiner geistigen oder spirituellen Entwicklung ist, in der er sich vom „kollektiven Unbewussten", sprich von seiner Familie, seinen Anlagen, traditionellen religiösen Überzeugungen, seiner Herkunft oder kulturellen Werten löst – und auf der Suche nach seinem eigenen, wahren Selbst ist. Zwischen dem Bruch mit der Vergangenheit und dem Erreichen der höheren Synthese oder Integration durch das Auffinden des Selbst liegt jedoch ein „Übergangsstadium", das notwendigerweise ein einsames ist. „Wann immer die Anforderungen dieses Übergangs die Kräfte dieses Menschen übersteigen, ist die Folge ein pathologischer Zustand, der sein Heilmittel in Natrium muriaticum findet", schreibt Whitmont. „Gleichzeitig jedoch", schließt er, „wird dieser Zustand der Isolation betont durch die Tatsache, dass er sich nach Liebe, Zuneigung und Verbundenheit mit anderen sehnt; seine innere Stimme jedoch verbietet ihm, sie anzunehmen und drängt ihn, seine Kraftquelle in sich selbst zu finden."[*]

Natrium muriaticum ist daher der Einzelgänger, dessen Leben durch sein Bedürfnis nach Gesellschaft nur kompliziert wird. Ständig schwankt er zwischen einem Bedürfnis sowohl nach der Einsamkeit, die er braucht, um seine tiefen inneren Probleme zu lösen, und gleichzeitig nach Gesellschaft, die ihm hilft, diese durchzustehen. Und so ist er niemals völlig zufrieden, weder mit anderen Menschen, noch ohne sie. Weil Beziehungen für ihn potenziell mit Schmerz und Missverständnissen belastet sind, kann er versuchen, sie zu meiden. Um nicht wieder emotional verletzt zu werden, versucht er, sein Herz mit einer dicken Mauer zu umgeben („einer dicken, undurchdringlichen Mauer aus vernarbtem Gewebe", wie eine Frau über sich sagte, die entschlossen war, niemals mehr in eine Situation zu geraten, in der sie Gefahr lief, gedemütigt oder verletzt zu werden). Aber obwohl der Einzelgänger davon spricht, weit weg von den Menschen in einer Hütte am Strand oder in den Bergen leben zu wollen, so kommt er,

---

[*] Edward C. Whitmont: Natrum muriaticum, The Homoeopathic Recorder, Vol. LXIII, No. 5, November 1947, p. 121

wenn er sich in die Einsamkeit zurückgezogen hat, seines Lebens in erhabener Abgeschiedenheit mit der Zeit überdrüssig, doch schließlich wieder dahin zurück, wo er es mit Menschen zu tun hat, auch auf das Risiko emotionaler Verletzung hin.

Interessanterweise zeichnet sich Natrium muriaticum, der so abgrundtief traurig sein kann, ebenso durch die Intensität seiner Hoffnungen und Träume aus, die alleine ihm Erleichterung von seinem gewohnten Grübeln, seiner Introspektion verschaffen. Es braucht nicht viel, um sie in Fahrt zu bringen und sie in unrealistische Höhen zu katapultieren. Träume von idealer Freundschaft, wilden Romanzen oder spektakulären Leistungen können ihn jahrelang beschäftigen, während er sein eintöniges Leben lebt; und manchmal befriedigen sie ihn, als wären sie Realität. Dieser sozial gesinnte Mensch ist voller idealistischer Hoffnungen. Er hat ein unbegrenztes Vertrauen (das nicht unbedingt durch Erfahrung bestätigt wird) in die Fähigkeit des Menschen, sich selbst zu vervollkommnen, und träumt davon, dass die Struktur der Gesellschaft sich verändern wird, wenn die Menschheit einmal erkennt, was zu ihrem Besten ist – und wenn gute, aufrichtige und gewissenhafte Menschen mit den Aufgaben betraut werden. Wenn er sich für irgendeinen utopischen Traum begeistert, leuchten seine Augen auf, sein Gesicht nimmt Farbe an, und die ganze Person beginnt zu sprühen. Da die Vergangenheit voller schmerzlicher Erinnerungen ist, und die Gegenwart bedrückend, verspricht nur die Zukunft Glück und Erfüllung.

Das klassische Mittel gegen Melancholie ist jedoch Lachen. Nicht durch Liebesbeweise, Sympathie oder Trost ist das Herz des äußerst introvertierten Natrium-muriaticum-Menschen am besten zu erreichen, sondern durch Lachen. Er besitzt nicht unbedingt einen besseren Sinn für Humor als andere Typen, aber er schätzt ihren Humor ungemein. Wie tief seine Verzweiflung, wie untröstlich sein Verlust, wie unversöhnlich sein Kummer, oder wie unüberwindlich seine Isolation auch immer sein mag, der Versuchung zu lachen kann er nicht widerstehen. Dies allein entwaffnet ihn, denn Lachen lässt ihn sich selbst vergessen, löst seine blockierten Gefühle und macht so die Kommunikation zwischen seinem verschlossenen Selbst und der Außenwelt möglich.

Die Reaktion von Natrium muriaticum auf Humor bewegt sich auf einer breiten Skala verschiedener Arten von Gelächter – vom unkontrollierbaren Kichern des Schulmädchens bis hin zu schallendem Gelächter. Dazwischen liegen lautes Gackern, das ein gewisses Unbehagen verrät, wenn irgendein empfindlicher Punkt humorvoll behandelt worden ist, wie auch unmäßiges Lachen, wenn er dem Anlass nicht angemessen lacht, oder Ausbrüche von krampfhaftem oder unfreiwilligem Lachen (die natürlich auch ein Ablassen der angestauten Emotionen bedeuten – daher ihre Heftigkeit). Seine Fröhlichkeit kann auch etwas Angestrengtes an sich haben, eine falsche Ausgelassenheit, oder eine unterschwellige hysterische Note. Oder er lacht nervös bei etwas, das absolut nicht komisch ist, und lächelt unangemessen, wenn er von etwas Ernstem oder Traurigem erzählt. Letzteres bedeutet keinen Mangel an Gefühl, sondern eher Unbehagen – und steht für den Versuch, sich nicht ansehen zu lassen, wie verzweifelt er in Wahrheit ist.

In der Regel ist Natrium muriaticum verschwiegen und zurückhaltend. Er findet wenig Gefallen daran, sein Seeleninnerstes auszubreiten – und angesichts von Widrigkeiten Haltung zu bewahren steht ganz oben in seinem Verhaltenskodex. Natürlich scheint er gelegentlich offen und vertrauensvoll zu sein, aber dieser Eindruck täuscht. Man lernt seine Einstellung zu Religion, Politik, Erziehung und zu seinem Beruf kennen, seinen Geschmack und seine Vorlieben bezüglich Kunst, Sport, Kleidung, und Essen – erfährt aber nur wenig über ihn selbst. Was seine Unfähigkeit Gefühle auszudrücken anbelangt, kann Trauer ihn der Fähigkeit sich auszudrücken berauben, und häufig hält er sich zu sehr zusammen, als dass er weinen könnte. Obwohl ihm Tränen in den Augen stehen können vor Ärger oder Frustration, oder wenn ihn das Leid eines anderen sehr nahe geht, so fließen sie dennoch nicht leicht – und wenn es um ihn selbst geht, fällt es ihm besonders schwer zu weinen. Wenn er es tut, dann nur alleine in seinem Zimmer, mit krampfhaft-unterbrochenem Schluchzen, das Halsweh und Kopfschmerzen nach sich zieht. Genau wie sein Kummer zu tief ist, als dass Trost etwas nützen würde, ist er auch zu fundamental, zu allumfassend für Tränen. Dennoch (und dies ist typisch für Natrium muriaticum), wenn das zurückhaltende Individuum einmal aufgetaut ist und die lang unterdrückten Emotionen schließlich an die Oberfläche kommen, ist das wie ein Dammbruch. Dann bricht alles hervor – begleitet von Flecken im Gesicht und Nacken, hochroter Nase und unkontrollierbarem Schluchzen. Diese Tränenflut ist jedoch nicht immer heilsam; manchmal gleicht sie eher einem tropischen Gewittersturm, der die Atmosphäre schwerer macht als zuvor. Wenn er sein Herz ausschüttet, kann Natrium muriaticum in einen solchen Zustand geraten, dass er auf der körperlichen oder geistigen Ebene eine Verschlimmerung erfährt.

Er kann auch stumm bleiben, wenn er von den Sorgen eines anderen hört, oder es kann ihm eine unpassende Bemerkung herausrutschen. Dies lässt ihn manchmal distanziert oder gefühllos erscheinen, darunter nimmt er sich jedoch sehr zu Herzen, was ihm andere erzählen. Schnell spürt er die Verletzungen und gescheiterten Sehnsüchte bei anderen, er reagiert mit jeder Faser auf ihr Leid, und schließlich kann es passieren, dass er mehr leidet als sie selbst. Sie kommen schließlich darüber hinweg, während er weiter darüber grübelt. Tatsächlich ist kein anderer Konstitutionstyp mehr zu stellvertretendem Leiden befähigt. Hat er keinen persönlichen oder beruflichen Grund, um zu leiden, identifiziert er sich mit den Gekränkten und Unterdrückten („Ich bin nicht nur unglücklich, sondern etwas in mir *will* unglücklich sein. Wenn es nichts in meinem Leben gibt, weshalb ich unglücklich sein müsste, finde ich garantiert etwas im Leben eines anderen!"). Er gehört zu den Menschen, die trotz vieler eigener emotionaler Probleme, die einer Lösung harren, dennoch zulassen, dass sie emotional in Dinge verwickelt werden, die sie nicht wirklich etwas angehen. Ein Natrium muriaticum kann zum Beispiel berichten, dass er emotional davon erschöpft ist, die Eheprobleme eines seiner Geschwister zu lösen; ein anderer ist deprimiert, weil der Sohn eines Freundes seine Eltern ausnützt; ein dritter ist ängstlich, weil ein gedankenloser Kollege seinem Arbeitgeber Probleme bereitet. Die Betroffenen selbst sind (zu seiner großen Empörung) nicht allzu sehr beunruhigt, aber eben dies macht ihn nur noch mehr entschlossen, die Dinge zu richten. Mehr als bei anderen Persönlichkeitstypen möchte man bei Natrium muriaticum geradezu ausrufen: „Lass doch die anderen ihre Probleme selbst lösen. Kümmere dich zuerst um dich selbst!"

Trotz seiner Schwere und seinem Hang zum Unglücklichsein ist Natrium muriaticum ein liebenswerter Mensch. Er besitzt Charakter, solide Tugenden und eine unbestreitbare Integrität. Er hält sich hartnäckig an seine Ideale, und wenn er sich engagiert, geht es ihm um die Sache und nicht um sich persönlich. Er ist ein aufmerksamer, rücksichtsvoller Freund, stabil und zuverlässig in schlechten Zeiten, ein Dr. Watson eines jeden Sherlock Holmes, und stets gewillt, Hilfe zu leisten, ohne selbst im Rampenlicht stehen zu wollen. Schließlich ist er ein Muster an Treue. Jene lange leidenden Heldinnen in den Novellen des 18. und 19. Jahrhunderts, die geduldig und ohne sich zu beklagen über 400 Buchseiten voller Not, Kummer und Sehnsucht darauf warten, dass die begriffsstutzigen Helden *endlich* ihren großen Wert erkennen und beginnen, sie zu lieben (man denke an Agnes Wickfield in Charles Dickens' *David Copperfield*), sind unzweifelhaft Natrium muriaticum.

Im Grunde ist er ein guter Mensch und meist voller Freundlichkeit. Manchmal ist es jedoch wie mit dem Salz, dass ein wenig davon ausreicht, und so kann zu viel Natrium muriaticum im Konstitutionsbild zu einigen Problemen führen. Zum Beispiel besteht er zäh auf seinen Eigenheiten und verlangt von jedem, dass er sie akzeptiert. Oder er ist sehr streitsüchtig und muss stets beweisen, dass er im Recht ist, es immer war und immer sein wird. Einen Irrtum oder Meinungswechsel zugeben zu müssen, bedeutet für ihn eine Erniedrigung, und sich entschuldigen zu müssen, fällt ihm ungeheuer schwer („Ich würde eher sterben als zu sagen, es tut mir leid."). So kann er sich zwar seines sozialen Verhaltens unsicher sein, aber er hat jedoch durchaus seine Meinungen und Ansichten. Er weiß (oder meint zu wissen) was richtig ist und kämpft verzweifelt an jeder Front, um zu beweisen, dass er Recht hatte – und nur selten weiß er, wann er aufhören und sich aus einer unfruchtbaren Situation, einem nicht zu gewinnenden Konflikt zurückziehen sollte. Eine der härtesten Lektionen, die das Leben für ihn bereithält, ist zu lernen, dass er so viel mehr erreichen könnte (und dies um so vieles leichter), wenn er nicht jeden Kompromiss, jedes Nachgeben als Bedrohung seiner Identität erleben würde. Der unnachgiebige Natrium muriaticum spiegelt die kristalline Struktur von Salz wider; häufig muss er eine Reihe von harten Fehlschlägen hinnehmen, bevor seine unbeugsame Salzsäulen-Persönlichkeit oder seine festen Verhaltensmuster sich verändern können.

Gelegentlich fehlt es dem Typus auch an natürlicher Eleganz und Leichtigkeit. Körperbau, Bewegungen, Haltung – alles hat etwas Unbeholfenes an sich, und es kann ihm auch an Takt mangeln. Eckig und abrupt, schweigsam und dann wieder anfallsweise gesprächig, wünscht er sich, er wäre unauffälliger in Gesellschaft, und in seiner extremen Befangenheit ist er, oft grundlos, davon überzeugt, dass alles auf ihn schaut und ihn beurteilt. Sein Unbehagen verrät sich hauptsächlich durch seine unsteten Augen. Die Augen wurden schon immer als „Fenster" oder „Dolmetscher" der Seele angesehen, und Natrium muriaticum möchte nicht, dass Fremde in seine Seele spähen und seine wahren Gefühle erkennen. Daher ist er, außer mit engen Freunden, nicht in der Lage, Augenkontakt herzustellen und zu behalten. Sein Blick gleitet nach oben, unten, oder leicht zur Seite, statt dem anderen direkt in die Augen zu sehen. Außerdem kann sein ganzes Gesicht leuchten, wenn ihm etwas gefällt, während er sein Missfallen nicht verbergen kann. Er braucht kein Wort zu sagen, aber seine Miene spricht (zu seinem unendlichen Bedauern) stets Bände. Er kann auch aufrichtig und geradeheraus sein, bis hin zur Taktlosigkeit. Aber auch wenn er versucht, taktvoll zu sein, ist er ein schlechter Lügner, und wieder einmal verrät ihn unweigerlich sein Gesichtsausdruck.

Schließlich gehört er zu denen, die ständig damit beschäftigt sind, sich zu entschuldigen, zu rechtfertigen und zu erklären und sich damit weiter ins Unrecht setzen. Er weiß um diese Schwäche, aber er kann nicht anders – und noch Jahre später windet er sich vor Scham, wenn er sich an gewisse Ereignisse erinnert. So zum Beispiel bat ein Natrium-muriaticum-Dekan eines universitären Fachbereiches einen der jüngeren Professoren, im Sommersemester eine Vorlesung zu halten. „Wir müssen die letzten Reste zusammenkratzen. Unsere besten Leute sind im Sommer nicht in der Stadt, da habe ich an Sie gedacht ..." Dann besann er sich, und mit bestürztem Blick versuchte er, seine Taktlosigkeit wieder gutzumachen: „Oh, natürlich sind Sie nicht der letzte Rest – was ich damit sagen wollte, war ...", und fuhr in diesem Stil fort, bis sein Gegenüber am liebsten geschrien hätte: „Hören Sie auf! Vergessen Sie's! Es ist in Ordnung, ich bin nicht beleidigt."

Natrium muriaticum hat häufig etwas auffallend Unkonventionelles an sich. Er hat Schwierigkeiten damit, sich an etablierte Wertvorstellungen oder vorherrschende Moden anzupassen, wenngleich er sich größte Mühe damit gibt. Außenseiter, Minderheiten, Benachteiligte üben jedoch eine tief verwurzelte Anziehungskraft auf ihn aus, und er weigert sich, von etwas beeindruckt zu sein, das gerade populär ist. Diese unkonventionelle Art zeigt sich zum Beispiel in einem Mangel an Interesse für materielle Dinge, und seine Kleidung spiegelt dies wider. Der Direktor einer alteingesessenen Bostoner Firma trägt einen fadenscheinigen Anzug und ein sauber gestärktes Hemd mit durchgescheuerten Kragen und Manschetten. Die Natrium-muriaticum-Frau ist selten chic, sondern möchte es in ihrem unmodischen Kleid vor allem bequem haben („Weshalb sollte ich aufhören es zu tragen, so lange es mir passt?"). Dazu passen ihre stabilen, praktischen Schuhe, die einen allzu „fußgesunden" Eindruck machen. Es gibt so viele Probleme in dieser Welt zu lösen – Wale oder Robbenbabys zu retten, nukleare Abrüstung, die Verbreitung der Homöopathie oder eine andere wichtige, wenngleich wenig populäre Sache – , dass sie für diese oberflächlichen Dinge keine Zeit hat.

Beim Essen bestimmt Pflicht ebenso sehr wie der Geschmack seine Wahl. Wenn er davon überzeugt ist, dass Gemüse und Hülsenfrüchte im Einklang mit dem Universum stehen, wird er sich gewissenhaft daranmachen, diese dreimal am Tag zu essen, während er darauf besteht, dass er nichts lieber mag. Ernährungsweise, Kleider, Geschmack und Verhalten sind bei ihm häufig geprägt von prinzipientreuer und moralischer Verpflichtung der ganzen Welt gegenüber, und ebenso von einer starken Selbstverleugnung („Ich stelle immer wieder fest, dass ich mich zwinge, Dinge zu tun, die ich höchst ungern tue, oder zu unterlassen, was ich am liebsten mache!"). Diese Eigenarten verstärken seine instinktive Überzeugung, dass das Leben eine ernste Angelegenheit ist, und dass der Mensch deshalb auf der Erde weilt, um seine Pflicht zu tun, hart zu arbeiten, und er sich unter keinen Umständen das Leben leichter machen darf.

Ganz allgemein neigen die Vorlieben von Natrium muriaticum zur Einseitigkeit. Ebenso wie er Tag für Tag monatelang das Gleiche essen kann oder die gleichen Kleider trägt (als suche er Sicherheit in seiner vorhersagbaren Erscheinung oder einer monotonen Diät), so kann er auf die Frage, welche Bücher er bevorzugt, antworten, dass er ausschließlich Romane, oder ausschließlich Geschichte, oder Biographien, oder Science fiction, oder Fachbücher – und heutzutage vor allem Bücher über Gesundheit und Selbsthilfe liest. Noch übertriebener kann er sich in ein ganz bestimmtes Buch verlieben und viele Monate damit verbringen, es immer und immer wieder zu lesen. Ähnlich kann er ein besonderes Lieblingsstück immer wieder hören oder den gleichen Film unzählige Male sehen. Er kann versuchen, vielseitiger zu werden und sich Kenntnisse außerhalb seines spezifischen Interessensgebietes anzueignen, aber ohne Erfolg. Er kann sich nicht über etwas aufrichtig freuen oder es auch nur schätzen, wenn er im Moment nicht darauf eingestimmt ist, und wendet sich erleichtert seinen erprobten und wahren Favoriten zu, auf deren emotionale Wirkung er sich völlig verlassen kann. Eine Parallele zu diesen einseitigen Vorlieben sind seine einseitigen Talente. Auch die besten Natrium-muriaticum-Köpfe graben tiefe, enge Geleise für sich und bleiben darin. Dies kann den Typus zu einem einseitigen Menschen machen, der ausschließlich über das eine Thema nachdenkt und redet, das ihn gepackt hat. Auf der positiven Seite hilft ihm jedoch eine solche fokussierte Zielstrebigkeit, alle Hindernisse zu überwinden, und trägt zu seinem Erfolg bei.

Repräsentativ für Letzteres ist Abraham Lincoln, dessen Aufstieg zum Präsidenten [der USA] das Resultat eines entschlossenen, ausdauernden Vertiefens seiner Spur war. Lincoln verkörpert in der Tat einige Reihe Charakteristika von Natrium muriaticum. Er verlor seine Mutter in frühem Alter und kam nie über ihren Verlust hinweg. Obwohl seine Stiefmutter wunderbar für ihn sorgte, wird seine Trauer, die nie wirklich von ihm gewichen ist, allgemein dem Tod seiner Mutter zugeschrieben. Eine linkische Erscheinung mit barschem Verhalten, war Lincoln für seine Vorliebe für einen guten Witz und seine Bereitwilligkeit zu lachen bekannt. Selten ließ er der chronischen Melancholie, die ein wesentlicher Teil von ihm war, freien Lauf, sondern fand Erheiterung in den humorvollen Geschichten, die er ständig las und zitierte. Bekannt ist die Szene, in der der belagerte Lincoln auf dem Höhepunkt des Sezessionskrieges mit einem Buch in seinem Amtszimmer im Weißen Haus sitzt und plötzlich laut herauslacht. Auf die Frage, wie er denn lachen könne, wo doch gleichzeitig so viele Menschen auf dem Schlachtfeld stürben, antwortete er: „Wenn ich nicht dieses Ventil für meinen Kummer hätte, würde ich zugrunde gehen." Dem zurückhaltenden Lincoln fiel es nicht leicht, solche Dinge zu sagen. Es mutet indes ironisch an, dass der Autor der *Gettysburg Address* hinzufügte, dass er freudig alles, was er in seinem Leben geschaffen habe, dafür eintauschen würde, wenn er wie jener (heute längst vergessene) Humorist schreiben könne, den er da las. Insgesamt erscheint es ungeheuer passend, dass dieser Mann – der mit Sorgen beladene Einzelgänger („der einsame Mann im Weißen Haus") – die Tragödie des Sezessionskrieges auf seinen Natrium-muriaticum-Schultern tragen sollte.

Natrium muriaticum kann auch ein einseitiges oder exzentrisches Gedächtnis besitzen. Er kann zwar vergessen haben, in welchem Jahrhundert der Dreißigjährige Krieg stattfand, nachdem er gerade ein Buch darüber gelesen hat, sein Erinnerungsvermögen jedoch für das, was andere Menschen sagen, kann außergewöhnlich sein. Er erinnert sich an ganze Passagen einer Unterhaltung, die er in der Vergangenheit geführt hat. Wenn ein anderer nun etwas anderes sagt, als zwanzig Jahre zuvor, fühlt sich Natrium muriaticum desorientiert, ja irritiert: „Aber Sie haben doch damals gesagt ... Und jetzt erzählen Sie mir ... Was genau denken Sie denn nun?" Dass die Person jetzt in einer anderen Stimmung ist oder die Situation aus einem anderen Blickwinkel betrachtet, verstört jemanden, der großen Wert auf Widerspruchsfreiheit legt.

Obwohl niemand mehr Wert auf Vorhersagbarkeit legt als Natrium muriaticum, neigt er selbst zu plötzlichen und eigenartigen Umschwüngen. In der Regel ist er ungeheuer verlässlich und besitzt eine hartnäckige Zähigkeit, die ihn dazu treibt, an einer gegebenen Situation, einer Beziehung oder einem einmal gewählten Vorgehen um jeden Preis festzuhalten. Auch seine festen Denkgewohnheiten machen es ihm schwer, die Gangart zu wechseln. Er ist unerschütterlich loyal und stets pflichtbewusst, und daher ist er bereit, der Sache, der er sich verschrieben hat, Opfer zu bringen. Doch trotz seiner nach außen gezeigten Solidität kann sein darunter liegender emotionaler Zustand überraschend instabil sein. Wie eine Kerze, die plötzlich ausgeht, weil sie nichts mehr hat, das sie verbrennen kann, verliert er scheinbar über Nacht das Interesse an etwas, von dem er leidenschaftlich überzeugt war, oder wird einer Beziehung gegenüber gleichgültig, die viele Jahre Bestand hatte. Ein Mann oder eine Frau kann eines Tages, ohne Vorwarnung, den Partner verlassen, mit dem er oder sie jahrelang eine scheinbar perfekte Ehe geführt hat – und lediglich zur Erklärung fallen lassen: „Es schien mir das Richtige zu sein." Andererseits entscheidet sich Natrium muriaticum, jemanden zu heiraten, den er seit Jahren als Freund kennt, und den er nie als Partner in Betracht gezogen hat – bis zu diesem Moment. So kann dieser Typus die wichtigsten Entscheidungen aus scheinbar bloßem Impuls heraus treffen. In Wahrheit ist jedoch eine zunehmende innere Intuition plötzlich zur unerschütterlichen Entschlossenheit kristallisiert – für diesen unbeugsamen Menschen ist der Bruch dann endgültig, die Entscheidung gefallen. So unwiderruflich ist sie, dass er sich in der Tat kaum daran erinnern kann, dass er einmal anders gefühlt hat. Es ist, als fürchte er, das Schicksal von Lots Weib zu teilen, wenn er zurückblickt, und er fühlt sich daher dazu berufen, die Vergangenheit *auszulöschen*.

Ein anderer Aspekt des unvorhersehbaren Verhaltens von Natrium muriaticum sind seine unerwarteten – durch harmlosen Streit über vergleichsweise geringfügige Anlässe ausgelösten – Wutanfälle, die dieser normalerweise zurückhaltende Mensch manchmal haben kann. Bei ihm ist es nicht die schwere Last, sondern der sprichwörtliche Strohhalm, der den Rücken des Kamels bricht. Einem Außenstehenden mag sein Verhalten als irrationale Überreaktion erscheinen, die unausgeglichen wirkt. Sie passt jedoch zu seinem Muster, Ungerechtigkeiten, Elend oder Misshandlung auszuhalten, bis er die Situation nicht eine Minute länger erträgt – und es zur unvermeidlichen Explosion kommt. Es steckt also Methode hinter dem plötzlichen, impulsiven Ärger von Natrium muriaticum, auch wenn die Methode etwas Irrationales an sich hat. Das Irrationale besteht darin, dass er sich weigert, konstruktive Schritte zu einem früheren Zeitpunkt zu unternehmen, so lange er noch ruhig ist. Um Missstimmung zu vermeiden, tritt er dem Missetäter nicht entgegen, sondern lässt zu, dass sich ein Groll in ihm aufbaut. Dann bringt ihn irgendeine Kleinigkeit zur Explosion, und er reagiert auf so extreme Art und Weise, dass andere ihn überhaupt nicht mehr verstehen.

Anders ausgedrückt mag sein Verhalten zwar moralisch gerechtfertigt sein, diplomatisch ist es jedoch nicht. Die Missverständnisse und auch die Verschlechterung wichtiger Beziehungen beruhen zum Teil auf seiner Unfähigkeit, offen mit Menschen umzugehen und seine Bedürfnisse auszudrücken. Dieses Muster wird besonders deutlich in familiären Situationen. Eine Natrium-muriaticum-Frau kann zum Beispiel mehr als ihren Anteil dazu beitragen, für ihre alt gewordenen Eltern zu sorgen, um sich dann bei einem Freund zu beklagen, dass andere Familienmitglieder ihren Beitrag nicht leisten. Die nahe liegende Reaktion des Freundes ist zu fragen: „Hast Du denn mit ihnen darüber gesprochen und die Verantwortung in einer Weise geteilt, die für alle Seiten befriedigend ist?"

Dann wird deutlich, dass sie das nicht gemacht hat, weil „das funktioniert ja doch nicht; niemand wird sich an eine solche Abmachung halten", usw.

„Nun, weshalb versuchst Du es nicht wenigstens? Konfrontiere sie und sage ihnen, dass Du Dich ausgenutzt fühlst."

„Was soll das schon nützen? Wenn sie nach all den Jahren nicht von selbst das Ungleichgewicht in der Situation sehen, werden sie es nie verstehen."

„Dennoch, Du solltest es versuchen."

„Ich hoffe immer noch, dass sie verstehen, ohne dass ich es ihnen sagen muss. Sie *sollten* merken, dass ich die ganze Arbeit mache …" – Und so versucht sie, den Berg dazu zu bewegen, zu ihr zu kommen, statt ein paar Schritte in seine Richtung hin zu tun.

Auch wenn die grundlegende Unfähigkeit von Natrium muriaticum, sein Missfallen auszudrücken, auf seiner ernsthaften Weigerung beruht, andere zu bedrängen oder sie zu verletzen, fürchtet er sich jedoch auch gleichzeitig vor den kränkenden Bemerkungen, die darauf als Reaktion kommen könnten. Der Typus reagiert extrem auf Unstimmigkeiten, wenn sie sich gegen ihn richten. Diese Aversion bringt ihn dazu, kompliziert und verwickelt vorzugehen. Seine Gefühle sind klar, aber sein Verhalten ist ausweichend. In seinem Versuch, sich nobel zu verhalten oder auszuharren, und vor allem auch die Konfrontation zu vermeiden, ist er nicht offen. Und schließlich sind, zu seinem großen Erstaunen, ja zu seiner Entrüstung, die anderen irritiert – und der daraus resultierende Bruch ist umso schwerer.

Shakespeares Drama *König Lear*, eine der konzentriertesten Abhandlungen über das Wesen der Kochsalz-Diathese, die jemals geschrieben wurde, zeigt beispielhaft, wie solche verwickelten Beziehungen zu auswegslosen Missverständnissen führen können. Die Charaktere gehen ihren Weg, sie sind sich physisch so nahe, und doch emotional so weit entfernt, so unfähig sich mitzuteilen und ihre Differenzen auszutragen, dass all ihre echten und vornehmen Gefühle umsonst sind. Nicht nur Lear selbst ist ein wahrer

Natrium muriaticum und greift eine eingebildete Beleidigung begierig auf, übertreibt sie über jedes vernünftige Maß hinaus und kommt schließlich zu dem vollkommen irrigen Schluss, dass seine Tochter Cordelia ihn verraten hat – um dann in verworrenen und verschrobenen Rationalisierungen seine Liebe zu ihr zu leugnen. Cordelia selbst ist von ihrer Konstitution her ebenfalls eine fast reine Natrium muriaticum, mit ihrer Befangenheit und Unfähigkeit, ihre Tochterliebe in angemessenen Worten und Gesten auszudrücken, wie auch in ihrer unbeugsamen Rechtschaffenheit und unnachgiebigen Weigerung, die Launen ihres alten Vaters mit Humor zu nehmen. Ironischerweise ist es ihre kompromisslose Integrität, die die tragischen Ereignisse des Stückes herbeiführen. Selbst der vornehme und hingebungsvolle Edgar ist Natrium muriaticum in seinem (teilweise selbst auferlegten) Märtyrertum, seinem stillen Ertragen der Ungerechtigkeiten seines Vaters, während er für den Blinden sorgt. Und auch der loyale Gefolgsmann Kent, der, obwohl von Lear des Landes verwiesen, dennoch verkleidet treu an seiner Seite bleibt, um ihn (natürlich vergeblich) vor weiteren Torheiten zu bewahren. Jeder muss seine Rolle alleine ausspielen, da keiner in der Lage ist, sich helfen zu lassen oder anderen zu helfen, und jeder muss seine Erfahrungen mühsam selbst machen. Missverständnisse herrschen so bis zum Schluss vor, bis es zu spät ist.

Natrium muriaticum mag mit sozialen oder familiären Beziehungen Schwierigkeiten haben, aber er findet sich leicht in die Rolle des Lehrers, Missionars, Sozialarbeiters, Beraters oder Helfers von Behinderten oder Unterprivilegierten. Im Grunde fühlt er sich häufig wohler bei denen, die weniger Glück oder weniger Wissen haben als er. Auch wenn die Arbeit emotional anstrengend ist, wird er doch standhaft dabei ausharren, wenn er meint, dass dies zu einer verbesserten zwischenmenschlichen Kommunikation beiträgt und hilft, dass andere nicht das Leid durchmachen müssen, durch das er gehen musste. Anderen Menschen zu helfen ist für ihn ein beinahe religiöser Imperativ.

Als Berater (und in dieser Rolle übertrifft ihn kein anderer) ist er selbstsicher und positiv, nichts von seiner persönlichen Melancholie oder Unsicherheit schimmert durch. Obwohl er davon überzeugt ist, dass er anderen beibringen kann, wie sie am besten leben sollten, erweist er sich jedoch als wenig arrogant, sondern vermittelt eher eine Haltung des „Handle nach dem, was ich sage, nicht wie ich lebe". Er ist der sprichwörtliche ledige Eheberater, der in der Lage ist, anderen zu Gesundheit und Glück zu verhelfen, das er selbst möglicherweise nie selbst erfahren wird. Für Natrium muriaticum ist sein Wohlwollen mehr als für alle anderen

Persönlichkeitstypen ein Ersatz für die Liebe, die in seinem eigenen Leben fehlt, und wenn es in seinem eigenen Leben an Erfüllung mangelt, tut er Gutes in großem Maßstab und hilft den Unterdrückten und mit Schmerz Beladenen.

So ähnelt der Typus tatsächlich der Substanz, aus der das Mittel hergestellt wird – er ist tatsächlich das „Salz der Erde". Ebenso wie Salz den Geschmack der verschiedenen Speisen hervorhebt, so kommt auch das Leben anderer durch seine stets unterstützende Rolle besser zur Geltung. Die Beziehung ist jedoch symbiotisch. Ohne die Speisen kann das Salz seine Eigenschaften nicht zeigen, und ohne Menschen, die er beraten und denen er helfen kann (womit er das in ihm konzentrierte Salz sozusagen verdünnt), trocknet Natrium muriaticum aus und verdorrt emotional – womit er das Sprichwort bewahrheitet: „Zu viel Salz lässt einen Mann verdorren." Seine guten Taten haben daher auch einen gewissen Selbstzweck: Er braucht es, gebraucht zu werden. Es befriedigt ihn nicht nur, wenn er andere anleiten kann, sondern indem er es tut, hofft er gleichsam, dem Sumpf seiner eigenen Verzweiflung zu entkommen („Vielleicht lerne ich, wenn ich anderen helfe, ihre Probleme zu lösen, wie ich mit meinen eigenen umgehe – oder vergesse sie dadurch."). Er überwindet seinen Kummer und sein Elend nicht durch Beschäftigung mit sich selbst oder durch anderen Zeitvertreib, auch nicht, indem er neue Partner oder Abenteuer sucht, sondern indem er zum Helfer wird.

Wo jedoch jemand wie *Lachesis* in der Lage ist, Antrieb, Freude, ja sogar Stimmungsaufhellung beim Schultern einer schweren Pflicht oder einer zusätzlichen Last zu erfahren, nimmt Natrium muriaticum seine Pflicht ebenso ernst wie sein Vergnügen – und häufig ebenso melancholisch. Dies erklärt auch, weshalb seine Ausstrahlung so häufig etwas Trauriges an sich hat: Es ist die Traurigkeit eines Menschen, der auf den (für ihn) flüchtigsten aller Daseinszustände verzichtet – persönliches Glück – und nicht mehr für sich, sondern nur noch für andere das Glück zu finden hofft.

Es mutet daher nicht überraschend an, dass Natrium muriaticum ein ausgeprägter Reformer ist. Sein leidenschaftliches Bedürfnis, andere zu unterweisen und sein ungeheuer ausgeprägtes Interesse am intellektuellen und spirituellen Wohlergehen anderer lässt ihn überzeugt sein, dass *er* weiß, wie andere denken und handeln sollten, um diese Welt zu einem besseren Ort zu machen. Mehr als alle anderen Konstitutionstypen nimmt er es (oft unaufgefordert) auf sich, seines Bruders Hüter zu sein. Es mutet paradox an, aber er, der so sehr Angst hat, sich beeinflussen zu lassen und sich so unerbittlich gegen jedwede Belehrung zur Wehr setzt, versucht ständig, andere anzuleiten und sie zu beeinflussen. Er will sich nicht selbst verändern, sondern ist stets bestrebt, die Menschheit zu verändern.

Er fängt schon früh damit an, seinen unbezähmbaren Reformdrang darin zu zeigen, dass er den Geschmack, die Wertvorstellungen, ja selbst ihre religiöse Einstellung derer bearbeitet, die ihm am nächsten stehen. Die oben erwähnte schwierige Beziehung zu seinen Eltern rührt zum Teil von seiner Frustration über die Unmöglichkeit her, sie zu ändern. Dieser reformatorische Eifer lässt nicht nach, wenn Natrium muriaticum älter wird, sondern wird sublimiert, indem er andere in größerem sozialen oder institutionellem Rahmen verändert. Wenn man ihn fragt, was ihn in seinem Leben am meisten stört, so wird er ohne zu zögern mit „Unfairness" oder „Ungerechtigkeit" antworten – und er wird großzügig dafür eintreten, dass diese beseitigt werden. Weil er darüber hinaus stets von Pflichtgefühl motiviert und von dem Gefühl getragen ist, auf der richtigen Seite zu stehen, zieht er mehr moralische Befriedigung und Erfüllung aus seinen Versuchen, den Berg der sozialen Ungerechtigkeit zu ersteigen, als ihm irgendetwas anderes im Leben zu geben vermag.

Auf welchem Gebiet auch immer er sich bemüht, stets weist Natrium muriaticum intensives soziales Bewusstsein und starke humanitäre Impulse auf. Da er jedoch dazu neigt, für unangenehme oder unpopuläre Angelegenheiten einzutreten, bleiben seine Anstrengungen häufig unerkannt. Er ist zwar moralisch im Recht, aber es kann passieren, dass er nicht im Einklang mit der Welt ist. Entweder rührt er, wie die frühen Abolitionisten, die Trommel, lange bevor die Gesellschaft bereit ist, darauf zu reagieren, oder er ist wie Don Quichote im Kampf für den Orden der Fahrenden Ritter in Spanien, zu spät zur Stelle. Aber auch wenn er die bestehende Ordnung angreift, erwartet er, dass andere unmittelbar vor der kontroversen Flagge salutieren, die er gehisst hat. Er will die Gesellschaft freimütig kritisieren („zu ihrem eigenen Besten"), erwartet jedoch, dass man ihm dafür dankt. Wenn der Dank dann nicht kommt und die Welt ihren Irrweg weiter beschreitet, bereitet ihm dies großen Kummer.

Vielleicht ist dies der Grund, dass Natrium muriaticum trotz seiner guten Werke häufig das Gefühl hat, in seinem Leben versagt zu haben. Das Mittel ist indiziert bei denen, die müde sind von ihrem langen Kampf, und enttäuscht von dem Mangel an Anerkennung für ihre unablässige harte Arbeit – bei denen, die dem Propheten Jeremia gleichen, der in den Straßen von Jerusalem weinte und seine Einsamkeit, das Versagen seines Volkes, das seine Ermahnungen und Lehren in den Wind schlug, ja selbst Gottes Versäumnis beklagte, seine Gerechtigkeit zu belohnen. Moralischer

Beifall ist eine Form der Anerkennung, von der dieser Typus niemals genug bekommen kann – und er kann unerträglich selbstgerecht sein.

Ein anderes Bild, das zu ihm passt, ist das hässliche Entlein, das lange braucht, bevor es zur Geltung kommt. Er findet erst zu seinem wahren Lebenssinn, nachdem er durch viel Elend gegangen ist. Erst wenn er gelernt hat, von seinen allzu hohen Idealen und unrealistischen moralischen Erwartungen abzusehen, kann er seine kompromisslose Haltung loslassen – und vor allem zu verstehen beginnen, dass er anderen die gleiche Freiheit zugestehen muss, ihre eigene Wahl, ihre eigenen Fehler im Leben zu machen, auf der er selbst ja auch besteht – und so zum Schwan werden.

Gelegentlich werden die „beladenen" Eigenschaften, die in diesem Kapitel beschrieben werden, in manchen Fällen auch fehlen. Entweder sind sie dann durch andere Arzneimittel modifiziert worden, oder der Betreffende ist einfach eher mit einer eindeutig fröhlichen Disposition gesegnet (dieser Typus existiert tatsächlich). In den meisten Fällen wird Natrium muriaticum jedoch einige der gedämpften Charakterzüge aufweisen, die hier beschrieben wurden. Wenn er sie jetzt nicht aufweist, dann mag sein, dass er sie in der Vergangenheit überwunden hat – oder Befriedigung und Lebenssinn in humanitärer Arbeit gefunden hat. Wechselweise wird er zugeben, einen ständigen Kampf gegen die schwärenden Gefühle von Trübsal und Trauer zu führen („Wie kann man denn *nicht* traurig sein", fragt er, „wenn die Welt so viel Anlass dazu bietet, sich so zu fühlen?") oder eine Neigung zu besitzen, sich wie mit Krebsscheren an alten Verletzungen zu klammern („Ich habe mich inzwischen so an sie gewöhnt, dass ich sie fast lieb gewonnen habe!"). Und wenn ein Mensch tatsächlich an lang anhaltender Niedergeschlagenheit oder schlimmen Sorgen leidet, sich nicht im Einklang mit der Welt fühlt, sich selbst verurteilt oder allzu sehr mit sich selbst beschäftigt ist (während er also das einsame Übergangsstadium zwischen der Trennung von seiner Vergangenheit und einer neuen Identität durchmacht), dann kann das potenzierte Kochsalz den Gordischen Knoten aus Introversion, Depression und mangelndem Selbstwertgefühl durchschlagen und dem Leidenden helfen, den Platz zu finden, von dem aus er, wie Archimedes, die Welt bewegen kann.

Natrium muriaticum

Bevorzugte Körperregionen

Kopf — Klopfender, hämmernder, blindmachender, migräneartiger Kopfschmerz (häufig um die Augen herum), **ausgelöst durch Menstruation, Sonne, Hitze, Überanstrengung der Augen; auch durch Ärger, Kummer oder andere starke Gefühle;** Augen fühlen sich gequetscht an, brennen; müde mit schweren Lidern; **schlimmer durch Lesen**; Tränen fließen schnell beim Lachen, Husten, bei Wind

Herz — **Herzklopfen, vor allem beim Hinlegen**; aussetzender Herzschlag; Tachykardie

Verdauung — Schläfrigkeit oder Müdigkeit nach dem Essen; schwitzt im Gesicht beim Essen; **Verstopfung,** manchmal abwechselnd mit Durchfall

Weibliche Genitalien — Trockenheit der Vagina; Schmerz während des Geschlechtsverkehrs; **Beschwerden vor, während und nach der Menstruation:** Hautausschläge, Kopfschmerzen, Krämpfe, Kreuzschmerzen, Durchfall usw.; **Menses** zu reichlich, **unregelmäßig (meist zu spät),** oder fehlend

Haut — **Ölig, fettig** (vor allem im Gesicht); trockene Hautausschläge entlang des Haaransatzes; **Akne in der Adoleszenz und im Erwachsenenalter;** Fieberbläschen oder Herpes im Mund; Riss in der Mitte der Unterlippe; Nesselausschlag nach körperlicher Anstrengung oder wegen Unverträglichkeit eines bestimmten Lebensmittels, wie Fisch oder Erdbeeren; krustiger Hautausschlag an den Beugeseiten der Glieder und hinter den Ohren

Allgemeinsymptome

- **Schwäche und Müdigkeit werden vor allem im Nacken gespürt** (muss ihn mit der Hand stützen); in zweiter Linie im unteren Rücken, in Knien und Fußgelenken
- **Traurigkeit drückt sich durch charakteristische Linien um Augen und Mund herum aus** (die jedoch durch ein das ganze Gesicht verwandelndes Lächeln ausgelöscht werden können)
- Zurückhalten von Körperflüssigkeit (ein körperlicher Ausdruck seiner Unfähigkeit, unangenehme Gefühle loszulassen); generell unfähig zu schwitzen, außer beim Essen
- **Neigung zu Heuschnupfen** (konstitutionell prädisponiert), mit viel Niesen und Schleim aus der Nase wie rohes Eiweiß
- **Schlaflosigkeit durch Kummer oder unangenehme Gefühle** (auch wenn sie schon lange her sind)
- Träume von Räubern, verfolgt zu werden, von Problemen des Tages; erinnert seine Träume oft nicht

Natrium muriaticum (*Fortsetzung*)

Modalitäten (< verschlimmert; > gebessert)

Zeit < Morgens, beim Erwachen; 10.00 Uhr morgens; von Sonnenaufgang bis Sonnenuntergang
> Nach Sonnenuntergang (wenn die Last, den Tag überleben zu müssen, von ihm genommen ist); vor dem Frühstück

Temperatur < Hitze: **Sonne, Feuchtigkeit**, warmer Raum; periodische Hitzewallungen; auch wenn ihm kalt ist, erträgt er Hitze nicht
> Kühle Luft; kaltes Baden der betroffenen Körperteile, Schwitzen

Position > Hinlegen (außer bei Husten und Herzklopfen); fester Druck gegen den Rücken

Essen/ Trinken < Geruch von Kaffee; zu viel Flüssigkeit
> **Häufige kleine Mahlzeiten**
Verlangen nach **Salz, Schokolade, Knusprigem**; manchmal Suppe und Brot; manchmal Abneigung gegen Fisch und Schalentiere

Andere < **Am Meer** (auch wenn es ihn häufig ans Meer zieht)
> Am Meer
< **Weinen; Sprechen über seine Symptome oder Probleme; Mitgefühl, Trost**
< Musik, die ihn zu sehr aufwühlt
> Lachen
> Wenn er lehrt, berät, anderen hilft

Führende Geistessymptome

- **Traurigkeit, Depression, des Lebens überdrüssig**; dies kann ihn trübsinnig, mürrisch, **melancholisch** machen
- **Unfähigkeit, seine Gefühle auszudrücken oder sie loszulassen**; hält fest an sorgenvollen und unangenehmen Gedanken
- Schlimme Folgen von Kummer, Ärger, Schreck, Groll, Gram und anderen starken Gefühlen; Vorgeschichte von enttäuschenden oder kaputten Beziehungen
- Große Empfindlichkeit auf Kritik oder Rügen; starkes Empfinden für Ungerechtigkeiten: brütet über Kümmernisse und Beleidigungen; hält seinen Groll fest und vergibt oder vergisst nicht leicht
- Weinen fällt schwer (außer wenn er über persönliche Probleme spricht)
- Zurückhaltende, reservierte Persönlichkeit; häufig mit Abneigung gegen Gesellschaft (möchte vor allem alleine sein, wenn er sich traurig fühlt); gleichzeitig fühlt er sich einsam und isoliert, wenn allein; fühlt sich weder mit noch ohne Menschen wirklich wohl
- Stellvertretendes Leiden
- **Findet Trost, indem er für eine humanitäre Sache arbeitet**
- Furcht vor engem Raum (**Klaustrophobie**), Höhe; vor nervösem Zusammenbruch; vor Menschen (von ihnen verletzt zu werden); vor Räubern

Thuja

> *Mein guter Horatio, es giebt Sachen im Himmel und auf Erden, wovon sich unsre Philosophie nichts träumen läßt.*
> William Shakespeare, Hamlet

Das Mittel Thuja occidentalis wird aus den Zweigen und Blättern des Lebensbaums, Arbor vitae, hergestellt, einem Baum aus der Familie der Koniferen, zu der auch Zedern und Zypressen gehören. Von alters her haben Zypressen Begräbnisplätze geschmückt. Ihre wohlriechenden Öle wurden beim Einbalsamieren benutzt; ihr Holz vermodert nur langsam und wurde daher für die Sargherstellung verwendet; aufgrund seines intensiven Geruchs verbrannte man es in Opferfeuern. Nach der griechischen Mythologie war dieser Baum dem Gott der Unterwelt und des Totenreiches, Pluto, geweiht. So sind auf vielfältige Weise die Bäume der Familie der Zypressen mit dem Tod assoziiert. Als robustes Immergrün jedoch, fähig in praktisch jedem Klima und Boden zu überleben, ist der Lebensbaum mit seinen nie verwelkenden Zweigen, die vom Versprechen auf ewiges Leben erzählen, ebenso assoziiert mit der Unsterblichkeit. Auf den nun folgenden Seiten werden wir untersuchen, was die Konzepte von Tod und ewigem Leben mit dem archetypischen Bild von Thuja zu tun haben.

Ein herausragendes körperliches Merkmal dieses Konstitutionstyps ist Zellwachstum, das sich am deutlichsten in Hautauswüchsen und Wucherungen zeigt. Diese können Leberflecken, Hühneraugen, Fettgeschwülste, Polypen, Kondylome, Hämangiome und Warzen in jeder nur denkbaren Form umfassen – von denen viele, in seltsamer Übereinstimmung von Natur und Mensch, den harzigen Schwielen auf Blättern und Zweigen des Lebensbaums ähneln.

Auf geistig-emotionaler Ebene weist Thuja auffallende Ähnlichkeiten mit *Natrium muriaticum* auf. Zwar ist der erste Eindruck der einer unbeschwerteren Persönlichkeit; er besitzt nicht diese unverkennbaren Linien um Augen oder Mund, die auf Schmerz oder Trauer hinweisen – und scheint daher offener und vertrauensvoller zu sein (mit seinen hoch aufgerichteten Zweigen hat der Lebensbaum in der Tat auch ein munteres Aussehen). Dies kann jedoch täuschen. Wie Menschen der Salz-Diathese kann sich der geplagte Thuja-Patient als von der Vorsehung auserwählten Empfänger von Hamlets „Schlingen und Pfeilen eines schändlichen Schicksals" betrachten. Ebenso legt er die nur allzu vertrauten Folgen unterdrückter Emotionen an den Tag: Groll, Depressionen und Schwierigkeiten, mit Ärger umzugehen. Außerdem kann er die Sorgen dieser Welt auf seine Schultern nehmen und neigt dazu, alle durch den Zeitgeist bedingten Kränkungen oder negativen Gefühle, die gerade in Umlauf sind, so anzunehmen, als seien sie seine eigenen. So tief verwurzelt sind die persönlichen oder stellvertretend empfundenen Kränkungen, dass sie manchmal, anders als die von *Natrium muriaticum*, nicht an die Oberfläche kommen (dürfen), auch nicht in der Körpersprache.

Ebenso abweichend vom *Natrium-muriaticum*-Arzneimittelbild ist eine grundlegende Dualität in der Thuja-Natur, die alleine gewisse Aspekte der Persönlichkeit zu erklären imstande ist. Beispielsweise ist die Schnelligkeit, mit der er von Liebenswürdigkeit auf abscheuliches Verhalten umstellen kann, erstaunlich. In einem Moment ist er nur offen und voller liebevoller Rücksichtnahme; im nächsten verschlossen, verhärtet, ekelhaft. Seine Dualität hat viele Façetten – sie beschränkt sich nicht nur auf seine Einstellungen und sein Verhalten in sozialen Zusammenhängen, sondern findet sich ebenso in Geschmack und Vorlieben. Ein Mensch kann zum Beispiel Horrorromane und entsprechende Filme mögen, und gleichzeitig kultivierte, ja selbst sentimentale lieben. Oder er ist der Sportler, der esoterische Gedichte schreibt. Ein engagierter Vegetarier, der aus „spirituellen" Gründen auf Fleisch verzichtet, kann gleichzeitig Drogen nehmen. Als Freunde sucht er sich sowohl die feinsinnigsten als auch die anrüchigsten unter seinen Kameraden aus.

Der Stamm des Lebensbaumes ist fast so inflexibel wie eine Salzsäule, und Thuja kann, einmal mehr *Natrium muriaticum* ähnlich, durch emotionale Inflexibilität gekennzeichnet sein, sowie einer allgemeinen Unfähigkeit, sich dem Fluss der Ereignisse zu überlassen. Noch bezeichnender, und schon seit seiner Kindheit, reagiert Thuja nicht gut auf Veränderungen jeder Art – seien sie äußerlich (ein Wechsel der Umgebung) oder innerlich (der normale Ablauf von Wachstum und Entwicklung). Er leidet sehr unter Unterbrechungen, womit auch immer er sich gerade beschäftigt. Veränderungen im täglichen Ablauf lassen ihn übertrieben beunruhigt reagieren, und er hat recht enge Vorstellungen über die Art und Weise, wann, wo und wie Dinge getan werden. Daher kann er sich ärgern, wenn er gebeten wird, mit dem Hund am Abend spazieren zu gehen, statt zu seiner üblichen Zeit am Nachmittag, oder wenn sich der Benutzerplan einer Gemeinschaftsküche ändert; oder er entwickelt Besitzansprüche für gemeinsame Gegenstände und kann es kaum ertragen, wenn jemand seinen Lieblingsstuhl vor dem Fernseher besetzt. Solche kleinen Dinge sollten im Vergleich zu den wirklich wichtigen Problemen des Lebens belanglos sein, und das weiß Thuja auch sehr genau. Dennoch wird er stark durch sie beeinträchtigt: „Ich ertappe mich dabei, wie ich mich über die geringfügigsten, unbedeutendsten Dinge und jede Veränderung meines Alltags ärgere. Ich verstehe nicht warum. Eigentlich geht doch alles gut; statt mich jedoch meines Lebens zu erfreuen, lasse ich zu, dass mich irgendwelche Lappalien plagen."

Der Patient rührte damit an ein Thema mit weit reichenden Verästelungen. Menschen dieser Konstitution fühlen sich nur solchen Situationen gewachsen, die ein Muster aufweisen, auf das sie vorbereitet sind und auf das sie sich nicht eigens einstellen müssen. Eine solche Inflexibilität und Unfähigkeit, sich auf die normalen Veränderungen des Lebens einzustellen, spiegelt tief sitzende Ängste wider, die Thuja nötigen, sich auf unwichtige, periphere Dinge zu konzentrieren, in dem Versuch, damit auch die größeren, unvorhersehbaren unter Kontrolle zu halten. Mehr noch, dieser Charakterzug ist Anzeichen für eine gewisse Zerbrechlichkeit, für ein fragiles seelisches Gleichgewicht – gelegentlich sogar für darunter liegendes Chaos oder für Störungen der Psyche, die kurz vor dem Einbrechen in das Bewusstsein stehen. Um letzteres abzuwehren – das heißt, die dunklen Kräfte zu versöhnen, die hervorzubrechen drohen – legt sich das Individuum besonders rigide Regeln und Strukturen auf, innerhalb derer es sich in relativer Sicherheit bewegen kann und an die es sich klammert – und zwar mit äußerster Hartnäckigkeit!

Schließlich fühlt sich Thuja, wie *Natrium muriaticum*, häufig nicht wohl in der Gegenwart anderer Menschen („Obwohl ich es nicht zeige, fühle ich mich dennoch unwillkommen und fehl am Platze unter meinen Kameraden." Oder: „Ich verbringe ein Drittel meines Lebens damit, mit Menschen umzugehen, und die anderen zwei Drittel, um mich von diesen Erfahrungen zu erholen!"). Dieses Unwohlsein hat verschiedenen Gründen, wie eine Vorgeschichte von Vernachlässigung, Liebesentzug, einer frühen Trennung von der Mutter als Folge von Krankheit oder Adoption, oder auch Missbrauch in der Kindheit und als Erwachsener. Ein solcher Hintergrund kann in einem Menschen mehr als nur ein Gefühl für eigene Unzulänglichkeit und ein Unwohlsein in Gesellschaft hervorbringen. Auf einer tieferen Ebene erzeugt er ein Gefühl, in dieser Welt ein Fremder zu sein.

Auch *Natrium muriaticum* kann, wie wir uns erinnern, auf ähnliche Weise ein Opfer von Ungerechtigkeit, Vernachlässigung oder einer unglücklichen Kindheit sein, und auch er empfindet sich als Außenseiter. Kein Typus ist sich seiner Isolation mehr bewusst oder ist so überzeugt, dass er niemals Teil der menschlichen Gemeinschaft sein kann („Es ist immer die gleiche alte Geschichte: nirgendwo gehöre ich hin auf dieser Welt – stets fühle ich mich als Bürger zweiter Klasse!"). Dennoch versucht er immer wieder dazuzugehören, obwohl ihn seine Einsamkeit belastet und seine Unfähigkeit, einfache und angenehme Beziehungen mit anderen einzugehen, traurig macht. Auch wenn er sich dabei nicht wohl fühlt, und trotz des Risikos von Schmerz und Zurückweisung, ist er stets bemüht, sich mit seinem von hoher Gesinnung zeugenden Altruismus an die Welt anzupassen und sich, indem er seinen persönlichen Kummer in soziale und existenzielle Projekte sublimiert, an diese Welt anzupassen: Seine Psyche ist fest in dieser Realität verankert. Die Entfremdung von Thuja ist, obwohl sie weniger offensichtlich sein kann (weil dieser Typus sozial gewandter ist), radikalerer Natur. Seine Psyche hat schon damit begonnen, sich zum eigenen Schutz zu distanzieren, sich von dieser Welt loszulösen. Daher muss man, um die Einzigartigkeit dieses Mittels angemessen zu erfahren, über die bewussten geistig-emotionalen Ebenen des Menschen hinaus das Unbewusste ergründen – und hier, in den dunklen Kammern der Psyche, den Kampf und die Herausforderung erforschen, die den Thuja-Archetypus ausmachen.

Weil er in diesem Leben so tief verletzt wurde oder er sich, wie es auch manchmal der Fall sein kann, in einer übertriebenen Art und Weise als Opfer sieht (Letzteres werden wir später noch besprechen), hat sich Thuja innerlich von dieser Welt zurückgezogen und unbewusst Zuflucht in anderen geistigen Sphären gesucht, wo er sich wohler zu fühlen hofft. Mit anderen Worten hat eine gewisse psychische Spaltung – wenn man so will eine fehlende Integration seines Geistes in seiner sterblichen Hülle – schon stattgefunden. Daher auch das Schlüsselsymptom von Thuja: „Gefühl, als seien Seele und Körper voneinander getrennt." Nicht mehr sein altes Selbst, sein neues Selbst jedoch noch nicht verstehend, erlebt er die Wachstumsschmerzen des Übergangs von einer Existenz in dieser Welt hin zu einer Wahrnehmung anderer Dimensionen.

An solchen Übergangsschmerzen litt der Mann, der vor kurzem seine Ferien auf einer Insel vor der Atlantikküste verbracht hatte. Dieser war, entgegen den Erwartungen des Patienten (der sonst sehr gerne am Meer war), kein gelungener Aufenthalt gewesen. Er hatte die Empfindung gehabt, als spuke es auf dieser Insel, und er hatte ständig den Eindruck, dass ihn wenig freundliche Geister umgaben, die ihm seine Anwesenheit verübelten: „Es war ein unheimliches und unerfreuliches Gefühl, das ich niemals zuvor dort verspürt hatte." Erst später erfuhr er, dass er offenbar in der Nähe des Begräbnisplatzes eines Indianerstammes gewohnt hatte, die von weißen Siedlern abgeschlachtet worden waren.

Ein anderer diesbezüglicher Fall war die Thuja-Patientin, die berichtete, wie sie manchmal nachts kurz vor dem Einschlafen die Gegenwart ihrer verstorbenen Mutter um sich herum spürte. Letztere schien zu versuchen, ihrer Tochter etwas sagen zu wollen, aber es war unklar was, und so war dies eine eher beunruhigende Erfahrung. Später stellte sich heraus, dass sie ihr nahe legen wollte, einen Homöopathen wegen ihrer rheumatoiden Arthritis zu konsultieren, da die geisterhafte Erscheinung aufhörte, nachdem die Tochter der Bitte nachgekommen war.

Zu der außergewöhnlichen Empfänglichkeit dieses Typus für Besuche verstorbener Seelen im Schlaf kommt noch, dass der Inhalt vieler Thuja-Träume darauf hinweist, dass er sich über eine bestimmte Schwelle in das Reich der Toten hinausgewagt hat. Er träumt von Toten, von langen Unterhaltungen mit ihnen, oder dass er selbst ein Bewohner der Unterwelt ist, oder dass er dabei ist, einer zu werden, und so weiter.

Manchmal haben bei Thuja wesentliche Bewusstseinsveränderungen bereits begonnen, sind aber noch nicht integriert. Unterdessen flüchtet sich der Betroffene in hartnäckiges Leugnen. Solche unbewussten spirituellen Interessen fanden sich auch bei dem Mann, der, obwohl ein Stadtbewohner, sich entschieden hatte, seinen nur zwei Wochen langen Jahresurlaub weder in den Bergen noch an der See zu verbringen, sondern in New York City (!), um an einer Tagung über tibetanischen Buddhismus teilzunehmen. Auf die Frage, weshalb er sich dafür entschieden habe, antwortete er leichthin: „Oh, aus reiner Neugier – da war nichts Spirituelles dran." Sich jedoch volle zwei Wochen lang zermürbenden Stunden des Zuhörens auszusetzen, um den Lehren der tibetanischen Mystiker zu lauschen (wobei das Publikum die meiste Zeit damit verbrachte, herauszufinden, ob die Übersetzer ein entstelltes Englisch sprachen oder in ihre Muttersprache zurückgefallen waren), sprach doch für *einige* spirituelle Neigung – auch wenn diese vielleicht unbewusst war.

Jeder Mensch geht seinen eigenen spirituellen Weg, manche Menschen allerdings, Hellsichtige, Hellhörige und Medien, bewegen sich jedoch bereits ganz sicher in außersinnlichen Dimensionen. Beispielsweise fühlt sich *Phosphorus* in diesen Bereichen nicht nur zu Hause, sondern empfindet diese Tatsache als Vorteil. Sehr empfänglich und beeindruckbar, wie er ist, heißt er neuartige Empfindungen, Gefühle und Erfahrungen eifrig willkommen – und pflegt häufig ganz bewusst die Kommunikation mit Energien aus anderen Realitäten. *Lachesis* liegt genau zwischen *Phosphorus* und Thuja: Er kann mehr als *Phosphorus* mit den übernatürlichen Dimensionen kämpfen, aber er verschließt sich dieser Erfahrung nicht in dem Maße, wie es Thuja so häufig erst einmal tut. Obwohl er sich ebenfalls bedroht fühlen kann, findet *Lachesis* sich gleichzeitig doch angeregt und belebt, wenn er unter dem Einfluss einer übermenschlichen Macht steht, da diese Kontrolle häufig mit einem Aufwallen seiner Kreativität verbunden ist.

Thuja scheint in dem speziellen Stadium der spirituellen Entwicklung eines Menschen angezeigt zu sein, in dem es um die Herausforderung geht, sich in den neuen Sphären der Realität, die sich ihm eröffnet haben, allmählich zu Hause zu fühlen. Man kann verstehen, wenn dieses Stadium etwas Erschreckendes an sich hat. Verloren zwischen zwei Welten fühlt er sich in keiner daheim. Die verschiedenen Empfindungen, die in Form übersinnlicher oder außerkörperlicher Erfahrungen, Begegnungen mit Wesenheiten, dem Hören von Stimmen aus anderen Ebenen der Realität und ähnlichem Aneinandergeraten mit dem Übernatürlichen daherkommen können, verwirren ihn. So befindet sich seine Seele in einem Aufruhr bestürzender Erfahrungen, die er weder verstehen noch kontrollieren kann.

Die in der klassischen Literatur wiedergegebenen Empfindungen von Thuja „als sei er aus Glas, zerbrechlich, leichter als Luft", „sein Leben sei gefährdet", oder „sein Körper sei von der Seele getrennt", könnten als genaue Wiedergabe seines fragilen psychischen Zustandes am Rande des Zusammenbruchs gesehen werden; das Symptom „Gefühl, als sei sein Schädel zu eng" oder „als sei der Körper zu klein für die Seele" hingegen den Versuch der Psyche widerspiegeln, eine Barriere oder Beschränkung zu durchbrechen, die Thuja daran hindert, das Übergreifen neuer Dimensionen in seine Welt zu akzeptieren. Es ist auch denkbar, dass die Empfindungen des Typus: „Fremde näherten sich ihm und sprächen mit ihm, oder dass jemand neben ihm sei, oder ihn rufe", in der Tat Anzeichen dafür sein könnten, dass spirituelle Wesenheiten seine Aufmerksamkeit auf sich lenken und ihn ihre Gegenwart spüren lassen. Und die Furcht, „er stehe unter übermenschlicher Kontrolle", kann für die begründete Angst dieses verletzlichen und verwirrten Menschen stehen, der die Gegenwart anderer Energien verspürt, ohne sie zu verstehen, und der daher fürchtet, er könnte über Gebühr von ihnen beeinflusst werden.

Es erscheint auch folgerichtig, dass dieses Individuum, das von vornerein eine nur dürftige Verbindung zum Leben und eine Entfremdung von dieser Welt besitzt (die gelegentlich so weit geht, dass er sich von unserer Ebene der Realität völlig losgelöst empfindet), eher zu denen zählt, die schnell einmal von Erfahrungen aus früheren Leben bestürmt werden – die sie nicht bloß erinnern, sondern auf eher unkontrollierte Art und Weise erleben. Dies ist dann das, was oben mit dem Begriff *eingebildete Opferrolle* gemeint war. „Eingebildet" bedeutet dabei nicht, dass es sich hier um grundlos oder ohne Bezug zur Realität Erfundenes handeln würde (also Ergebnis krankhafter Phantasie), sondern weil es nicht zu der gleichen Ebene der Realität wie sein gegenwärtiges Leben gehört.

Was schließlich die geistig-emotionale Verwirrung des spirituell verletzlichen Thuja-Patienten besiegelt, ist, dass er kein anerkanntes Paradigma, keinen Bezugsrahmen hat, der seine paranormalen Erfahrungen formt und ihnen Sinn gibt. Weil unser menschliches Vokabular nicht ausreicht, um die Erscheinungen anderer Ebenen der Realität zu beschreiben, entspricht das Verständnis des Betreffenden nicht den Emotionen, die er dabei verspürt. Sätze wie: „Ich habe das Gefühl, nicht ganz in meinem Körper zu sein"; oder: „Irgendetwas Unheimliches geht in mir vor"; oder: „Meine Seele fühlt sich nicht eins mit meinem Körper", sind einige der üblichen, hoffnungslos unangemessenen Formen, wie der Mensch versucht, den spirituellen Umwälzungen, die in ihm vorgehen, Ausdruck zu verleihen.

Ihre vor kurzem zum Vorschein gekommene Neigung zum Hören von Stimmen lastete schwer auf der Gemütsverfassung einer Hausfrau. Manche waren bedrohlich und anklagend und gaben ihr zu verstehen, dass sie schlecht sei; andere waren freundlich und tröstend und bedeuteten ihr, sie sei gut. Der kombinierte Ansturm von bösen und gutartigen Kräften jedoch erschreckte und verwirrte sie und bewirkte, dass sie sich „doppelt" fühlte, oder „als sei sie in zwei Teile geteilt" (zwei andere klassische Thuja-Symptome). Sie fragte sich bereits, ob sie nicht besessen war. Erst nachdem sie Thuja erhalten hatte, begann die Frau zwischen den sich widersprechenden Stimmen zu unterscheiden und zumindest teilweise das Phänomen zu verstehen, das ihr widerfuhr – um schließlich eine heilsame Erfahrung zu machen. Was ihre Stimmen anbetraf: „Oh, ich höre sie weiter. Ich nehme an, dass sie wohl bleiben werden. Aber" – fügte sie hinzu (mit einer huldvollen Verbeugung vor dem Unvermeidlichen) – „ich habe mich dafür entschieden, zum Wohle anderer und auch meiner selbst zu lernen, wie ich die guten und hilfreichen Stimmen aus mir sprechen lassen kann."

Nicht nur in diesem faszinierenden Moment, sondern auch in einer Reihe ähnlicher Fälle hat sich herausgestellt, dass der potenzierte Lebensbaum von unschätzbarem Wert ist, wenn es darum geht, emotional verwundeten Patienten zu helfen, sowohl die körperlichen als auch die emotionalen Umwälzungen durchzustehen, die mit der Erweiterung des spirituellen Bewusstseins einhergehen; und auch dazu beizutragen, dass die Betroffenen während des häufig beunruhigenden Prozesses geistigen Wachstums auf dem Boden bleiben.

Thujas wachsende Empfänglichkeit für andere Ebenen des Bewusstseins und außersinnliche Wahrnehmungen müssen jedoch nicht immer ängstigend oder konfliktbeladen sein. Manche Menschen dieses Typus, die ihre mühevollen Kämpfe hinter sich haben und nun frei sind, ihren spirituellen Lohn zu ernten, erfahren nun ausschließlich erbauliche Begegnungen mit spirituellen Wesen. Es sind zum Beispiel häufig Thuja-Menschen, die einen Anthropomorphismus an den Tag legen – sie behaupten, dass die Natur von lebenden Wesen durchdrungen ist, oder dass sie die Gegenwart von Geistern in Bäumen, Sträuchern, Blumen, ja selbst in den bescheidenen Gräsern verspüren. Nur allzu oft müssen Menschen dieser Diathese dabei den schweren Weg zum Verständnis übersinnlicher Phänomene gehen – also durch Krankheit oder emotionales Leid, und über das damit verbundene Gefühl der Entfremdung von dieser Welt.

Schließlich sei noch bemerkt, dass sich das Thuja-Symptom „Empfindung, als sei seine Seele vom Körper getrennt" genauso bei Menschen, die echte künstlerische, spirituelle oder andere Formen der Inspiration erfahren, wie auch bei Menschen findet, die unter spiritueller Krankheit und Entfremdung leiden. In der darstellenden Kunst kann Thuja an einer transzendenten Qualität erkannt werden – nicht so sehr im Sinne einer ausgezeichneten oder exquisiten Darstellung (zu der andere Typen genauso fähig sind), sondern in der Art und Weise, wie der Darstellende eine ungewöhnliche, außerirdische Qualität in seine Kunst hineinbringt. Der übernatürliche Eindruck auf das Publikum ist manchmal so zerbrechlich und verletzlich, dass er fast zu zart und von zu unsicherer Balance für diese Welt ist.

Unter den kreativen Künstlern ist es vor allem Leonardo da Vinci, der den für Thuja typischen Inspirationsstil an den Tag legte.

Er war nie ganz zu Hause in dieser Welt und fühlte sich – wie Thuja – als Fremder. So brachte da Vinci viele Jahre seines Lebens damit zu, von Stadt zu Stadt zu wandern. Es war ihm nicht möglich, sich an einem Ort niederzulassen. Und wenn er es doch tat, lebte er wie ein Einsiedler, hielt sich fern von der Gesellschaft, lebte gar im Streit mit ihr.

Er war von illegitimer Herkunft; in der Renaissance jedoch, einer Zeit, in der ein Mann, der aus eigener Kraft emporgekommen war, respektiert wurde, war dies kein unauslöschliches Stigma. Dieser Mensch, der die Welt um sich herum mit vielleicht klarerem Blick betrachtete als irgendeiner vor oder nach ihm, lässt doch in seinen beunruhigenden Zeichnungen und voluminösen Notizbüchern den Blick eines Menschen erkennen, den seine fremde Umgebung verblüfft. Außerdem zwang ihn dieses Gefühl der Entfremdung von dieser Welt dazu, alles auf seine Art und Weise ganz von vorne zu lernen, ganz gleich wie banal der Gegenstand seines Interesses war. Mit seiner kompromisslosen Unnachgiebigkeit, die gleichzeitig seinem Genius förderlich und hinderlich war, war er auf fast schon perverse Art und Weise entschlossen, sich selbst die alltäglichsten Dinge aus seinem eigenen, idiosynkratischen Blickwinkel zu erschließen – das Rad also noch einmal neu zu erfinden. Beispielsweise wollte er nicht die altbewährten Pigmente und Firnisse seiner Zeit akzeptieren und bestand stattdessen darauf, mit seinen eigenen Mixturen merkwürdiger Ingredienzen zu experimentieren, und so verfielen einige seiner größten Werke (wie *Das letzte Abendmahl*) vorzeitig. Außerdem sprang er auch – typisch für Thuja – von einem Interesse zum anderen und fing ständig neue, vielversprechende Projekte an, nur um sie wieder aufzugeben, wenn ihm andere Ideen dazwischen kamen. Die Legende berichtet, dass der Künstler, als Papst Leo X. ein Gemälde bei ihm in Auftrag gab, so gefesselt davon war, einen neuen Firnis zu entwickeln, dass es der Papst schließlich aufgab, noch länger zu warten und erklärte: „Alas! Dieser Mann wird niemals irgendetwas beenden; er fängt an, das Ende eines Werkes zu bedenken, bevor er damit begonnen hat."

Diese Feststellung erwies sich als irrig. Obwohl es stimmt, dass er in einer Zeit, in der Künstler von der Bedeutung da Vincis Gemälde in großer Zahl produzierten, lediglich kaum ein Dutzend beendete. Aber was Leo X. nicht vorhersehen konnte, war die visionäre Qualität dieser Werke; jedes einzelne erwies sich als bedeutend und einflussnehmend auf die nachfolgende europäische Malerei. Ohne es zu beabsichtigen, rührte der Papst jedoch an einen fundamentalen Aspekt des Wesens der Inspiration von Thuja: eine Abneigung gegen System, Kontinuität und Endgültigkeit. Sein Übermaß an Ideen (das mit der bereits erwähnten Neigung des Organismus zu übermäßigem Wachstum und Zellproliferation korrespondiert) kann dazu führen, dass der Typus von sorgfältigen Notizen, Anfangsskizzen oder anderen Formen der Vorbereitung, über die notwendigen Zwischenschritte des künstlerischen Prozesses hinweg, gleich in das befriedigende Gefühl springt, das Projekt zu Ende gebracht zu haben. Leider kann das Ergebnis so jedoch willkürlich bleiben, oder nur in seinen Gedanken vollendet. Thuja muss ungewöhnlich viel Selbstdisziplin aufbringen, um sich dazu zu zwingen, einen Gang zurückzuschalten ... zum zweiten oder dritten Schritt seines ursprünglichen Projektes zurückzukehren ... dann systematisch einen dieser entscheidenden Zwischenschritte nach dem anderen zu gehen, bis das Werk vollendet ist. Wenn Thuja sich zwingt, sich systematisch ans Werk zu machen, kann er auch ins andere Extrem wechseln – in zwanghafte Beschäftigung mit Details. In beiden Fällen – sei es, dass ein verwirrender Strom von Ideen den kreativen Prozess unterbricht oder er sich wie besessen mit Bagatellen und Details abmüht – kann der Künstler das Interesse an einem Abschluss seines Projektes verlieren, bevor es das Licht der Welt überhaupt erblickt hat.

Schließlich ist noch von Bedeutung, dass jedes einzelne von da Vincis großen Gemälden schwer fassbare, grüblerische, zwielichtige Elemente enthält („fremdartige Schönheit": Walter Pater), die den Betrachter verwirren und ihn unsicher werden lassen – genau wie Thuja selbst verwirrt und unsicher über die Aspekte anderer Ebenen der Realität ist, die sich in die seine hineindrängen. Das rätselhafte Lächeln der *Mona Lisa* (*La Gioconda*) lässt nicht nur auf ein komplexes Innenleben schließen, sondern vermittelt auch ein Gefühl für die vieldeutigen, unerforschten Bereiche der Seele; auch die einer Fata Morgana ähnliche Landschaft im Hintergrund besitzt die Andersartigkeit eines fremden Planeten. Die Vorliebe des Künstlers für verschlungene Bewegungen (die man an Haltung und Haartracht seiner Figuren, an den sich schlängelnden Blumen und seinen zahllosen Zeichnungen von Bewegungen des Windes und turbulenter Wasserströmungen erkennen kann) kann als Symbol für das Verschlungene und Verwickelte der Thuja-Psyche betrachtet werden. Das verstörende Lächeln und die doppelsinnige Körperhaltung des heiligen Johannes in dem Gemälde *Johannes der Täufer*, in welchem er nicht auf das Licht oder die Christusfigur zeigt (wie er traditionell dargestellt wird), sondern nach hinten in eine undurchdringliche Finsternis, ist ein Hinweis auf die dunklen, unergründlichen Bereiche außerhalb unseres menschlichen Blickfeldes. Alles in allem legen diese Elemente nahe, dass der Künstler in Bereiche geschaut hat, die über die Empirie hinausgehen – und so spiegeln sie irgendwo die verborgene, nach innen gerichtete Natur eines Thuja-Genies, das nicht ganz von dieser Welt ist, wider.

Anders als sein berühmter Zeitgenosse der Renaissance, Michelangelo, oder sein Schüler Raphael, bleibt Leonardo da Vinci bis zum heutigen Tage eine rätselhafte Figur, mit einem Fuß sozusagen in einer fremdartigen, visionären Welt. Weil er jedoch vor allem Künstler und kein Mystiker war, hat er sich nicht weiter in diese finsteren Gefilde gewagt, die sich nur im Lichte mystischer Konzepte erhellen.

Heutzutage wird das Arzneimittelbild von Thuja mit zunehmender Häufigkeit bei einer großen Bandbreite von emotionalen und psychischen Störungen erkannt. Das Mittel ist nicht nur hilfreich für die, die sich in spirituellen Krisen befinden, sondern auch bei Menschen, denen es nicht gelingt, Erfolg im Leben zu haben oder ein befriedigendes Leben zu führen. Es tut auch denen gut, die von Unsicherheit geprägt sind, keine Ordnung in ihrer Denkungsart besitzen, und die – immer mehr mit sich selbst beschäftigt – sich von anderen entfremden, während sie auf irgendeine Entschuldigung vom Leben warten, irgendeine Wiedergutmachung oder Erklärung, weshalb sie sich in dieser Welt nicht zu Hause fühlen. Tatsache ist, dass Thuja-Krankheiten auf eine Art an tief vergrabene Ressentiments und uneingestandenen Ärger rühren und lang unterdrückte Traumata an die Oberfläche bringen. Was auch immer der ursprüngliche Auslöser für das Leiden gewesen sein mag; die bis dahin nur rudimentären und formlosen, aber schwelenden negativen Emotionen verbinden sich mit dem unausgesprochenen Gefühl, vom Leben betrogen worden zu sein und nehmen nun Form an. Und analog des Thuja-Musters übermäßigen Zellwachstums beginnen sie zu wuchern und sich zu vermehren, und lassen zunehmend weniger Platz für gesunde Gefühle – und schließlich kommt gar kein Licht mehr durch. Ohne heilsame Ausrichtung empfindet sich der Leidende schließlich völlig von allen guten Geistern verlassen – im wörtlichen Sinne. Er verheddert sich im Wust seiner widersprüchlichen Emotionen (Gewissensbisse und Groll; empfindlicher Stolz und schlimmstes Sich-selbst-Zerfleischen; Selbstvorwürfe und Vorwürfe an andere; Abscheu vor dem Leben, und dennoch Ärger darüber, dass er außen vor bleibt), die er ohne geistige Führung auf keinen Fall entwirren kann. Intelligenz, Instinkt, Intuition und gute Absichten reichen da einfach nicht aus.

Natürlich können auch andere Konstitutionstypen unter ähnlichen Problemen leiden. Samuel Hahnemann hat in der Tat stets erklärt, dass, einmal abgesehen von Verletzungen und Unfällen, jede Krankheit eine Erkrankung der Seele ist („Wenn der Mensch erkrankt, so ist ursprünglich nur diese geistartige, in seinem Organismus überall anwesende, selbstthätige Lebenskraft durch den, dem Leben feindlichen dynamischen Einfluss eines krankmachenden Agens verstimmt"[*]) und dass potenzierte Arzneien

---

[*] Organon der Heilkunst, § 11. Herausgegeben von Richard Haehl. 6. Aufl., Faksimile-Nachdruck der Auflage von 1921. Karl F. Haug Verlag, Heidelberg 1988.

durch ihre dynamische Wirkung in der Lage sind, auf die geistartige Lebenskraft einzuwirken. Es ist jedoch die Eigenart des traumatisierten Thuja-Patienten, dass er nicht wirklich geheilt werden kann, ohne den archetypischen Sinn hinter seinem Leiden zu verstehen, und ohne diese in einen Bezugsrahmen einzuordnen, der größer als sein eigenes Lebens ist, und vor allem nicht ohne spirituelle Führung, die ihn durch die Nebelschwaden dieser Unterwelten geleitet (wie Vergil den suchenden Dante).

Dies war der Fall bei einer Physiotherapeutin mit sexuellem Missbrauch als Kind in der Vorgeschichte, die mit heftigen Kopfschmerzen kam, während derer sie unter einem vollständigen Verlust ihres Selbstvertrauens litt, sowie einer Abneigung gegen Gesellschaft, einer Abscheu, andere zu berühren und der Furcht, ihren Verstand zu verlieren. Obwohl sie eine echte Heilerin war, die ihren Klienten mit den sanften Massagegriffen ihrer bemerkenswerten Hände zu helfen wusste, hatte sie keine klare Vorstellung von den Kräften, mit denen sie arbeitete; ihre Furcht vor dem Unbekannten hielt sie davon ab, sich tiefer in spirituelle Gefilde zu wagen. Eines Tages erlitt sie einen nervösen Zusammenbruch. Thuja wurde verschrieben, und dieses Mittel half ihr, ihr Misstrauen und ihren Widerstand gegen alles Metaphysische so weit zu überwinden, dass sie einen Hellseher aufsuchte. Dieser erhellte (indem er ihre früheren Leben sondierte) die spirituelle Lektion hinter ihrem Leiden und half ihr, einen Weg zu finden, mit ihren geistigen Führern in Kontakt zu kommen. „Diese lehren mich, wie ich auch die unangenehmsten Erfahrungen meines Lebens als Gelegenheit zum Wachstum gerne annehmen kann – und helfen mir, meine Rolle im kosmischen Plan zu erfüllen" (wie die Thuja-Patientin sich ausdrückte, während sie auf New-Age-Terminologie zurückgriff). Später interpretierte sie ihre nun weitgehend geheilten Frontalkopfschmerzen als konkreten körperlichen Ausdruck ihres „dritten [spirituellen] Auges", das sich zu öffnen versuchte, jedoch blockiert war. Danach benötigte sie nur noch gelegentliche Gaben von Thuja, um ihr „drittes Auge" offen und ihre Kopfschmerzen in Schach zu halten – und vor allem dazu beizutragen, sie zu stabilisieren, während sie Veränderungen von enormem Ausmaß assimilierte (und welche Veränderung könnte gewaltiger und beunruhigender sein als die, sich auf die auf keiner Landkarte verzeichneten Meere der spirituellen Welt zu wagen?), denen sie sich im Verlauf ihrer Heilung unterzog.

Auf diese Weise kann ein Zusammenbruch der alten Persönlichkeit, wenn ein Mensch gewisse Aspekte seines früheren Selbst aufgeben muss (wie Ängste, Rigidität oder ihn einschränkende Verhaltensmuster), häufig als

Vorläufer einer besseren Integration von Körper und Seele betrachtet werden. Wie der fabelhafte Phoenix aus der eigenen Asche sich erhebt, muss das Alte sterben, damit das Neue leben kann.

Die Opferung oder der Tod des alten Lebens und die Geburt eines neuen dienen als passende Bilder für die bemerkenswerte Heilwirkung von Thuja auf die Psyche. Das Mittel kommt dem niedergeschlagenen Patienten zu Hilfe, der seine Richtung während seines derzeitigen Aufenthaltes auf dieser Erde verloren hat und sie in einer Welt wiederfinden muss, die über jene hinausgeht, die auf unsere fünf Sinne begrenzt ist. Dieses Bild hilft uns, die volle Bedeutung dieser gewöhnlichen, häufig vorkommenden buschigen Konifere zu ermessen, die den großartigen Namen *Arbor vitae* – „Baum des Lebens" verliehen bekam.

Thuja

Bevorzugte Körperregionen

Kopf Schmerz, **als würde ein Nagel eingeschlagen**, oder nagende, stechende, neuralgische Schmerzen; Schuppen; trockene, gespaltene Haare; Neigung zu Gerstenkörnern; verklebte Augenlider nachts; chronischer Katarrh der Nase (dick, grün); Trockenheit der Nasenhöhle; schmerzhafter Druck auf die Nasenwurzel; Zähne faulen nahe dem Zahnfleischrand

Brust Stiche in der Brust; **Asthma** (Thuja kann helfen, wenn *Arsenicum* versagt)

Verdauung Abdominelle Blähungen; **viel Rumpeln und Gurgeln im Bauch; sprudelnder, stoßweiser, verfrühter, schwallartiger Stuhlgang;** Verstopfung – häufig abwechselnd mit Durchfall; rektaler Schmerz lässt den Stuhl wieder zurückschlüpfen

Harn-entleerung **Harnstrahl ist geteilt**; schwacher oder unterbrochener Strahl; plötzliches, dringendes, unkontrollierbares Verlangen zu urinieren

Männliche Genitalien Entzündung der Organe, mit schneidenden Schmerzen; Absonderungen aus der Harnröhre, **vergrößerte Prostata**; Genitalwarzen

Weibliche Genitalien **Linksseitige Ovarialschmerzen**; Ovarialzysten; profuser vaginaler Ausfluss (dick, grünlich); fleischliche Auswüchse, Polypen und Warzen im Genitalbereich; Menstruationsbeschwerden aller Art, einschließlich Kopfschmerzen und stinkender Schweiß vor Beginn der Menstruation

Haut Allgemeines Bild von übermäßigem Wachstum und Proliferation von Gewebe: **Warzen, Muttermale, Polypen, hautige und pilzförmige Auswüchse** erscheinen auf allen Körperteilen; wachsartige, ölige Haut, vor allem im Gesicht

Allgemeinsymptome

- **Wandernde Schmerzen; Symptome wandern von Ort zu Ort; häufiger linksseitig**
- Schwitzt an unbedeckten Körperteilen; **Schweiß riecht sauer oder süß** (nach Honig, Sirup, Ketchup); stinkender Fußschweiß
- **Konfuse, beunruhigende Träume** – deuten andere Ebenen der Realität an: von Toten, dass er sich mit ihnen unterhält; dass er tot ist oder sterben wird; Träume von früheren Leben; Visionen und Erscheinungen
- **Schlimme Wirkungen von Impfungen** (Ekzeme, Asthma, Gelenkschmerzen etc.; Kinder gedeihen nicht)

Modalitäten (< verschlimmert; > gebessert)

Zeit	< Nachts, **vor allem 3.00 Uhr morgens** (erwacht von einer Verschlimmerung), auch 3.00 Uhr nachmittags; zunehmender Mond und Mondlicht; jährlich
Temperatur	< Kalte, feuchte Luft > Kühle Luft, aber mit warmem Kopf
Essen/ Trinken	< **Zwiebeln**, Kaffee, Tee > Knoblauch (den er liebt)
Andere	< **Während des Eisprungs**

Führende Geistessymptome

- **Einsam, weil er sich nicht zu dieser Welt gehörig fühlt** (ein „Fremder in seinem eigenen Land")
- **Traurig, aufgrund von Schuldgefühlen, Isolation, und geringem Selbstwertgefühl** (Musik bewegt ihn tief)
- **Fühlt sich zerbrechlich; als wäre die Seele vom Körper getrennt**
- Empfindsames, mitfühlendes Wesen; aber auch **Rigidität im Denken** und fixe Ideen
- **Gefühl, als sei sein Körper verändert, oder als sei er nicht in seinem Körper;** über- oder paranormale Erfahrungen
- Gefühl, als sei jemand neben ihm; als sei er unter der Kontrolle einer fremden Macht; als sei etwas Lebendiges in seinem Bauch
- **Furcht vor Höhe**, vor dem Fallen; seinen Verstand zu verlieren; unter übermenschliche Kontrolle zu geraten; **vor Übergangsstadien**; Ängste wegen geringfügiger Veränderungen

Schlussbemerkung

Die Beobachtungen, die auf diesen Seiten geschildert wurden, lassen den Schluss zu, dass homöopathische Mittel ihre tiefe Wirkung auf die Lebenskraft und ihr Vermögen, den menschlichen Organismus wieder ins Gleichgewicht zu bringen, genau deshalb besitzen, weil sie direkt auf das Unbewusste der Psyche des Patienten und seinen zugrunde liegenden Archetyp wirken.

Nur wenige Menschen sind jedoch reine Typen. Obwohl ein Mensch die Charakteristika von hauptsächlich einem Mittel aufweisen und so als Konstitutionstyp dieses Mittel bezeichnet werden kann, so wird jedoch nur selten dieses Mittel all seine Symptome für alle Zeit abdecken. Menschen sind komplex und vielschichtig – und reagieren stets auf ihre Umwelt. Der Strom des Lebens ist manchmal breit und ruhig, manchmal eng und turbulent, und er wird ständig durch die Nebenflüsse verändert, die ihn speisen. Die von *Calcium carbonicum* geprägte Symptomatologie des Kindes verändert sich, wenn es älter wird – sonst wäre die Welt fast ausschließlich mit *Calcium-carbonicum*-Erwachsenen bevölkert. Die *Sepia*-Hausfrau war nicht unbedingt immer so – und wird das *Sepia*-Bild ablegen, wenn ihre Kinder erwachsen und aus dem Haus sind. Ein Patient, der unter den Folgen zu vieler Exzesse leidet, wird eine Zeitlang *Nux vomica* benötigen – vielleicht nur ein einziges Mal in seinem Leben. Menschen, die *Natrium muriaticum* brauchen, befinden sich häufig in Übergangsstadien ihrer emotionalen und intellektuellen Entwicklung, und wenn sie diese schließlich überwunden haben, können sie Merkmale eines anderen Konstitutionstyps aufweisen. Die Konflikte und Zweifel von *Lachesis* treten häufig bei Frauen in mittlerem Alter auf, während die religiösen und existenziellen Ängste von *Sulfur* bei Männern in hohem Alter erscheinen. Der Strom fließt dahin, dehnt sich aus oder verengt sich, wird tiefer oder flacher. Und mit den wechselnden Umständen des Lebens verändert sich auch das Persönlichkeitsbild und nimmt Merkmale des einen oder anderen Arzneimittels an.

Mit anderen Worten kann die homöopathische Typologie auch als Illustration der verschiedenen *Stadien* der menschlichen Entwicklung betrachtet werden. Ein bestimmtes Mittel kann, indem es auf der unbewussten und spirituellen Ebene wirkt, wie auch auf der bewussten geistig-emotionalen und körperlichen, dem Menschen helfen, archetypische Konflikte und Herausforderungen zu meistern, denen er auf seiner Reise durch das Leben ständig gegenübersteht.

Literaturempfehlungen

Die nun folgenden Werke werden dem Leser helfen, das Thema Homöopathie weiter zu vertiefen. All diese Bücher sind im Buchhandel erhältlich.

Boericke, William: Handbuch der homöopathischen Materia medica. Übertragen und bearbeitet von *D.J. Beha et al.* Karl F. Haug Verlag, Heidelberg 1992.

Ein unentbehrliches Nachschlagewerk und Lehrbuch für den ernsthaften Studenten – die homöopathische „Bibel". Das meiste Quellenmaterial für die Tabellen in *Skizzen homöopathischer Arzneimittel* wurde diesem Buch entnommen.

Coulter, Catherine R.: Portraits homöopathischer Arzneimittel. Übers. von Ulrike Kessler. Karl F. Haug Verlag, Heidelberg/Stuttgart. Bd. 1: 1995, Bd. 2: 1998, Bd. 3: 2002.

Diese drei Bände erforschen die homöopathischen Konstitutionstypen tiefer und in größerer Zahl. Die archetypischen Skizzen in *Skizzen homöopathischer Arzneimittel* sind gekürzte Versionen einiger Portraits dieses ausführlicheren Werkes. Hier finden sich auch eine umfassende Bibliographie sowie spezifische Hinweise.

Hahnemann, Samuel: Organon der Heilkunst. Hrsg. v. R. Haehl. 6. Aufl., Faksimile-Nachdruck der Aufl. von 1921. Karl F. Haug Verlag, Heidelberg 1988.

Das grundlegende Lehrbuch über homöopathische Theorie vom Begründer der Homöopathie.

Kent's Repertorium Generale. Hrsg. und übers. von *Jost Künzli von Fimelsberg.* Barthel und Barthel, Schäftlarn 1989.

Das klassische Werk für den fortgeschritteneren Studenten. Es gibt eine Reihe anderer Repertorien, die sich von diesem Repertorium ableiten.

Panos, Maesimund B. und *Heimlich, Jane*: Homöopathische Hausapotheke. Alternative Heilmethoden mit natürlichen Arzneimitteln. Heyne-Verlag, München 1995.

Ein ausgezeichnetes einführendes Lehrbuch für Anfänger. Es erklärt die homöopathische Theorie und Methode und gibt Indikationen für die Verschreibung bei akuten Beschwerden. Dies ist eines von einer ganzen Reihe von Büchern, die zu diesem Thema erhältlich sind.

Personenverzeichnis

Anthony, Susan B.   50
Aquin, Thomas von   66
Austen, Jane   9, 93

Bach, Johann Sebastian   67
Baker-Eddy, Mary   70
Beethoven, Ludwig van   68
Bennet, Elizabeth; *siehe* Austen, Jane
Blackwell, Lucy Stone   50
Bonaparte, Napoleon   145–147
Buttler, Rhett; *siehe* Mitchell,
   Margaret

Conan Doyle, Arthur; *siehe* Doyle,
   Arthur Conan

Da Vinci, Leonardo   178
Dalloway, Clarissa; *siehe* Woolf,
   Virginia
Dante   182
Dickens, Charles   17, 74, 123, 158
Disraeli, Benjamin   11
Don Quichote   167
Dostojewski, Fjodor   111, 114
Doyle, Arthur Conan   99, 158
Dr. Strong; *siehe* Dickens, Charles
Duncan, Isadora   50

Edison, Thomas   64
Elisabeth I., Königin   108–109
Emerson, Ralph Waldo   126

Finn, Huckleberry; *siehe* Twain,
   Mark
Freud, Sigmund   113, 114

Gladstone, William   66
Goethe, Johann Wolfgang von   142

Gontscharow, Iwan   20
Graham, Martha   50

Hahnemann, Samuel   52, 67, 140,
   181
Hamlet; siehe Shakespeare, William
Hegel, Georg Wilhelm Friedrich   142
Holmes, Oliver Wendell   40
Holmes, Sherlock; *siehe* Doyle, Arthur
   Conan

Jeremia, Prophet   167
Johnson, Samuel   66
Jung, Carl Gustav   82, 113

Kant, Immanuel   142
Keller, Helen   23
König Lear; siehe Shakespeare,
   William

La Fontaine   75
Lardner, Ring   137–138
Leo X., Papst   179
Lincoln, Abraham   161
Lots Weib   151

Marx, Karl   66, 142
Mendelssohn, Felix   80
Mitchell, Margaret   52, 75, 78, 141
Montessori, Maria   70
Mozart, Leopold   23
Mozart, Wolfgang Amadeus   23, 92

Napoleon; *siehe* Bonaparte, Napoleon
Nelson, Horatio   41

O'Hara, Scarlett; *siehe* Mitchell,
   Margaret

Oblomow; *siehe* Gontscharow, Iwan
Onkel Toms Hütte; siehe Stowe,
   Harriet Beecher

Pocket, Herbert; *siehe* Dickens,
   Charles
Polonius; *siehe* Shakespeare, William
Pontius Pilatus   32
Prometheus   3, 105

Roosevelt, Theodore   59

Shakespeare, William   10, 83,
   164–165, 171
Stowe, Harriet Beecher   110
Sullivan, Annie   23, 92

Talleyrand   33, 39
Thoreau, Henry David   63
Twain, Mark   123

Viktoria, Königin   11, 66

Vom Winde verweht; *siehe* Mitchell,
   Margaret
Watson, Dr.; *siehe* Doyle, Arthur
   Conan
Whitmont, Edward   155
Wickfield, Agnes; *siehe* Dickens,
   Charles
Wilkes, Melanie; *siehe* Mitchell,
   Margaret
Wilks, Mary Jane; *siehe* Twain, Mark
Woodhouse, Emma; *siehe* Austen,
   Jane
Woolf, Virginia   83

Alle wichtigen Konstitutionsmittel – anschaulich, plastisch und fundiert

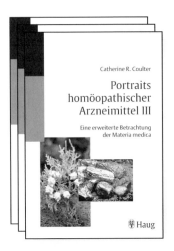

Bestimmte Konstitutionsmittel werden in der homöopathischen Praxis häufiger indiziert als andere. Diese oft verordneten Mittel werden als Polychreste bezeichnet und sind somit Arzneimittel mit einem besonders großen Anwendungsbereich. In den drei Bänden von Coulters »Portraits homöopathischer Arzneimittel« werden ausgewählte Polychreste nicht in der neutralen, wissenschaftlichen Sprache, sondern – wie Hahnemann es forderte - in der Sprache der betroffenen Patienten dargestellt. Mit Hilfe der Beschreibung von berühmten Persönlichkeiten und bekannten Charakteren aus Geschichte und Literatur werden diese Typen herausgearbeitet und veranschaulicht. Dadurch wird es dem verordnenden Arzt leicht gemacht, anhand der beschriebenen Symptome und Empfindungen, die Individualität und Persönlichkeit des Patienten zu erkennen und das Verständnis für dessen Wesen zu vertiefen.

C.R. Coulter
Portraits homöopathischer Arzneimittel
Zur Psychosomatik ausgewählter Konstitutionstypen

Aus dem Amerikanischen übersetzt von U. Kessler

Band 1
Zur Psychosomatik
ausgewählter Konstitutionstypen
5., verb. Aufl. 1998
534 S., 2 Abb., geb.
€ 64,95
ISBN 3-8304-0219-8
Phosphor, Calcium carbonicum, Lycopodium, Sepia, Sulfur, Pulsatilla, Arsennicum album, Lachesis, Antrium muriaticum

Band 2
Zur Psychosomatik
ausgewählter Konstitutionstypen
3., überarb. Aufl. 1998
346 S., 1 Abb., 1 Tab., geb.
€ 49,95
ISBN 3-8304-0221-X
Nux vomica, Silicea, Ignatia, Psorinum, Medorrhinum, Tuberkulinum, Syphilinum und Carcinosinum sowie Staphisagria

Band 3
Eine erweiterte Betrachtung der Materia medica
2002, 360 S., 3 Zeichnungen, geb.
€ 49,95
ISBN 3-8304-7063-0
Aurum metallicum, Thuja, Causticum, Graphites
Vergleichende Materia medica: Hellsichtigkeit, Misstrauen, Großzügigkeit, Gleichgültigkeit

MVS Medizinverlage Stuttgart GmbH & Co. KG
Postfach 30 05 04, 70445 Stuttgart

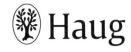

Homöopathie – Klassisch und gut

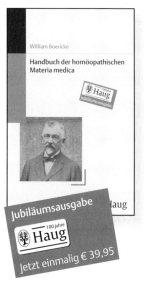

W. Boericke
Handbuch der homöopathischen Materia medica
Quellenorientierte Neuübersetzung
Aus dem Amerikanischen übertragen und bearbeitet
von K.-F. Scheible, D.J. Beha und R. Hickmann
891 S., geb.
(inhaltlich identisch mit der 2., erweiterten Aufl.1996)
€ 39,95
ISBN 3-8304-7186-6

In seiner praxisgerechten Konzeption und Kompaktheit ist
Der Boericke einer der großen Klassiker unter den homöopathischen Arzneimittellehren. Das vorliegende Werk gehört zu jenen, die alle »intrahomöopathischen« Stürme und Zeiterscheinungen überdauert haben. Es ist, was die Anzahl der aufgeführten Arzneien betrifft, über den täglichen Gebrauch hinaus fast komplett und zeigt deren Charakteristika in einer Kompaktheit und Dichte auf, wie sie nur selten gelang. Zahlreiche Fußnoten vermitteln wichtige Zusatzinformationen; ein Glossar, in dem heute nicht mehr gebräuchliche klinische Begriffe ausführlich erläutert werden, rundet das Werk ab.

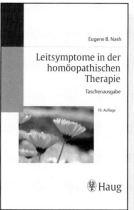

E.B. Nash
Leitsymptome in der homöopathischen Therapie
19. Auflage 2001
480 S., Taschenausgabe
€ 19,95
ISBN 3-8304-7123-8

Seit dem erstmaligen Erscheinen der »Leitsymptome in der homöopathischen Therapie« (deutsch 1923) hat sich der »Nash« schnell als ein unentbehrliches Standardwerk der Homöopathie etabliert und seine Bedeutung bis heute behalten. Dieses Buch stellt wie kaum ein anderes eine gelungene, flüssig und spannend geschriebene Einführung in die Homöopathie dar. Es dient aber auch dem fortgeschrittenen Verordner als nützlicher Wegweiser und hilfreiches Nachschlagewerk für die tägliche ärztliche Praxis und gehört daher zur Grundausstattung jeder homöopathischen Handbibliothek. Die Beschreibung der Leitsymptome von über 180 Arzneimitteln wird durch einen therapeutischen Index und ein Arzneimittelregister ergänzt.

MVS Medizinverlage Stuttgart GmbH & Co. KG
Postfach 30 05 04, 70445 Stuttgart

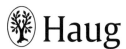